トップドラッグから学ぶ

創 薬 化 学

有機合成化学協会 編

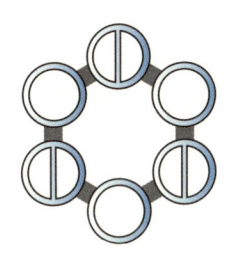

東京化学同人

まえがき

　2010年の世界医薬品売上げ統計*によれば，ロスバスタチン（塩野義製薬，9位），ピオグリタゾン（武田薬品工業，16位），アリピプラゾール（大塚製薬，19位），そしてカンデサルタン（武田薬品工業，21位）が，ランキングの上位を占める日本発の大型医薬品（blockbuster drug）である．これらの医薬品はすべて合成医薬であり，世界トップレベルにあるわが国の有機合成化学の実力が創薬科学と医薬開発の世界でも遺憾なく発揮された結果であると考えられる．数十年間にわたり世界の医薬医療に多大な貢献をしてきた日本発医薬品開発の歴史を辿り，それぞれの医薬品の存在価値とそれらの開発におけるケミストリーの貢献を明らかにすることが，将来医薬にかかわる研究を志す学生や大学院生のみならず，すでに企業において新薬創製を目指している若手研究者，なかんずく有機合成研究者に多大なモチベーションを与えるものと信じて，本書の刊行を企画した．これからの創薬は，従来治療薬がほとんどなかった難治性疾患の解決を指向することになるであろう．そうなれば，疾患の原因となるターゲット分子の同定や分子レベルにおける治療法のコンセプト創出，そして薬物設計の提案には，複雑な構造をもつターゲット分子と生物活性物質（あるいは設計された薬物候補化合物）との立体化学的な相互作用の理論的解釈が今まで以上に重要となる．まさに立体化学的な相互作用に精通し，かつ"つくるべきもの"だけを迅速，効率的に合成することができる有機合成化学の研究者の出番である．有機合成研究に携わっている学生や大学院生に創薬の醍醐味を知っていただき，また現役の若手創薬研究者に有機合成化学の奥深い重要性を理解していただければ，本書刊行の意義があったというものである．

　本書第Ⅰ部では，まず第1章で日本の医薬産業の発展と創薬研究の歩みを概説し，2章以降では，歴史的にインパクトの大きい日本発の28の医薬品を薬効分類別に11の章に分けて，それらの疾患治療領域におけるポジション（治療効果や副作用などの特徴），開発経緯や薬効発現メカニズム（薬の効き方）などについて解説する．優れた医薬品は，単にコンビナトリアル合成とハイスループットスクリーニングから生まれるものではなく，薬理学や薬物動態，そして特許にも精通した優れた創薬合成研究者が，受容体や酵素と生物活性物質との相互作用を化学の目で理解・咀嚼し，薬を分子設計・合成するという努力と知恵からつくり出されるものであることを理解していただけるだろう．なお疾患治療領域の理解を深めるため，重要な海外で創製された医薬品についても4化合物を特別に取上げた．また取上げた32の薬についてできるだけ現実の製造法に近いと考えられる合成経路を調べ，記載・解説しているので，開発化合物の合成法を最適化・実生産可能な製造法に仕上げる研究であるプロセス化学を目指す研究者はもちろん，幅広い分野の有機合成研究者にとっても興味深く役に立つものと信ずる．

　第Ⅱ部では，第Ⅰ部で取上げた医薬品の製造（合成）に使用されている重要反応と創薬合成に役立つ66の合成反応について，反応の有用性と反応メカニズム，そして医薬合成にお

---

　* セジデム・ストラテジックデータ(株)ユート・ブレーン事業部"世界の大型医薬品売上ランキング2010"による．また，本文中の売上順位も同データを使用した．

ける応用例をまとめてある．創薬合成を研究する上で有用と考えられるので，ぜひ利用していただきたい．

　最後に，編者からのむずかしい注文に応えてご寄稿いただいた執筆者に深謝する．本書の企画・編集に有益なご助言と多くのご支援を下さった夏苅英昭先生，西田篤司先生，岩渕好治先生，古源　寛先生に心より御礼申し上げる．また本書の刊行にあたり，企画・製作にご尽力いただいた東京化学同人の橋本純子氏ならびに木村直子氏に深く感謝申し上げる．

　2012年2月

有機合成化学協会出版委員会
担当出版委員
伊　関　克　彦
林　　雄　二　郎

有機合成化学協会　第 2 期出版委員会

委　員　長　　平　岡　哲　夫　　THS 研究所 所長

副委員長　　竜　田　邦　明　　早稲田大学栄誉フェロー，名誉教授

委　　　員　　井　澤　邦　輔　　浜理薬品工業(株) 顧問

　　　　　　　伊　関　克　彦　　東レ(株) 医薬研究所長，リサーチフェロー

　　　　　　　菅　　　敏　幸　　静岡県立大学薬学部 教授

　　　　　　　林　　雄　二　郎　　東京理科大学工学部 教授

　　　　　　　　　　　　　　　　　　　　　　　（出版当時）

執筆者

秋山 隆彦	学習院大学理学部 教授, 理学博士
浅川 倫宏(ともひろ)	静岡県立大学薬学部 助教, 博士(薬学)
石川 勇人(はやと)	熊本大学大学院自然科学研究科 准教授, 博士(薬学)
石山 備凡(ともちか)	東京大学大学院薬学系研究科, 博士(薬学)
伊関 克彦	東レ(株)医薬研究所長, リサーチフェロー, 薬学博士
井上 将行	東京大学大学院薬学系研究科 教授, 博士(理学)
入江 亮	熊本大学大学院自然科学研究科 教授, 博士(理学)
岩渕 好治	東北大学大学院薬学研究科 教授, 薬学博士
宇梶 裕	金沢大学理工研究域 教授, 理学博士
占部 大介	東京大学大学院薬学系研究科 講師, 博士(農学)
金井 求	東京大学大学院薬学系研究科 教授, 博士(理学)
金澤 勝則	大日本住友製薬(株)製品企画部第2プロダクトグループ チームリーダー, 博士(薬学)
上條 真(しん)	山口大学大学院理工学研究科 准教授, 博士(理学)
河村 伸太郎	理化学研究所環境資源科学研究センター 特別研究員, 博士(工学)
菅 敏幸	静岡県立大学薬学部 教授, 博士(理学)
草間 博之	学習院大学理学部 教授, 博士(理学)
古源 寛	明治薬科大学大学院薬学研究科 教授, 薬学博士
佐々木 章	神戸天然物化学(株)リーダー, 博士(薬学)
佐々木 誠	東北大学大学院生命科学研究科 教授, 理学博士
椎名 勇	東京理科大学理学部 教授, 博士(理学)
砂川 洵(まこと)	(株)MBR 取締役, Ph.D.
砂塚 敏明	北里大学北里生命科学研究所 教授, 薬学博士
清家 弘史	東北大学研究推進本部 特任准教授, Ph.D.
高橋 寿	第一三共(株)研究開発本部創薬化学研究所 主幹研究員, 薬学博士
谷野 圭持	北海道大学大学院理学研究院 教授, 博士(理学)
徳山 英利	東北大学大学院薬学研究科 教授, 博士(理学)
友岡 克彦	九州大学先導物質化学研究所 教授, 理学博士
中田 雅久	早稲田大学理工学術院 教授, 薬学博士
中村 正治	京都大学化学研究所 教授, 博士(理学)
橋本 士雄磨(しぐま)	京都大学化学研究所 特定助教, 博士(工学)
橋本 徹	産業技術総合研究所触媒化学融合研究センター 産総研特別研究員, 博士(工学)
林 雄二郎	東北大学大学院理学研究科 教授, 博士(理学)
平岡 哲夫	THS研究所 所長, 薬学博士
宮内 理江	第一三共(株)信頼性保証本部薬制部 主査, 修士(工学)

山口潤一郎	名古屋大学大学院理学研究科 准教授，博士(工学)
横島　聡	名古屋大学大学院創薬科学研究科 准教授，博士(薬学)
渡邉秀典	東京大学大学院農学生命科学研究科 教授，農学博士

(五十音順)

目　　次

第Ⅰ部　日本発のトップドラッグ

1. 日本が創ったトップドラッグ——その系譜 ··············平 岡 哲 夫···3
    1・1　はじめに ·················3　　1・3　新薬開発の黄金時代への突入 ··········5
    1・2　戦後の薬の開発ことはじめ ·······3　　1・4　企業の変遷 ·······················9

2. 血管拡張薬と血圧降下薬——アンギオテンシンⅡ受容体拮抗薬と
　　　　　　　　　　　　　　　　　カルシウム拮抗薬 ········伊 関 克 彦···11
    2・1　はじめに ················11　　2・3　ジルチアゼム塩酸塩 ················16
    2・2　カンデサルタンシレキセチル ·····15　　2・4　アムロジピンベシル酸塩 ············17

3. 循環改善薬——プロスタグランジン類,
　　　　　　　　トロンボキサン A_2 合成酵素阻害薬ほか········伊 関 克 彦···20
    3・1　はじめに ················20　　3・6　オザグレルナトリウム ···············31
    3・2　血小板凝集のメカニズム ········20　　3・7　シロスタゾール ····················31
    3・3　循環改善薬について ··········23　　3・8　硫酸クロピドグレル ·················32
    3・4　リマプロストアルファデクス ······28　　3・9　塩酸ファスジル水和物 ···············32
    3・5　ベラプロストナトリウム ········29

4. 脂質異常症治療薬——HMG-CoA 還元酵素阻害薬 ················岩 渕 好 治···34
    4・1　はじめに ················34　　4・3　ロスバスタチンカルシウム ············37
    4・2　HMG-CoA 還元酵素と　　　　　　　　4・4　おわりに ······················39
    　　　コレステロール生合成 ·······35

5. 糖尿病治療薬——PPARγ 作動薬と α-グルコシダーゼ阻害薬 ··········岩 渕 好 治···40
    5・1　はじめに ················40　　5・3　ボグリボース ······················44
    5・2　ピオグリタゾン塩酸塩 ·········42　　5・4　おわりに ······················47

6. 消化性潰瘍治療薬——ヒスタミン H_2 受容体拮抗薬と
　　　　　　　　　　　　　　プロトンポンプ阻害薬 ·········岩 渕 好 治···48
    6・1　はじめに ················48　　6・3　オメプラゾールの発見と
    6・2　ファモチジン ·············49　　　　　ランソプラゾールの開発 ······50

7. 気管支喘息治療薬——トロンボキサン A$_2$ 受容体拮抗薬と
ロイコトリエン受容体拮抗薬………伊関克彦…53
- 7・1　はじめに………………………………53
- 7・2　モンテルカストナトリウム……………57
- 7・3　セラトロダスト…………………………59

8. 中枢神経系用薬——抗てんかん薬，抗パーキンソン病薬，
アルツハイマー型認知症治療薬，統合失調症治療薬，抗うつ薬………徳山英利…60
- 8・1　はじめに………………………………60
- 8・2　ゾニサミド……………………………60
- 8・3　ドロキシドパ…………………………62
- 8・4　ドネペジル塩酸塩……………………65
- 8・5　アリピプラゾール……………………68
- 8・6　塩酸ベンラファキシン………………71

9. 頻尿治療薬と排尿障害治療薬——ムスカリン受容体拮抗薬と
アドレナリン α$_1$ 受容体拮抗薬………古源　寛…74
- 9・1　はじめに………………………………74
- 9・2　コハク酸ソリフェナシン……………75
- 9・3　タムスロシン塩酸塩…………………78

10. 抗腫瘍薬——レチノイン酸型治療薬，トポイソメラーゼ I 阻害薬，
チロシンキナーゼ阻害薬………平岡哲夫…82
- 10・1　はじめに……………………………82
- 10・2　タミバロテン………………………84
- 10・3　イリノテカン塩酸塩水和物………86
- 10・4　イマチニブメシル酸塩……………89

11. ニューキノロン系合成抗菌薬——DNA ジャイレース/トポイソメラーゼ IV 阻害薬
高橋寿，宮内理江…92
- 11・1　はじめに……………………………92
- 11・2　オフロキサシンと
レボフロキサシン水和物…………95
- 11・3　シタフロキサシン水和物…………98

12. 抗生物質——β-ラクタム系抗菌薬………………砂川洵，佐々木章，金澤勝則…101
- 12・1　はじめに……………………………101
- 12・2　セフジニル…………………………107
- 12・3　タゾバクタムナトリウム…………108
- 12・4　ファロペネムナトリウム…………110
- 12・5　メロペネム三水和物………………111

第 II 部　知っておくと役立つ有機合成反応 66

炭素－炭素結合反応

1. Grignard 反応
橋本徹，清家弘史，中村正治…115
2. アルドール反応………………椎名勇…116
3. Mannich 反応………………秋山隆彦…118
4. Henry 反応(ニトロアルドール反応)
金井求…119
5. Reformatsky 反応………………宇梶裕…120
6. Michael 反応……石山備凡，井上将行…121

7. 有機銅反応剤（共役付加）
　　　　　河村伸太郎, 清家弘史, 中村正治…122
8. マロン酸エステル合成 ……山口潤一郎…123
9. Wittig 反応 ………………林雄二郎…124
10. Horner-Wadsworth-Emmons 反応
　　　　　　　　　　　浅川倫宏, 菅 敏幸…126
11. Julia 反応 ………浅川倫宏, 菅 敏幸…127
12. オレフィンメタセシス
　　　　　　　　　　　占部大介, 井上将行…128
13. Diels-Alder 反応 …………林雄二郎…130
14. ［2＋2］付加環化 ……………林雄二郎…132
15. 1,3 双極子付加環化 …………宇梶 裕…133
16. Simmons-Smith 反応 ………宇梶 裕…134
17. Friedel-Crafts 反応 ………秋山隆彦…135
18. 極性転換 ……………………谷野圭持…136
19. Heck 反応……………………金井 求…138
20. Stille カップリング …………金井 求…139
21. 鈴木-宮浦反応 ………………佐々木誠…140

転 位 反 応

22. ピナコール転位 ……………草間博之…141
23. Baeyer-Villiger 反応 ………草間博之…142
24. Beckmann 転位 ……………草間博之…143
25. Claisen 転位 ………………友岡克彦…144
26. Cope 転位 …………………友岡克彦…146
27. オキシ Cope 転位 …………友岡克彦…147
28. Wittig 転位 …………………友岡克彦…148
29. Curtius 転位 ………………林雄二郎…150

縮 合 反 応

30. Claisen 縮合 ………………石川勇人…151
31. Dieckmann 縮合 ……………石川勇人…152
32. Knoevenagel 反応 …………山口潤一郎…153
33. DCC 縮合, 山口法, 椎名法…椎名 勇…154

炭素－ヘテロ原子結合反応

34. Williamson エーテル合成
　　　　　橋本士雄磨, 清家弘史, 中村正治…156
35. 光延反応 ……………………横島 聡…157
36. ヒドロホウ素化 ……………佐々木誠…158
37. オキシ水銀化 ………………佐々木誠…159
38. Sandmeyer 反応 ……………横島 聡…160

酸 化 反 応

39. PCC 酸化, PDC 酸化 ………渡邉秀典…161
40. Swern 酸化, Corey-Kim 酸化,
　　　　Moffatt 酸化……渡邉秀典…162
41. TEMPO 酸化 ………………岩渕好治…164
42. $OsO_4/NaIO_4$ 酸化 …………谷野圭持…165
43. オゾン酸化 …………………谷野圭持…166
44. Wacker 酸化 ……上條 真, 井上将行…168
45. 香月-Sharpless 不斉エポキシ化
　　　　　　　　　　　　　　入江 亮…169
46. Sharpless 不斉ジヒドロキシル化
　　　　　　　　　　　　　　入江 亮…170

還 元 反 応

47. Birch 還元 …………………中田雅久…171
48. 接触還元 ……………………砂塚敏明…172
49. Lindlar 還元 ………………中田雅久…173
50. $NaBH_4$, $LiAlH_4$, DIBAL を用いる反応
　　　　　　　　　　　　　　砂塚敏明…174
51. Clemmensen 還元 …………中田雅久…176
52. Wolff-Kishner 還元 ………中田雅久…177
53. Raney ニッケルによる還元
　　　　　　　　　　　浅川倫宏, 菅 敏幸…178

複素環合成

54. ピロール環合成 1 ……………岩渕好治…179
55. ピロール環合成 2 ……………岩渕好治…180
56. イミダゾール環合成 ………岩渕好治…181
57. ベンゾイミダゾール環合成　岩渕好治…182
58. トリアゾール環合成 …………岩渕好治…183
59. テトラゾール環合成 …………岩渕好治…184
60. チオフェン環合成 …………岩渕好治…185
61. ピリジン環合成 ……………岩渕好治…186
62. ピリミジン環合成 …………岩渕好治…187
63. ピペリジン環合成，ピペラジン環合成
　　　　　　　　　　　　　岩渕好治…188
64. インドール環合成 …………岩渕好治…190
65. キノリン環合成 ……………岩渕好治…191
66. イソキノリン環合成 ………岩渕好治…192

略 号 表

Ac	acetyl	ee	enantiomeric excess
ADP	adenosine 5′-diphosphate	Et	ethyl
AIBN	2,2′-azobisisobutyronitrile	EWG	electron withdrawing group
ALB	aluminum lithium bis(binaphthoxide)	GABA	γ-aminobutyric acid
aq	aqueous	GTP	guanosine 5′-triphosphate
Ar	aryl	HIV	human immunodeficiency virus
ATP	adenosine 5′-triphosphate	HMG–CoA	hydroxymethyl glutaryl–CoA
9-BBN	9-borabicyclo[3.3.1]nonane	HMPA	hexamethylphosphoric triamide
BINAP	2,2′-bis(diphenylphosphino)-1,1′-binaphthyl	HOMO	highest occupied molecular orbital
		5-HT	5-hydroxytryptamine (serotonin)
BINOL	1,1′-bi-2-naphthol	IgE	immunoglobulin E
Bn	benzyl	KHMDS	potassium haxamethyldisilazide
Boc	t-butoxycarbonyl	LDA	lithium diisopropylamide
BOM	benzyloxymethyl	LHMDS	lithium hexamethyldisilazide
Bu	butyl	LLB	lanthanum trilithium tris-(binaphthoxide)
Bz	benzoyl		
cAMP	cyclic adenosine 3′,5′-monophosphate	LUMO	lowest unoccupied molecular orbital
cat	catalytic	mCPBA	m-chloroperbenzoic acid
Cbz	benzyloxycarbonyl	Me	methyl
COD	1,5-cyclooctadiene	MEM	2-methoxyethoxymethyl
Cy	cyclohexyl	Mes	mesityl
DABCO	1,4-diazabicyclo[2.2.2]octane	MOM	methoxymethyl
DBU	1,8-diazabicyclo[5.4.0]-7-undecene	MPM	4-methoxyphenylmethyl
DCC	dicyclohexylcarbodiimide	Ms	methanesulfonyl (mesyl)
DDQ	2,3-dichloro-5,6-dicyano-1,4-benzoquinone	NaHMDS	sodium hexamethyldisilazide
		NCS	N-chlorosuccinimide
de	diastereomeric excess	NIS	N-iodosuccinimide
DEAD	diethyl azodicarboxylate	NMO	N-methylmorpholine N-oxide
DET	diethyl tartrate	NMR	nuclear magnetic resonance
DHP	dihydropyran	Ns	o-nitrobenzenesulfonyl
DIAD	diisopropyl azodicarboxylate	PCC	pyridinium chlorochromate
DIBAL	diisobutylaluminum hydride	PDC	pyridinium dichromate
DIPAMP	1,2-bis[(2-methoxyphenyl)-phenylphosphino]ethane	Ph	phenyl
		PHAL	phthalazine
DIPT	diisopropyl tartrate	Phth	phthaloyl
DMAP	4-dimethylaminopyridine	Piv	pivaloyl
DME	1,2-dimethoxyethane	PMB	p-methoxybenzyl
DMF	N,N-dimethylformamide	PMP	p-methoxyphenyl
DMSO	dimethyl sulfoxide	PPA	polyphosphoric acid
DNA	deoxyribonucleic acid	Pr	propyl
DPPA	diphenoxyphosphinyl azide	Py	pyridine
dr	diastereomer ratio	RNA	ribonucleic acid
E2	bimolecular elimination		ribonucleate
EDA	electron donor–acceptor (complex)	RNAi	ribonucleic acid interference
EDC	1-ethyl-3-(3-dimethylaminopropyl)-carbodiimide	rt	room temperature
		S_N2	bimolecular nucleophilic substitution
EDG	electron donating group	TBAF	tetra-n-butyl ammonium flouride
EE	ethoxyethyl	TBDPS	t-butyldiphenylsilyl

TBHP	*t*-butyl hydroperoxide	TFAA	trifluoroacetic anhydride
TBS	*t*-butyldimethylsilyl	THF	tetrahydrofuran
TEA	triethylamine	THP	2-tetrahydropyranyl
TEG	tri(ethylene glycol)	TIPS	triisopropylsilyl
TEMPO	2,2,6,6-tetramethylpiperidine 1-oxyl	TMS	trimethylsilyl
Teoc	2-(trimethylsilyl)ethoxycarbonyl	tol	tolyl
TES	triethylsilyl	Troc	2,2,2-trichloroethoxycarbonyl
Tf	trifluoromethanesulfonyl	Ts	*p*-toluenesulfonyl (tosyl)
TFA	trifluoroacetic acid	*p*-TsOH	*p*-toluenesulfonic acid

第I部

日本発のトップドラッグ

1 日本が創ったトップドラッグ
その系譜

1・1 はじめに

　古来，日本での薬といえばいわゆる漢方薬がその主流を占めていた．これは奈良東大寺の倉庫であった正倉院の『種々薬帳』に記載されているように，草木・幹皮を中心とした生薬であった．西洋でも古来天然素材（植物，動物，鉱物）が用いられた事情は同様であったが，19世紀以降のいわゆる西洋薬物（洋薬）ではアンモニア，塩酸，酒石，硝酸銀，炭酸カリウム，炭酸アンモニウムなどの化学薬も使用されたのがその特徴である．世界で初めて人工合成された医薬品としてアスピリン®（aspirin®, 1）がドイツのBayer社から発売されたのは1899年であった．偶然ではあるが，この年は高峰譲吉が発明した強力消化剤（胃腸薬）タカジアスターゼ®が三共から発売された年でもあった．この商品は合成品ではなくコムギのふすまでコウジ菌（$Aspergillus\ oryzae$）を培養し，そこから得られる酵素製品（主成分はデンプン分解酵素のアミラーゼ）であった．しかし，この薬は高峰が米国で研究，発明したので，その製造販売を米国の大製薬会社であったParke-Davis社に委託し，世界中に広まった．その結果，タカジアスターゼ®は世界の家庭の常備薬となった．すなわち，日本人が発明した薬で初めて世界にお目見えし，成功したものは医師の処方による薬ではなく，一般大衆薬であった．

　現在一般に使用されている近代薬というものは，そのほとんどが第二次世界大戦後に開発発売された薬を指すともいえる．日本の事情からいえば，昭和20年代前半は戦後の空襲による焼け野原からの復興に忙しく，新薬開発どころではなかった．日本で薬らしい薬が開発され始めたのは昭和30年代に入ってからである．歴史的に考察すると，日本では大阪を中心とする歴代の家系を継承した武田，塩野義，田辺，藤沢等のいわゆる老舗会社がその存在感を示していた．ちなみに田辺製薬（現田辺三菱製薬）は333年，武田薬品工業は230年の薬種商としての創業以来の歴史をもっている．これら関西の多くの製薬会社は古くから大阪道修町に本拠を置き，医薬品業界の中心的存在であった．一方，関東では三共，山之内，第一，エーザイ等の製薬会社が存在したが，関西と比較するとその歴史は浅く，古い会社でも100年単位である．

1・2 戦後の薬の開発ことはじめ

　第二次大戦後日本で近代薬として華々しく登場したのは，かの有名なA. Flemingがアオカビから発見したペニシリンG（2）をその代表とする抗生物質である．当然ながら終戦直後にいち早く日本でもその製造が始まり，万有製薬，明治製菓，科研製薬等により先陣をきって発売された．その後6位側鎖を取除いた6-アミノペニシラン酸（6-APA, 3）が入手容易になったことから，日本でも誘導体（半合成ペニシリン）の開発が盛んになり種々の製品が出回るようになり，日本の感染症治療に大

アスピリン (**1**)
(aspirin)

ペニシリン G R = PhCH₂CO
(penicillin G)
(**2**)
6-APA (**3**) R = H

セファロスポリン系抗生物質 (**4**)
(cephalosporin antibiotics)

テトラサイクリン系抗生物質 (**5**)
(tetracycline antibiotics)

マクロライド系抗生物質 (**6**)
(macrolide antibiotics)

アミノグリコシド系抗生物質 (**7**)
(aminoglycoside antibiotics)

クロラムフェニコール (**8**)
(chloramphenicol)

ニューキノロン系合成抗菌薬 (**9**)
(new quinolone synthetic antibacterial agent)

ストレプトマイシン (**10**)
(streptomycin)

きな成果を生み出した．この β-ラクタム系抗生物質（β-lactam antibiotics）はその後，より広い抗菌スペクトルを有する同じく β-ラクタム環を有するセファロスポリン系抗生物質 (**4**) にその主役の座を明け渡すことになった．この間，抗生物質としてはテトラサイクリン系 (**5**)，マクロライド系 (**6**)，アミノグリコシド系 (**7**)，クロラムフェニコール (**8**)，ニューキノロン系合成抗菌薬 (**9**) 等，多種のものが市場に現れ，抗結核薬ストレプトマイシン (**10**) などとともに感染症撲滅に多大の貢献を果たした．かくして，戦後の約 20 年間は日本の製薬企業にとっては抗生物質と一般薬である各種ビタミン剤，風邪薬，胃腸薬が売上高の主役をなしていた．なぜビタミン剤が主役の座におどりでたのかについては種々の議論があるが，やはり戦後の食糧難時代の栄養失調像の印象を払拭するにはこれが好都合であったと考えられる．もちろん，抗がん剤，中枢神経系用薬なども開発発売されてはいたが，それらはあくまでも日本ではこの時代の脇役であった．

ちなみに図 1・1 に日本での死因別にみた死亡率の年次推移のグラフを示す．昭和 55 年にがん（悪性新生物）と脳血管疾患の線が交差していることが注目される．この傾向は世界の先進国では同様であるが，現在でも全世界で一番多い死因は微生物による感染症である．これはアフリカなどの発展途上国の人口数を考えれば理解できる．日本では感染症がかなり克服され始めた昭和 40 年頃より末期

がんにも有効な画期的新薬の開発が強く要望されていたが，これは半世紀後の現在でも実現していない．これについては10章の抗腫瘍薬の項を参照されたい．

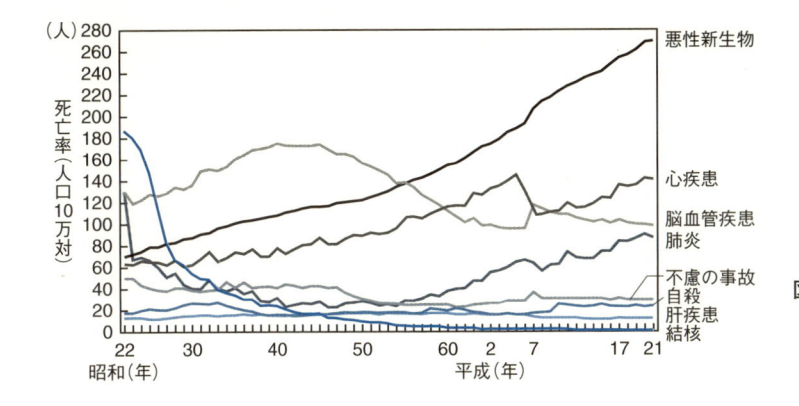

図1・1 おもな死因別にみた死亡率の年次推移．［出典：厚生労働省 平成21年人口動態統計月報年計（概数）の概況］

1・3 新薬開発の黄金時代への突入

その後，1970年代に入り1950年代以降に確立され始めた鍵と鍵穴にたとえられる薬と受容体の相互作用の理論が実用化に貢献し，分子生物学の発展とともに近代薬開発はその黄金時代に突入していった．すなわち，感染症薬から代謝性疾患薬，中枢神経系用薬等への移行である．この間，コンビナトリアルケミストリー（combinatorial chemistry），ハイスループットスクリーニング（high-throughput screening）等の技術，ヒトDNAの全解析終了，RNAiの発見，細胞生物学の発展等の科学の進歩があり，創薬に大きな貢献をなしてきた．かくして1970年代以降には血圧降下薬，循環改善薬，消化性潰瘍治療薬，糖尿病治療薬，脂質異常症治療薬，中枢神経系用薬，抗アレルギー薬，排尿障害治療薬等に画期的新薬が登場し，いわゆるブロックバスター（block buster，通常年間売上高が1000億円以上）とよばれるものが続々と市場に登場した．これらの薬がいかに画期的であったかを物語る事実としては，ヒスタミンH_2受容体拮抗薬が市場に出てからは胃潰瘍，十二指腸潰瘍の手術例がゼロとなったことである．さらにこの間，生活習慣病などに関係する薬が平均寿命延長に役立ち，売上高にも多大の寄与をするようになった．

このブロックバスター新薬については日本もかなりの貢献をし，外国製薬会社への導出という型で現れている．表1・1に1994～2008年に世界売上高100位以内に入った日本で開発された低分子化合物の新薬を例示する．このような一覧表にすると簡単ではあるが，それぞれの研究開発には汗と涙の結晶が内蔵されている．これらのいくつかについて簡単にコメントを述べる．まず第一にあげるのは日本発で最初に国際商品となった6）のジルチアゼム塩酸塩である．これは向精神薬用に合成したベンゾチアゼピン（benzothiazepine）系化合物にカルシウム拮抗作用が発見され，用途変更で商品化したものといわれており，その評価は世界的に高かった．また，4）のカンデサルタンシレキセチルと15）のプラバスタチンナトリウムはその新規作用メカニズムにもとづき世界で最初に開発に取組んだ非常にオリジナリティーの高いものであったが，不幸にも開発途上で外国に先を越され，発売は世界で2番目になってしまった製品である．11）のドネペジル塩酸塩は抗認知症薬であるが数少ない認知症進行防止薬として世界を席捲している商品である．2）のイリノテカン塩酸塩水和物は植物天然物の修飾化合物であり日本では副作用が強く出て一時使用されなくなったが，米国で高い評価を受けてまた日本へ里帰りした薬として復活を果たした．18）のリュープロレリン酢酸塩はペプチド医薬であり，やはりオリジナリティーの高い薬である．13）のピオグリタゾン塩酸塩は外国で二番手が出現したほ

表 1・1　1994〜2008 年世界売上高 100 位以内に入った日本発の低分子薬[†1]

一般名	商品名 （開発会社）	適応	構造
1) アリピプラゾール aripiprazole	エビリファイ （大塚）	抗精神病，統合失調症，ドーパミン調節	
2) イリノテカン塩酸塩水和物 irinotecan hydrochloride hydrate	カンプト （ヤクルト）	抗がん，DNA トポイソメラーゼ阻害	
3) オルメサルタンメドキソミル olmesartan medoxomil	ベニカー （三共）	血圧降下，アンギオテンシン II 拮抗	
4) カンデサルタンシレキセチル candesartan cilexetil	ブロプレス （武田）	血圧降下，アンギオテンシン II 拮抗	
5) クラリスロマイシン clarithromycin	クラリス （大正）	マクロライド系抗生物質，細菌タンパク質合成阻害	
6) ジルチアゼム塩酸塩 diltiazem hydrochloride	ヘルベッサー （田辺）	血圧降下，狭心症，カルシウム拮抗	
7) タクロリムス水和物 tacrolimus hydrate	プログラフ （藤沢）	免疫抑制，臓器移植，インターロイキン-2 発現抑制	
8) タムスロシン塩酸塩 tamsulosin hydrochloride	ハルナール （山之内）	前立腺肥大，排尿障害，α-ブロッカー(α_{1A})	
9) テガフール・ウラシル tegafur・uracil	ユーエフティ （大鵬）	抗がん，代謝拮抗，DNA 合成阻害	

(表 1・1 つづき)

一般名	商品名 (開発会社)	適　応	構　造
10) テプレノン teprenone	セルベックス (エーザイ)	胃潰瘍, 胃粘膜病変改善, 胃粘膜保護作用, 胃粘液増量, 胃粘膜血流増量, 創傷組織修復増進	
11) ドネペジル塩酸塩 donepezil hydrochloride	アリセプト (エーザイ)	抗認知症, アセチルコリンエステラーゼ(ACE)阻害	
12) トログリタゾン troglitazone	レズリン, ノスカール (三共)	糖尿病, 血糖降下作用, PPARγ 調節	
13) ピオグリタゾン塩酸塩 pioglitazone hydrochloride	アクトス (武田)	糖尿病, PPARγ 調節	
14) ファモチジン famotidine	ガスター (山之内)	抗潰瘍, H_2 ブロッカー	
15) プラバスタチンナトリウム pravastatin sodium	メバロチン (三共)	コレステロール低下, 抗高脂血症, コレステロール合成阻害	
16) ラベプラゾールナトリウム sodium rabeprazole	パリエット (エーザイ)	抗潰瘍, プロトンポンプ阻害(PPI)	
17) ランソプラゾール lansoprazole	タケプロン (武田)	抗潰瘍, プロトンポンプ阻害(PPI)	
18) リュープロレリン酢酸塩 leuprorelin acetate	リュープリン (武田)	前立腺がん, GnRH 受容体に作用, LH と FSH ホルモン調節[†2]	5-oxoPro-His-Trp-Ser-Tyr-D-Leu-Leu-Arg-ProNHC$_2$H$_5$ ・CH$_3$COOH
19) レボフロキサシン水和物 levofloxacin hydrate	クラビット (第一)	合成抗菌, DNA ジャイレース阻害	
20) ロスバスタチンカルシウム rosuvastatin calcium	クレストール (塩野義)	コレステロール低下, 抗高脂血症, コレステロール合成阻害	

[†1] 50 音順. 開発会社名は合併前の開発会社名である.
[†2] GnRH＝ゴナドトロピン放出ホルモン. LH＝黄体形成(黄色化)ホルモン. FSH＝卵胞刺激ホルモン.

どの独創性のある薬である．7)のタクロリムス水和物は微生物生産物で複雑な構造を有し，外国でも臓器移植の際に高い評価を受けている．

　これら世界100位以内に入った薬はやはり日本の大手製薬会社から出たものであるが，その理由の一つは大型新薬開発には500〜1000億円の費用と12〜18年の月日を必要とすることである．この理由を逆の見方をすると日本では未だベンチャー企業から出発して米国 Amgen（アムジェン）社のような大会社に成長した企業がないからだともいえる．

　これらの世界100位に入るような薬はその成功条件として，1．その領域で世界最初（first in class），2．最良（best in class），3．最強の作用（strongest in class）の三つのうち，どれか一つが必要といわれている．しかし現実は厳しく，1．の一番手はしばらくして現れる二番手にその市場を奪われて売上高が減少に転じる現象が一部でみられている．たとえば実例をあげればヒスタミン H_2 受

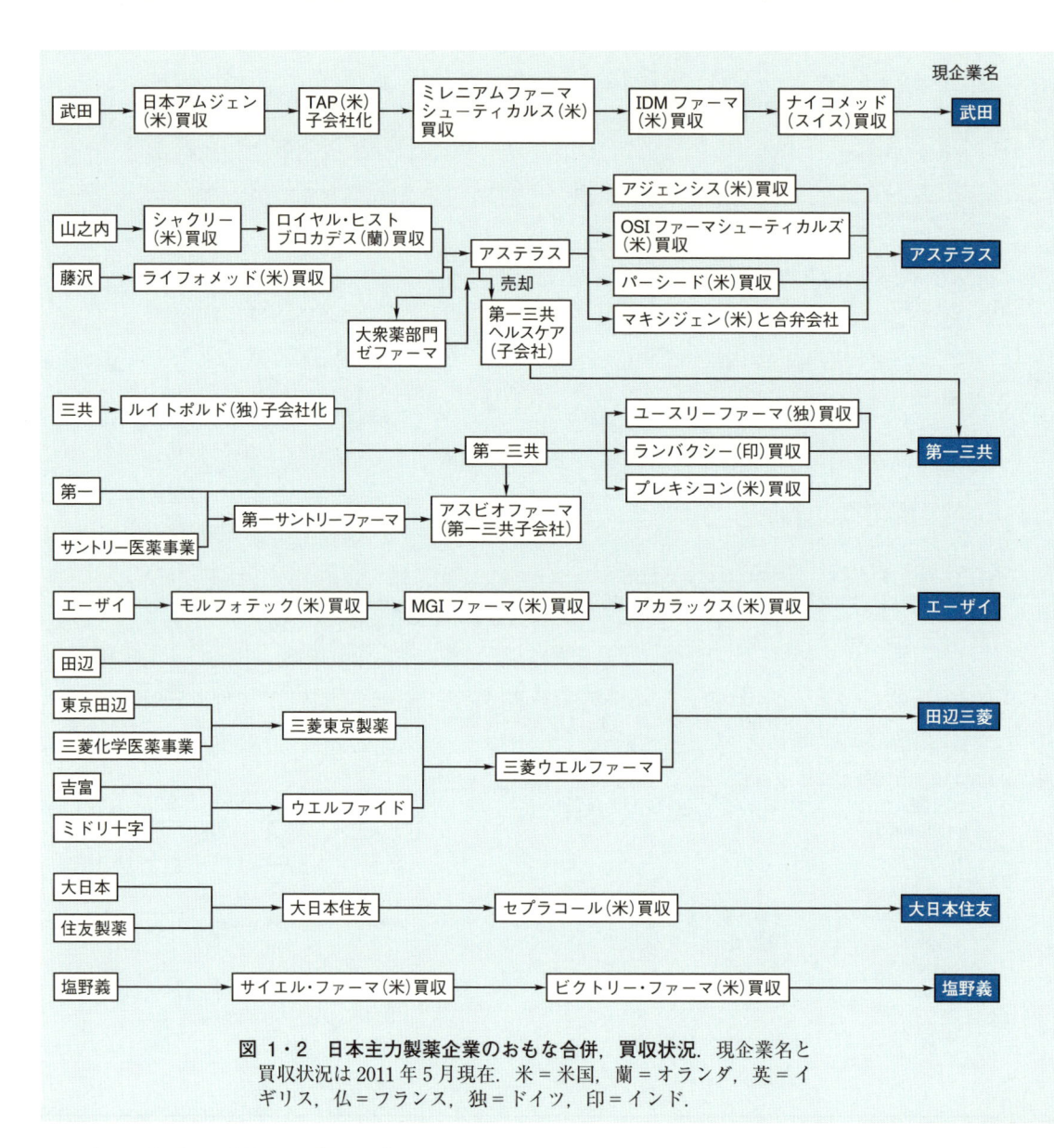

図1・2　日本主力製薬企業のおもな合併，買収状況．現企業名と買収状況は2011年5月現在．米＝米国，蘭＝オランダ，英＝イギリス，仏＝フランス，独＝ドイツ，印＝インド．

容体拮抗薬，ACE 阻害薬などの領域で一，二番手で売上高逆転現象が歴史的に観察されている．その理由は一番手の化合物より作用が強く，さらに副作用等の欠点を二番手は改良しているからである．したがって医薬品産業は栄枯盛衰が激しく非常にリスクが高い分野といえる．

現在，これらの創薬黄金時代はその成年期にすでに達し，残された問題としてその創薬が非常にむずかしい病気の対応薬の開発が要望されている．すなわち，それはがん，認知症，自己免疫疾患などである．

1・4 企業の変遷

表 1・1 では大型新薬を開発した日本会社名はわかりやすくするため，合併以前の旧会社名としてある．このなかでは武田薬品工業，大正製薬，エーザイ，ヤクルト，塩野義製薬等はそのままである

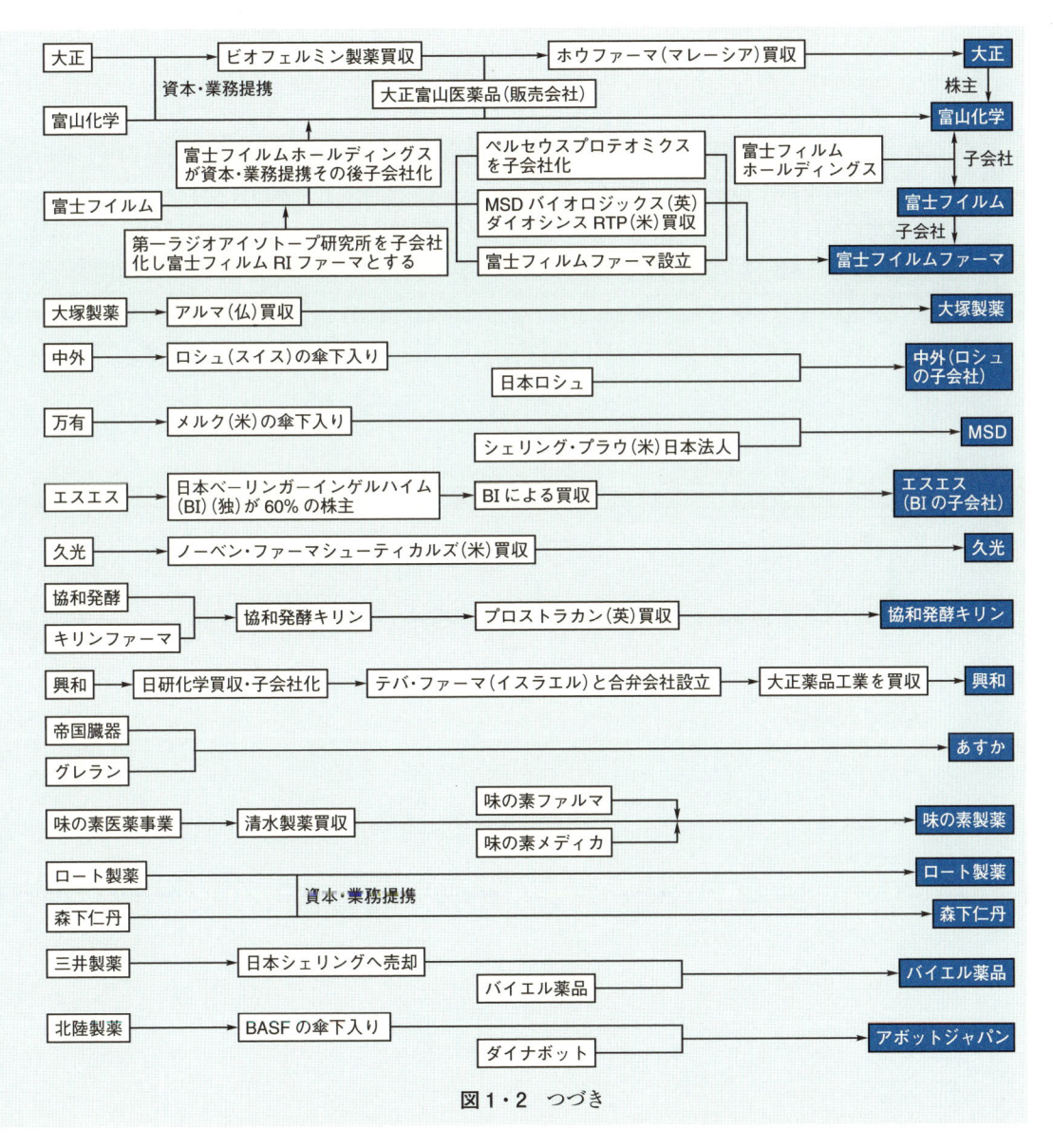

図 1・2 つづき

がほかはほとんどが合併により社名が現在変更となっている．日本の製薬企業では大規模な合併・買収（M&A）の多くが21世紀に入ってからなされているが，欧米では大部分が20世紀末までにほぼ終了となっている．米国では2009年にMerck社のSchering-Plough社，Pfizer社のWyeth社〔2002年にAmerican Home Products社から改名〕の買収等が報じられているが，全体として米国製薬企業のM&Aは終局近くとみなされている．図1・2に現在までの日本製薬関係企業の合併，買収，資本業務提携，子会社化等の状況を図式化した．しかし日本最大の製薬企業の武田薬品工業でさえも現在，その規模において国際的には15位前後である．したがって今後日本の製薬企業どうしの合併はさらに進展し，外国製薬企業による日本製薬企業の買収，資本参加も増えると推察されている．図1・2から読取れることの一つは三菱化学の医薬品分野への大きな意欲と執念である．さらにキリン，富士フイルム，味の素等の大会社の医薬品事業拡大政策も感じとれるであろう．一方，三井化学，サントリー等の医薬品事業からの撤退も現在の"選択と集中"という世界的企業経営風潮から理解できる．

　現在，世界的な新薬を開発できる国としてはメジャーとして米国，イギリス，ドイツ，フランス，スイス，日本，マイナーとしてスウェーデン，オランダ，デンマーク，ベルギー等数少ない国があげられる．すなわち，米国，EU，日本の3地域のみである．現在BRICs（ブラジル，ロシア，インド，中国）といわれる新興大国さえもこれらに含まれていないことから，新薬開発にはその歴史，経験，科学，技術の総合力がいかに必要かが理解できる．日本がこれら新薬の研究開発の創出国から将来脱落しないようにするには，政府の政策面での先見性，大学での高度の研究，企業での優れた発案，発明が必要とされている．

2

血管拡張薬と血圧降下薬
アンギオテンシンⅡ受容体拮抗薬と
カルシウム拮抗薬

2・1 はじめに

　アンギオテンシンⅡ受容体拮抗薬（angiotensin Ⅱ receptor antagonist: ARB）は，高血圧の標準的治療薬として，カルシウム拮抗薬とともに，重要な位置を占めている．レニン・アンギオテンシン・アルドステロン系に作用する高血圧治療薬には，レニン阻害薬，アンギオテンシン変換酵素（angiotensin converting enzyme: ACE）阻害薬，ARB の 3 種類がある（図 2・1）．肝臓で生合成されたアンギオテンシノーゲンは，腎臓で分泌されるタンパク質分解酵素レニンによって 10 個のアミノ酸で構成されるアンギオテンシンⅠ（AⅠ）に変換された後，ACE あるいはキマーゼによって 8 個のアミノ酸からなるアンギオテンシンⅡ（AⅡ）となる．AⅡ は，AⅡ 受容体サブタイプのうち AT_1 受容体に結合することで，血管平滑筋を収縮し，また腎臓からアルドステロンを放出して，血圧を上げる方向で作用する．

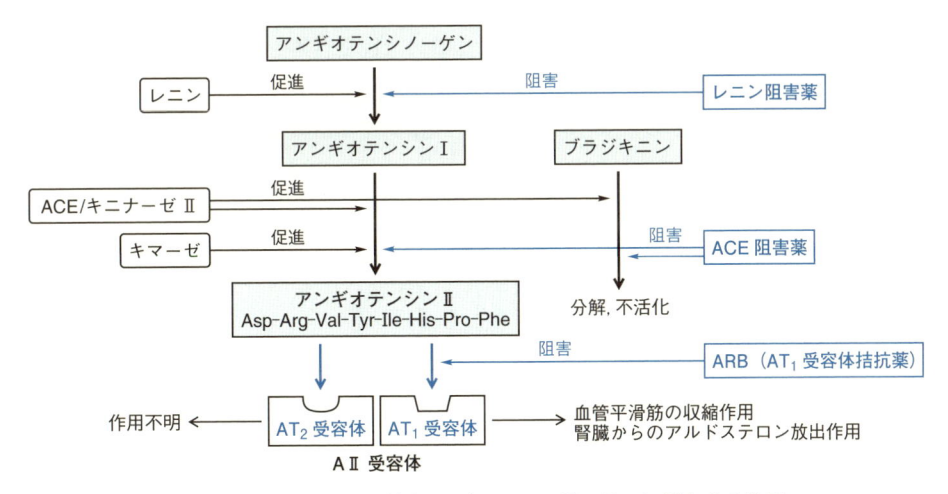

図 2・1　レニン・アンギオテンシン・アルドステロン系とその作用

　レニン・アンギオテンシン・アルドステロン系に作用する高血圧治療薬で最初に実用化されたものは，AⅠ の AⅡ への変換（すなわち AⅡ の合成）を妨げる ACE 阻害薬であり，1980 年のカプトプリル（Bristol-Myers Squibb 社）の登場以来，安全性が高く有効な高血圧治療薬として使われてきた（図 2・2）．しかしながら，ACE 阻害薬はカリクレイン・キニン系で遊離されるブラジキニンの分解をも阻害するために，ブラジキニンの濃度が上昇してしまう．これが空咳や血管浮腫などの無視できない副作用をひき起こす原因となる．また，キマーゼによって生合成される AⅡ の作用を抑制できないと

いう問題点もあり，後から登場してきたARBに高血圧の標準的治療薬としての地位を奪われてしまった．

レニン阻害薬については，高血圧治療薬としての可能性が早くから有望視されていたが，経口投与で有効性が期待できるような薬物候補化合物を長い間見いだすことができなかった．しかし，2007年にようやくアリスキレンフマル酸塩（Novartis社＊）が実用化され，高血圧治療薬の領域に新たな可能性を開きつつある（図2・2）．

＊ノバルティス

カプトプリル（captopril）　　　アリスキレンフマル酸塩（aliskiren fumarate）

図2・2　ACE阻害薬カプトプリルとレニン阻害薬アリスキレンフマル酸塩

AT_1受容体は，Gタンパク質共役型受容体（G protein-coupled receptor: GPCR）であり，ペプチド鎖が細胞膜を7回貫通するという構造的特徴をもつ膜タンパク質である（図2・3）．血管壁，腎臓，副腎皮質などの組織に存在し，AIIが結合するとGタンパク質($G_α$)-GTP複合体を介して細胞内情報伝達系を活性化し，各組織において血圧を維持しようとする方向に働く．血管壁に対しては血管平滑筋収縮作用，血管壁肥厚作用，心筋では心筋収縮力増強作用，心筋肥大作用を示す．また副腎皮質にあるAT_1受容体にAIIが結合すると，アルドステロンの合成，分泌が促進され，腎臓の腎集合管でナトリウムの再吸収量が増加する．また近位尿細管においてもナトリウムの再吸収が促進され，体液量の増加を促し，血圧を上げる方向に働く．ARBは，AIIのAT_1受容体への結合を拮抗的に阻害することで血管平滑筋収縮などAIIの作用発現を妨げるため，高血圧治療薬としての有効性だけでなく，心不全や糖尿病性腎症の治療，さらには腎不全の進行遅延に対する治療効果も期待されている．

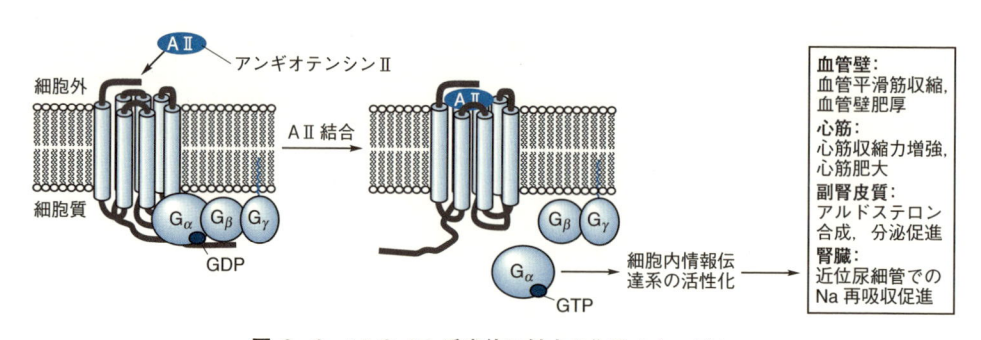

図2・3　AIIのAT_1受容体に対する作用メカニズム

ARB探索研究の歴史は古く，多くのペプチド性拮抗物質が報告されてきたが，高血圧治療薬として使えるほどの代謝安定性や経口吸収性は期待すべくもなかった．武田薬品工業の研究陣は，1970年代後半に2-アミノ-3,3-ジクロロアクリロニトリル（ADAN）を用いた種々の複素環化合物の合成研究を行っていた．ADANとアルデヒドから得られるSchiff塩基を塩酸存在下に閉環した後，加水分解すると2-アリール-4-クロロイミダゾール-5-アルデヒドを合成することができる．これらから合成展開した1-ベンジルイミダゾール-5-酢酸誘導体のなかに強力な利尿作用を示すものを多数見いだし

た．それらの薬理作用を精査したところ，世界で最初の非ペプチド型 ARB である CV-2198 を発見することができた．さらなる構造変換の結果，AII 拮抗作用が増強された 1-(4-メトキシ-3-メチル)ベンジル-2-フェニル体 CV 2973 を開発化合物として臨床試験を実施したが，ヒトにおいて十分な降圧作用を得ることができなかった．武田薬品工業のベンジルイミダゾール酢酸誘導体の特許は 1982 年に公開されたが，これに触発された世界中の研究者が激烈な ARB 開発競争を展開することになった（図 2・4）．

図 2・4　1-ベンジルイミダゾール-5-酢酸誘導体の合成

1987 年に，AII 受容体サブタイプの発見につながる二つの化合物が，Parke-Davis 社（PD-123177）と DuPont 社（ロサルタンカリウム）から特許出願された．前者がサブタイプ AT_2 受容体に特異的に結合するため降圧作用を全く示さないのに対し，後者はサブタイプ AT_1 受容体に特異的に結合することで，強力な降圧作用を示すことが明らかになった．ロサルタンカリウムは，1994 年に販売が開

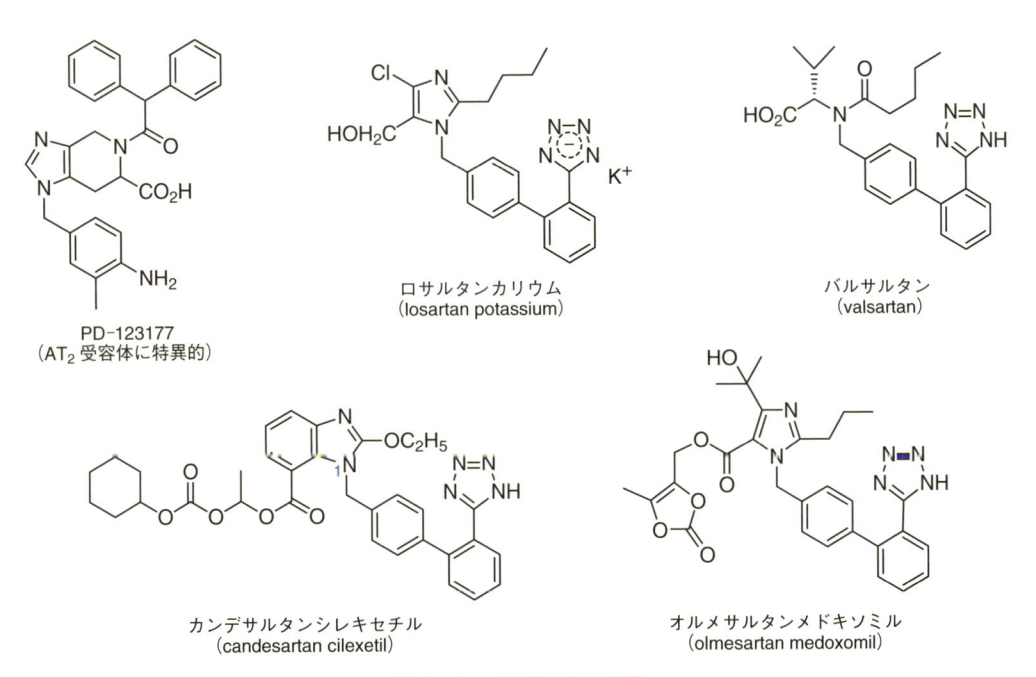

図 2・5　AII 受容体拮抗薬

2．血管拡張薬と血圧降下薬　13

始され，世界で最初に実用化されたARBとなった．2010年の世界の医薬品売上げ統計によれば，第7位のバルサルタン（Novartis社）を始め，日本発のカンデサルタンシレキセチル（武田薬品工業，同21位），オルメサルタンメドキソミル（第一三共，同32位）を含む，5成分が上位50位内に入っている（図2・5）．

カルシウム拮抗薬（calcium channel blocker: CCB）は，血管平滑筋や心筋に存在する電位依存性カルシウムチャネルを遮断し，細動脈や冠動脈を拡張させる薬物で，本態性高血圧症や狭心症の治療薬として重要な地位を占めている．電位依存性カルシウムチャネルは，α_1, α_2, β, γ, δ の五つのサブユニットから構成されている（図2・6）．膜電位の脱分極によってチャネルが開き，細胞内にカルシウムイオンが流入すると，血管平滑筋や心筋の収縮が起こる．電位依存性カルシウムチャネルにはいくつかのサブタイプが存在するが，心血管系疾患に使われるCCBはL型カルシウムチャネルを介したカルシウム流入を拮抗阻害することで，細動脈を拡張し降圧作用を発揮する．

フェニルアルキルアミン系（ベラパミル塩酸塩など），ベンゾチアゼピン系（ジルチアゼム塩酸塩など），そしてジヒドロピリジン系（ニカルジピン塩酸塩，アムロジピンベシル酸塩など）の3種類

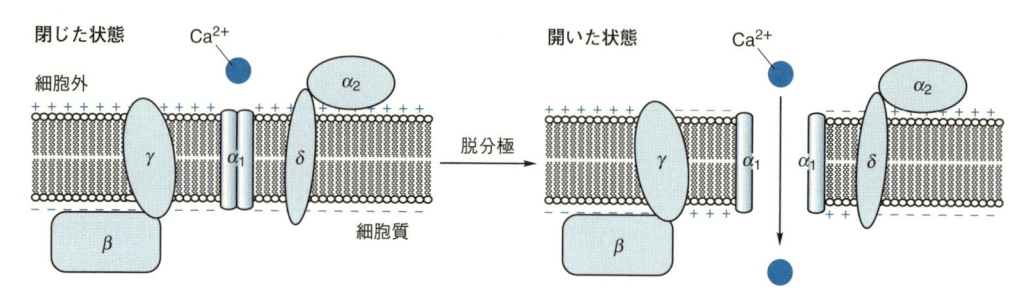

図2・6 電位依存性カルシウムチャネルと作用メカニズム

フェニルアルキルアミン系

ベラパミル塩酸塩
（verapamil hydrochloride）

ベンゾチアゼピン系

ジルチアゼム塩酸塩
（diltiazem hydrochloride）

ジヒドロピリジン系

ニカルジピン塩酸塩
（nicardipine hydrochloride）

アムロジピンベシル酸塩
（amlodipine besylate）

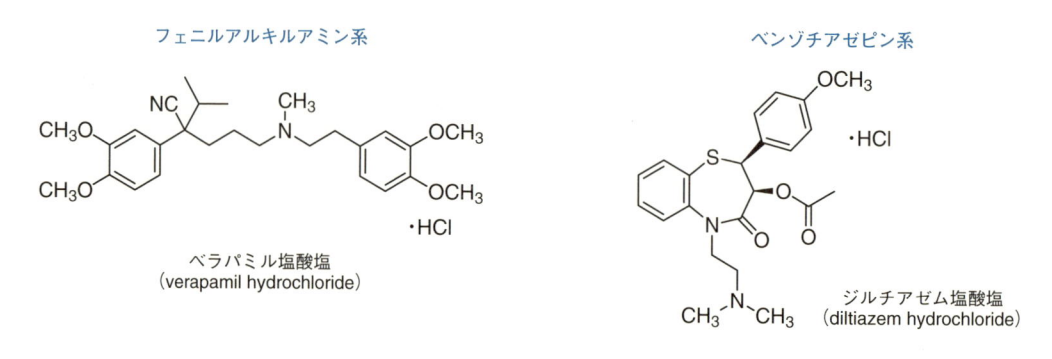

図2・7 異なるタイプのカルシウム拮抗薬

のCCBが存在するが，CCBの$α_1$サブユニットに対する結合部位が異なることで，それぞれ特徴的な薬理作用をもっている．1963年に登場したベラパミル（Abbott社）に代表されるフェニルアルキルアミン系CCBは，降圧作用はやや弱いが，刺激伝導系の機能を抑制するために，頻脈性不整脈治療薬として使われている．ジヒドロピリジン系CCBで最初に登場したのは，Bayer社によって創製，1975年に販売が開始されたニフェジピンである．その後数多くのジヒドロピリジン系CCBが開発されており，山之内製薬（現アステラス製薬）のニカルジピン塩酸塩やPfizer社のアムロジピンベシル酸塩などがよく使われている（図2・7）．ジヒドロピリジン系の特徴は，フェニルアルキルアミン系に比べ降圧作用が強いことである．ベンゾチアゼピン系CCBは，フェニルアルキルアミン系とジヒドロピリジン系との中間型であり，高血圧治療と頻脈発作治療の両方に使われる．

2・2 カンデサルタンシレキセチル

武田薬品工業が創製，武田薬品工業とAstraZeneca社によって共同開発され，1997年に販売が開始されたカンデサルタンシレキセチル[1)]は，世界の医薬品売上げ統計（2010年）の21位に入るブロックバスターである．本薬物は経口吸収性が改善されたプロドラッグ（投与される薬物そのものには活性はないが，代謝分解されることによって活性を示す化合物にかわる）であり，消化管から吸収されると活性本体であるカルボン酸（カンデサルタン）となり降圧作用を発揮する．

カンデサルタンは，多くのARBに共通するテトラゾール環で置換されたビフェニリルメチル基

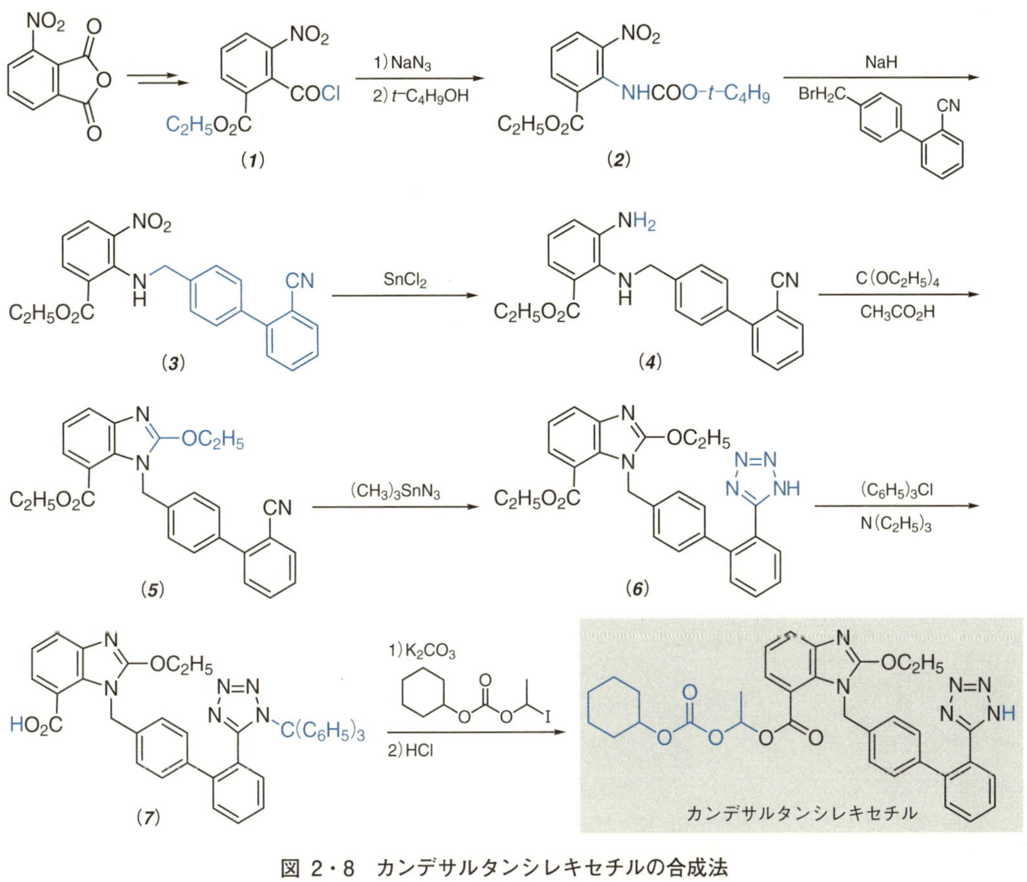

図2・8 カンデサルタンシレキセチルの合成法

(図2・5) をベンゾイミダゾール環の1位にもっている．出発原料3-ニトロフタル酸から2工程で得られる酸塩化物 (**1**) を酸アジドとし，**Curtius 転位**（第Ⅱ部 No. 29 参照）させた後，*t*-ブタノールと反応，カルバマート (**2**) とする．水素化ナトリウムにて脱プロトン化後，4-(ブロモメチル)-2-シアノビフェニルを用いてカルバマート部分を *N*-アルキル化し，*t*-ブトキシカルボニル（Boc）基を除去することで (**3**) を合成する．次に塩化スズ(Ⅱ)でニトロ基を還元することで得られた *o*-フェニレンジアミン誘導体 (**4**) を酢酸存在下にテトラエトキシメタンと縮合環化させて，2-エトキシベンゾイミダゾール体 (**5**) へ変換（第Ⅱ部 No. 57 参照）する．ビフェニル上のシアノ基とアジ化トリメチルスズの [3+2]付加環化 を行い，テトラゾール環を形成（第Ⅱ部 No. 59 参照）させて，カンデサルタンのエチルエステル (**6**) を合成する．(**6**) のテトラゾール部分をトリチル基で保護した後，エチルエステルを加水分解しカルボン酸 (**7**) とした後，炭酸カリウム存在下シクロヘキシル(1-ヨードエチル)カルボナートでエステル化，塩酸でトリチル基を除去して，プロドラッグであるカンデサルタンシレキセチルを合成する（図2・8）．

2・3 ジルチアゼム塩酸塩

田辺製薬（現田辺三菱製薬）が抗うつ薬の探索研究の過程で創製，研究開発の後，1974年に販売を開始したジルチアゼム塩酸塩[2]は，高血圧，狭心症および不整脈の治療薬として使われ続けている．本薬物は，2*S*,3*S* の立体配置をもつ光学活性体であり，この 2*S*,3*S* 体のみに強い冠血管拡張作用が認められる．

ジルチアゼム塩酸塩の製造は，4-メトキシベンズアルデヒドを出発原料として **Darzens 反応**（第Ⅱ部 No. 2 参照）を行い，得られた (±)-(**8**) から生物学的光学分割法で (−)-(**8**) を取出すことで始まる．微生物 *Serratia marcescens* が生産するリパーゼで (±)-(**8**) を加水分解すると (+)-(**8**) のみが分解され，生じた 4-(メトキシフェニル)アセトアルデヒドは亜硫酸水素ナトリウムと付加物を形成し容易に除去することができる（図2・9）．

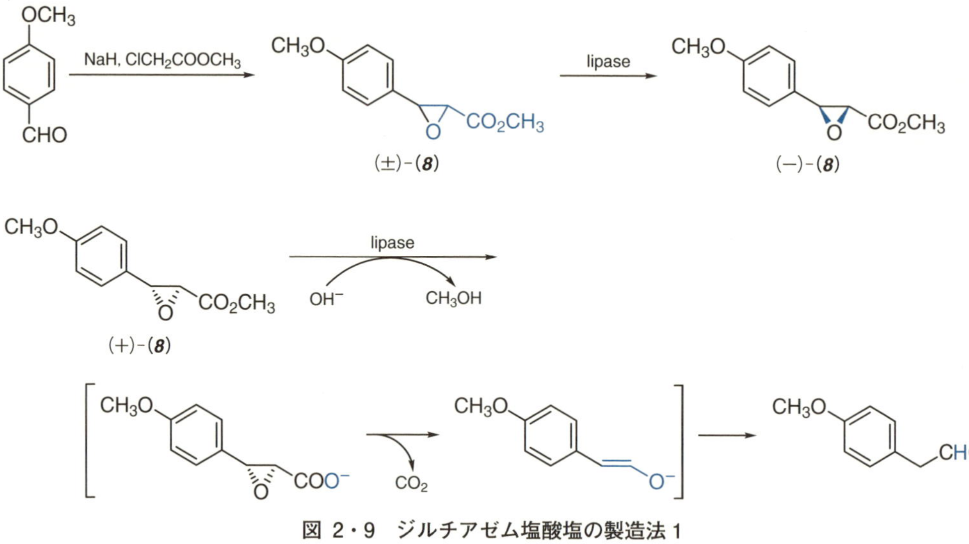

図 2・9 ジルチアゼム塩酸塩の製造法 1

リパーゼによる生物学的光学分割で得られた (−)-(**8**) は，*o*-アミノベンゼンチオールとキシレン中加熱還流し，ベンゾチアゼピン誘導体 (**9**) へ変換する．ラクタムの窒素原子だけをジメチルアミ

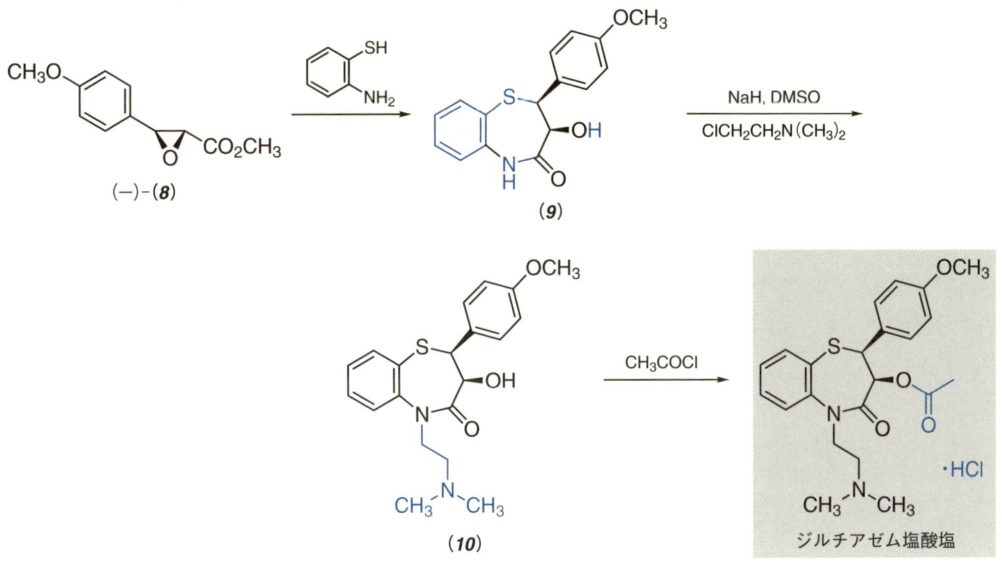

図 2・10 ジルチアゼム塩酸塩の製造法 2

ノエチルクロリドで選択的にアルキル化し (**10**) とした後, ヒドロキシ基をアセチル化してジルチアゼム塩酸塩を製造する (図 2・10).

2・4 アムロジピンベシル酸塩

ジヒドロピリジン系 CCB のなかで第一世代に属するニフェジピンやニカルジピン塩酸塩は, 服用直後の急激な薬物血中濃度の上昇 (急激な血管拡張と血圧降下が起こる) に起因する反射性頻脈 (血圧降下によって起こる心拍数の増加), 顔面紅潮, 頭痛などの副作用を伴っていた. また投与回数も 1 日 3 回が基本であった. そこで製剤上の工夫によって徐放化 (投与した製剤から適量の薬物が長時間放出されるため, 服用直後の急激な薬物血中濃度の上昇がなく, 薬効も長時間持続する) することで, 薬物血中濃度の急激な上昇の改善が図られ, 反射性頻脈などの副作用が軽減された. また化学構造をかえることによって, 急激な血中濃度の立上がりを抑え, かつ血中濃度半減期を延長した化合物群 (第二世代 CCB) が現れた. 急激な血中濃度の立上がりによる副作用を最終的に解決し, 1 日 1 回の経口投与を実現したのがアムロジピンベシル酸塩など第三世代に属する CCB である. アムロジピンベシル酸塩の血中濃度半減期は, 30 時間以上であり, 24 時間を通じた緩徐な降圧作用 (急激でなく, ゆるやかに血圧が下がる) が 1 日 1 回の経口服用で実現できる. Pfizer 社が創製, 研究開発し, 1990 年に販売を開始したアムロジピンベシル酸塩は, 狭心症などの冠動脈疾患や高血圧の治療薬としてよく用いられており, 特許が失効した 2008 年においても世界の医薬品売上げ統計の 36 位に入っている (2010 年は 57 位).

アムロジピンベシル酸塩の合成は, 出発物質の 4-クロロアセト酢酸エチルとナトリウム 2-アジドエトキシドで Williamson エーテル合成 (第 II 部 No. 34 参照) を行うことで始まる. アジド基をもつ β-ケトエステル (**11**) は, o-クロロベンズアルデヒドおよび 3-アミノクロトン酸メチルと Hantzsch 合成 (第 II 部 No. 61 参照) を行い, ジヒドロピリジン (**12**) に変換される. 通常の Hantzsch 合成ではアルデヒド, β-ケトエステルおよび酢酸アンモニウムが反応剤として用いられるが, アムロジ

ピンの合成においては，非対称のジヒドロピリジンを選択的に合成する必要があるために，エナミン（3-アミノクロトン酸メチル）が使われている．ジヒドロピリジン（**12**）のアジド基をパラジウム触媒存在下，水素還元（第Ⅱ部 No. 48 参照）した後，ベシル酸を用いて塩形成を行い，アムロジピンベシル酸塩とする（図 2・11）[3]．

図 2・11　アムロジピンベシル酸塩の合成

アムロジピンには鏡像異性体が存在するが，アムロジピンベシル酸塩はラセミ体で使用されている．両鏡像異性体間でカルシウム拮抗作用は著しく異なり，(−)体が(+)体に対し約 1000 倍高活性

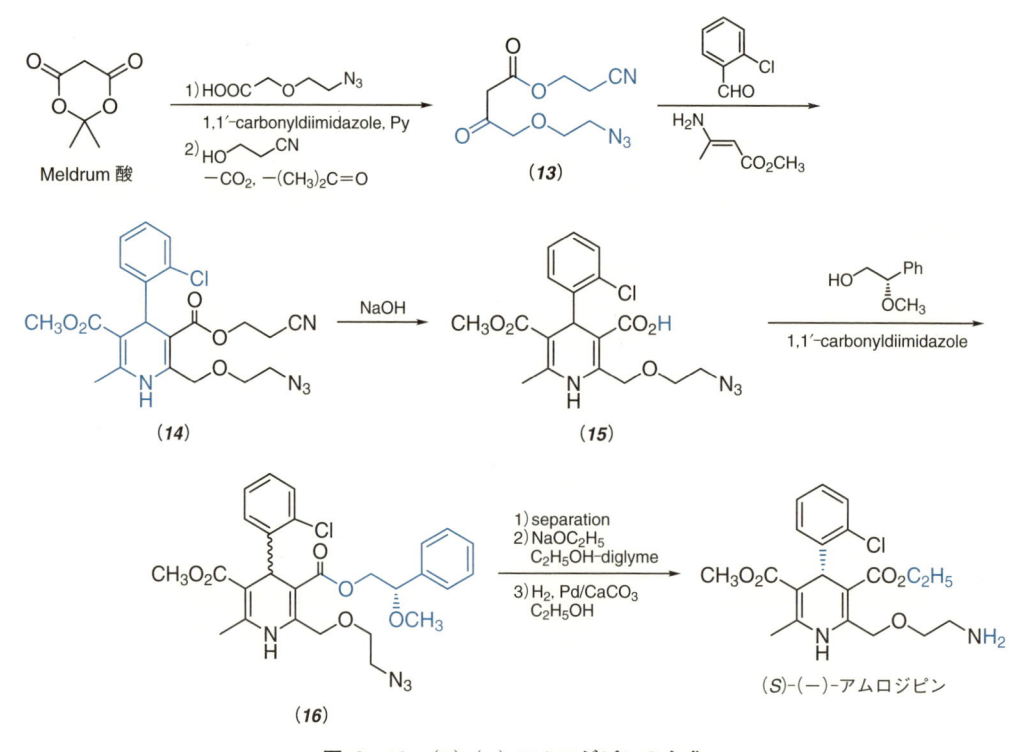

図 2・12　(*S*)-(−)-アムロジピンの合成

である．光学活性な（S）-(−)-アムロジピンベシル酸塩は 2002 年に Emcure 社から販売が開始された．1,1′-カルボニルジイミダゾールとピリジン存在下に Meldrum 酸の活性メチレン部分を 2-アジドエトキシ酢酸でアシル化した後，エチレンシアノヒドリンで脱炭酸，脱アセトン化を伴うエステル化を行い，β-ケトエステル（**13**）を合成する．次に 2-クロロベンズアルデヒドおよび 3-アミノクロトン酸メチルと **Hantzsch 合成**にかけて，ジヒドロピリジン（**14**）に変換する．水酸化ナトリウムを用い 2-シアノエチルエステルを選択的に加水分解してカルボン酸（**15**）とする．ついで（**15**）を 1,1′-カルボニルジイミダゾールで活性化，（S）-(+)-2-メトキシ-2-フェニルエタノールでエステル化しジアステレオマーの混合物（**16**）を得る．この混合物（**16**）を分離，精製した後，エステル交換，さらにアジドをパラジウム触媒下で水素還元し（S）-(−)-アムロジピンを合成する（図 2・12）[4]．

引用文献

1) 仲 健彦, 久保惠司, 西川浩平, 稲田義行, 古川純康, 薬学雑誌, **120**, 1261 (2000); T. Naka, K. Nishikawa, T. Kato, U. S. Patent 6,355,808 (2002); T. Naka, K. Nishikawa, T. Kato, U. S. Patent 7,538,133 (2009).
2) 関 雅彦, 有機合成化学協会誌, **61**, 236 (2003).
3) J. Prous, J. Castaner, *Drugs Fut.*, **11**, 89 (1986); S. F. Campbell, P. E. Cross, J. K. Stubbs, U. S. Patent 4,572,909 (1986).
4) J. E. Arrowsmith, S. F. Campbell, P. E. Cross, J. K. Stubbs, R. A. Burges, D. G. Gardiner, K. J. Blackburn, *J. Med. Chem.*, **29**, 1696 (1986).

3

循環改善薬
プロスタグランジン類，
トロンボキサン A_2 合成酵素阻害薬ほか

3・1 はじめに

健全な血管において血管壁が傷つくと，傷口に血小板が凝集し止血血栓が形成された後，血管壁が修復されもとの健全な血管に戻る．正常な血管壁に血小板が凝集することはない．しかし，高血圧，高脂血症，糖尿病，老化など種々の原因により血管壁が傷つきやすくなったり，あるいは血管壁の機能が低下したりすると，血小板凝集が異常に亢進して動脈血管内に病的な血栓が形成される．さらに血管壁が厚くなり動脈硬化の状態になると，もはや正常な血流を維持できなくなる．動脈血栓によって血管が詰まると，脳，心臓，四肢などの臓器，組織が虚血状態となり，生死にかかわる深刻な病気に陥ることさえある．したがって，脳梗塞，心筋梗塞，慢性動脈閉塞症などの動脈血栓症の治療に使われる循環改善薬のなかで，血小板凝集を抑制する抗血小板薬が占める地位はきわめて大きい．代表的な抗血小板薬である硫酸クロピドグレルは，2010 年に世界中で 9137 億円の売上げを記録した世界医薬品売上げ統計第 2 位の超大型医薬品である．

硫酸クロピドグレル
(clopidogrel sulfate)

硫酸クロピドグレルはアデノシン二リン酸（ADP）受容体 P2Y12 を阻害する薬物であるが，現在よく使われている抗血小板薬にはほかに，プロスタグランジン E_1（PGE_1）誘導体，プロスタサイクリン（PGI_2）誘導体，トロンボキサン A_2（TXA_2）合成酵素阻害薬，ホスホジエステラーゼ 3（PDE3）阻害薬，セロトニン（5-HT）受容体 5-HT_{2A} の拮抗薬，そしてグリコプロテイン（GP）受容体 GPⅡb/Ⅲa の拮抗薬など異なる作用メカニズムをもつ多くの種類が存在する．

3・2 血小板凝集のメカニズム

血管内皮は血管壁の表面を覆っている扁平で薄い細胞層であり，血小板凝集抑制作用と血管拡張作用をあわせもつ PGI_2 を産生し，健全な血流確保に重要な役割を果たしている（図 3・1）．血管内皮細胞が損傷，脱落すると，内皮細胞組織下のコラーゲン組織が露出し，血中に存在する von Willebrand 因子（vWF）が結合する．そこへ血小板が vWF を介して血管壁に粘着して一次凝集が起

こる．一次凝集した血小板細胞の内部では情報伝達系が活性化し，円盤状だった血小板が偽足という突起をもつ形状に変化（血小板の変形）するとともに，ADPや5-HT，TXA_2を血小板の外へ放出する．その結果，周辺に存在する活性化されていない血小板も二次的に活性化されて，血小板表面には膜糖タンパク質であるGPⅡb/Ⅲa受容体が発現する．このように活性化された血小板は，GPⅡb/Ⅲa受容体とvWFあるいはフィブリノーゲンとの結合形成によって相互に凝集（二次凝集）し，そこに凝固因子も作用して強固な凝集塊である動脈血栓が形成され，血流が妨げられる．

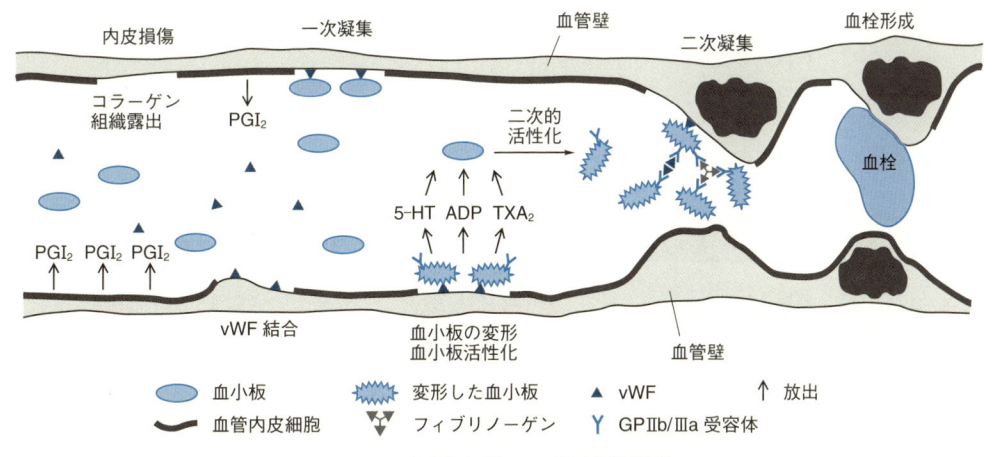

図3・1　血小板凝集から動脈血栓形成へ

血小板凝集の過程における血小板細胞内の情報伝達系の動きについて，図3・2に示す．血管壁に存在するコラーゲンが血小板細胞膜に存在するグリコプロテインⅥ（GPⅥ）受容体に結合すると，複数の情報伝達系が動いて，ホスホリパーゼA_2（PLA_2）が活性化される（経路1）．PLA_2の作用によって細胞膜中に存在するリン脂質から遊離した不飽和脂肪酸であるアラキドン酸（AA）は，アラキドン酸カスケードの酸化酵素シクロオキシゲナーゼ（COX）とTXA_2合成酵素によって代謝されてTXA_2となる．TXA_2は細胞内カルシウムイオン濃度を上昇させて血小板の凝集をひき起こすと同時に，血小板の外へ放出されて周辺に存在する血小板を活性化し，膜糖タンパク質GPⅡb/Ⅲa受容体を発現させる（経路2）．さらにTXA_2は血管平滑筋収縮作用も有しており，血管を強く収縮する．

一次凝集した血小板から放出される5-HTは，周辺に存在する血小板の5-HT_{2A}受容体に結合する（経路3）．5-HT_{2A}受容体はGタンパク質共役型受容体（G protein-coupled receptor: GPCR）である（2章参照）．そのαサブユニットは$G\alpha_q$であり，$G\alpha_q$とグアノシン三リン酸（GTP）の複合体がホスホリパーゼC（PLC）の活性を亢進する．これによって細胞膜中のホスファチジルイノシトール二リン酸（PIP2）からイノシトール三リン酸（IP3）への変換が促進され，細胞内カルシウムイオン濃度が上昇し，血小板凝集をひき起こす方向で働く．5-HTもまたTXA_2同様に強い血管平滑筋収縮作用をもっている．

5-HTと同様に血小板から放出されたADPは，P2Y12受容体に結合する（経路4）．P2Y12受容体もGPCRであるが，そのαサブユニットは抑制性ファミリー（$G\alpha_i$）に分類され，$G\alpha_i$とGTPの複合体がアデニル酸シクラーゼ（AC）の活性を抑制する．その結果，ATPから環状3′,5′-アデノシン一リン酸（cAMP）への変換が阻害されてcAMPの濃度が低下すると，細胞内カルシウムイオン濃度は上昇し血小板凝集を惹起する方向で働く．またホスホジエステラーゼ3（PDE3）によってcAMPを5′-

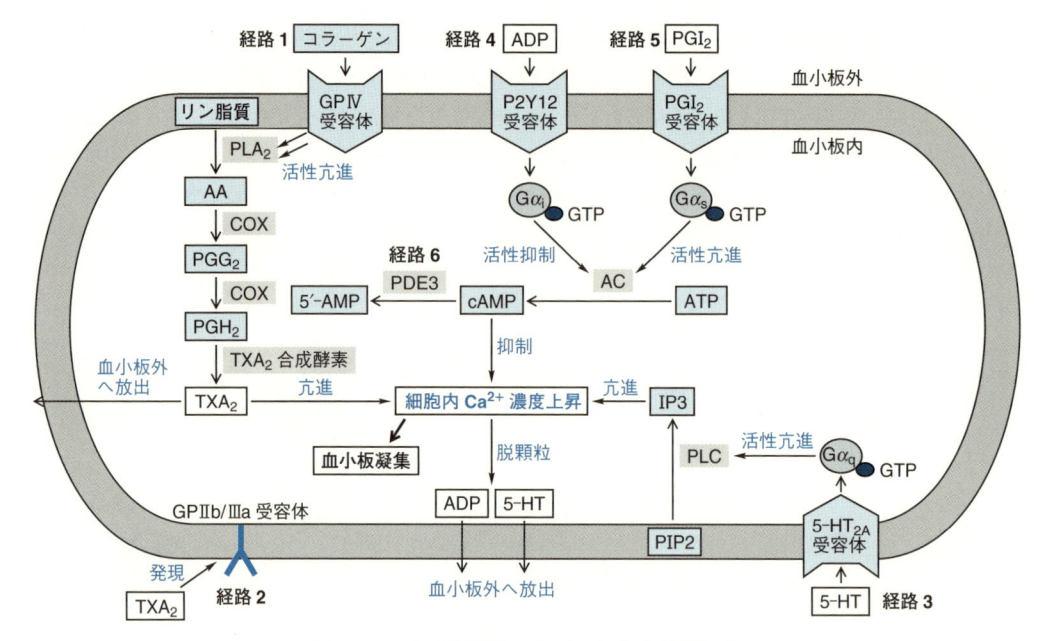

図 3・2 血小板凝集における細胞内情報伝達

AMP に代謝変換することで，cAMP 濃度を下げる方向へ調節する機構も存在する（経路 6）．

血管内皮細胞で生合成される PGI_2 は，血小板細胞膜に存在する PGI_2 受容体に結合することで血小板の凝集を抑制する働きを担う（経路 5）．PGI_2 受容体も GPCR であり，α サブユニットは刺激性ファミリー（$Gα_s$）である．$Gα_s$-GTP 複合体は，AC の活性を亢進させることで cAMP 濃度を上昇させ，その結果細胞内カルシウムイオン濃度が下がり，血小板凝集は抑制される方向に働く．したがって血管内皮細胞が損傷，脱落すると PGI_2 の産生量が落ちて，血小板凝集は起こりやすくなる．

PGI_2 と TXA_2 はともに，血管内皮や血小板の細胞膜に存在するリン脂質から PLA_2 によって切り出されたアラキドン酸を出発物質として，アラキドン酸カスケードの代謝酵素系によって生合成される．アラキドン酸は，COX によって酸化を受け，エンドペルオキシド PGG_2 を経て PGH_2 に変換される．PGH_2 は，血管内皮細胞で PGI_2 合成酵素によって触媒されると PGI_2 となり，血小板で TXA_2 合成酵素に触媒されると TXA_2 になる．PGI_2 が血小板凝集抑制作用と血管平滑筋弛緩作用（血管拡張作用）をもつのに対し，TXA_2 の作用は全く逆で，血小板凝集と血管平滑筋の収縮（血管の収縮）を強くひき起こす．PGI_2 と TXA_2 の半減期は 37 ℃，中性付近において数分あるいは数十秒であり，化学的にきわめて不安定，代謝酵素に対しても同様に不安定である．健常な生体内において，必要なときに合成され，役割が済めばすぐに分解される．全く逆の生物活性を示す TXA_2 と PGI_2 とは血管内で陰と陽の関係にあり，両者のバランスが循環器機能の恒常性維持に重要な役割を果たしている（正常状態）．しかし，高血圧や糖尿病，ストレスなどの因子が作用し，血管壁にある内皮細胞が傷害され TXA_2 と PGI_2 との産生のバランスが持続的に失われると（病的状態），慢性動脈閉塞症や心筋梗塞，脳梗塞などの血栓形成，血管狭窄・閉塞がもたらす疾患リスクが非常に高まるものと考えられている．そこで，PGI_2 あるいは化学的に安定かつ代謝されにくい PGI_2 受容体作動薬（PGE_1 誘導体や PGI_2 誘導体）を外から投与することによって，病的な方向に傾いた TXA_2 と PGI_2 のバランスを回復することが血小板療法（抗血栓療法）の重要な選択肢のひとつとなっている（図 3・3）．

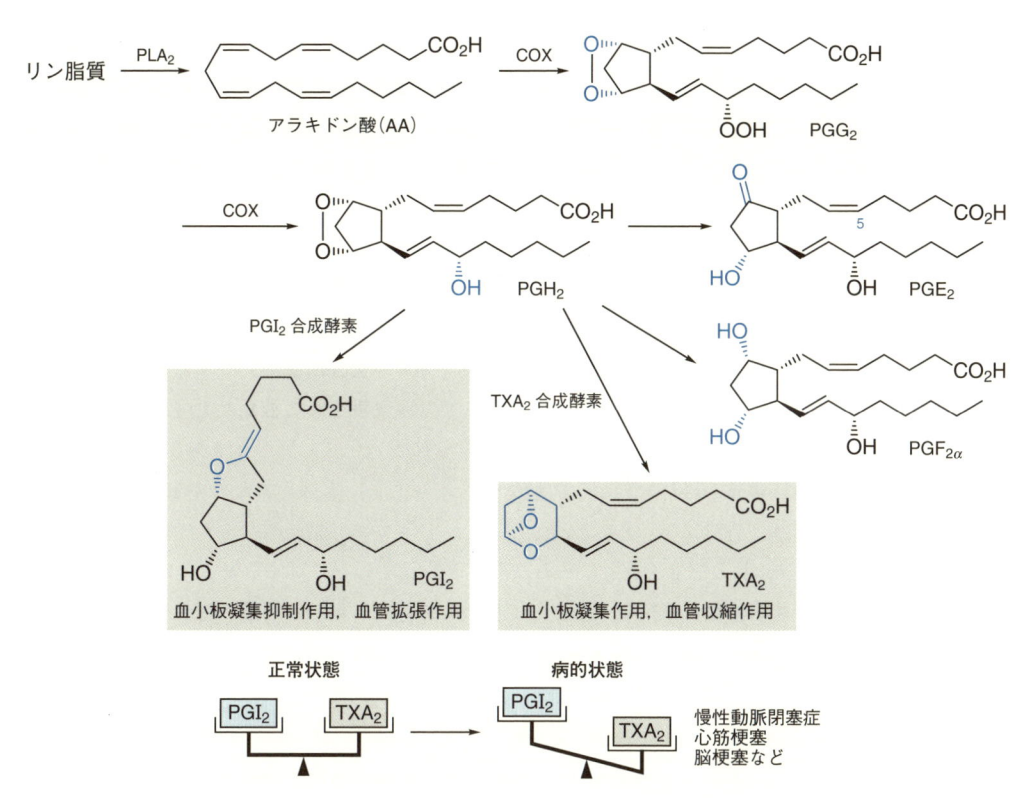

図 3・3 アラキドン酸カスケードと PGI_2 および TXA_2

3・3 循環改善薬について

　PGE_1 およびその誘導体の活性のほとんどが，PGI_2 受容体を介したものと考えられている（図 3・2，経路 5）．PGE_2（図 3・3 参照）の 5 位二重結合が還元された PGE_1（アルプロスタジル）が，難治性の慢性動脈閉塞症の症状改善に優れた治療効果を示す注射剤として小野薬品工業から 1979 年に販売が開始され，循環器領域において世界で初めて登場した PG 医薬となった．PGE_1 の 2 位にトランス二重結合を，17 位と 20 位にメチル基を導入することによって血小板凝集抑制作用を強化することを狙って設計，合成されたのがリマプロストである．さらに化学的安定化を図るために，リマプロストは α-シクロデキストリン（α-CD）で包接化された．環状オリゴ糖である α-CD は，外側が親水性で，内側に疎水性の分子を取込んで包接化合物をつくることができる．リマプロストが α-CD に取込まれたリマプロストアルファデクスは，PG 医薬としては世界初の経口剤であり，小野薬品工業-大日本製薬（現大日本住友製薬）によって共同開発され，慢性動脈閉塞症の一種であるバージャー病の治療薬として 1988 年に登場した（図 3・4）．

図 3・4 抗血小板薬として用いられる PDE_1 およびその誘導体

1976年PGI$_2$がJ. R. Vane（1982年ノーベル生理学・医学賞受賞）らによって発見されると同時に，PGI$_2$やその安定誘導体を抗血小板薬として実用化すべく，世界中で活発な研究，開発が開始された．PGI$_2$のナトリウム塩であるエポプロステノールナトリウムは，Wellcome社（現GlaxoSmithKline社）によって開発され，1982年に注射剤として登場した抗血栓薬であり，肺高血圧症の治療薬として有用である（図3・5）．しかしながら，PGI$_2$は，化学的に不安定であり，代謝も速い．エポプロステノールナトリウムは，血中半減期が短いため，持続的な点滴による静脈内投与でしか使うことができない．PGI$_2$のビニルエーテル構造（**A**）は，酸素原子の非共有電子対の電子供与性のため，その炭素－炭素二重結合は容易にプロトンの攻撃を受け，酸素を含む5員環はオキソニウム中間体（**B**）とヘミアセタール（**C**）を経て，簡単に開環してしまう（**D**）．Schering AG社（現Bayer Schering Pharma社）によって創製され1992年に慢性動脈閉塞症の治療薬として登場したイロプロストは，PGI$_2$のビニルエーテル酸素原子を炭素原子に置換し化学的に安定化した誘導体である．また15-ヒドロキシPG脱水素酵素による15位の酸化代謝（15-ケト体の生成）を抑えるための16位へのメチル基導入や，20位のω酸化（脂肪酸のω末端を酸化してω-ヒドロキシ脂肪酸とする代謝）を阻害するための18位への三重結合導入を分子設計に巧みに取込み，代謝分解に対する安定化にもある程度成功しており，肺高血圧症の治療に噴霧吸入剤として使われている．東レが創製したベラプロストナトリウムも，PGI$_2$の化学的かつ代謝的に安定化された誘導体であり，PGI$_2$誘導体のなかでは唯一の経口投与で使うことができる．PGI$_2$の不安定なビニルエーテル部分をジヒドロベンゾフラン構造に置き換えることで，化学的に安定なPGI$_2$誘導体の創出に成功した．ベラプロストナトリウムはラセミ体であり，16位メチル基の相対立体配置も1：1の混合物である．東レと科研製薬で共同開発されたベラプロストナトリウムは，慢性動脈閉塞症の治療薬として1992年に実用化された．抗血小板薬（循環改善薬）として用いられているPGI$_2$類は，これら三つの薬物がそのすべてである．

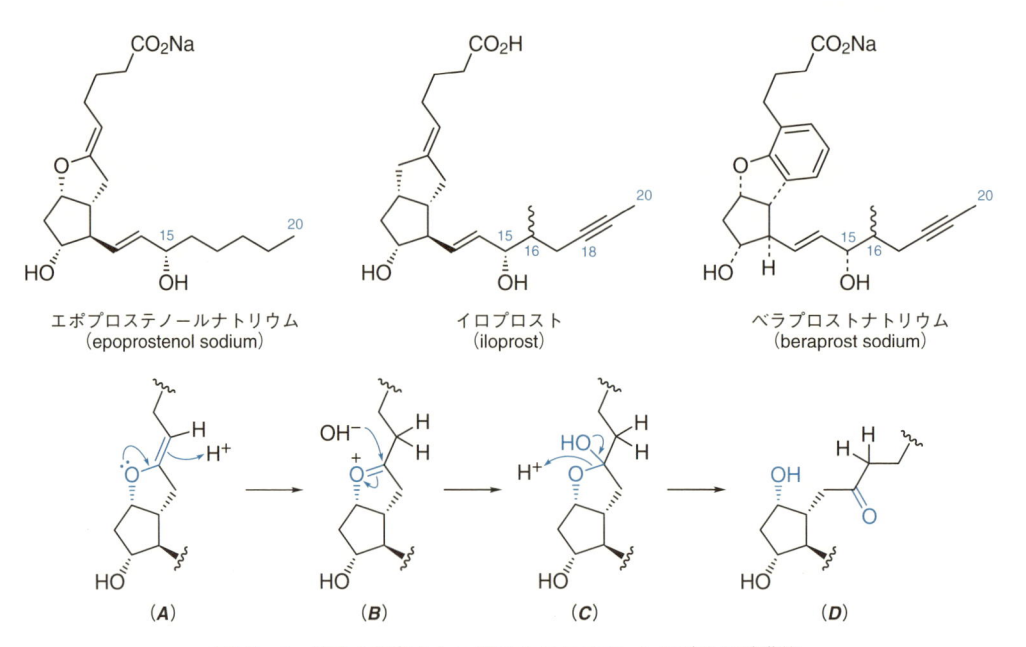

図3・5　抗血小板薬として用いられるPGI$_2$およびその誘導体

　アラキドン酸代謝酵素系に働き，血小板凝集抑制作用を示す薬物にはTXA$_2$合成酵素阻害薬と

COX阻害薬アスピリンがある．TXA_2は非常に不安定な構造をもつため，1975年に至ってようやくM. HambergおよびB. I. Samuelssonらによって発見，構造推定がなされた．TXA_2の生合成を阻害することは，TXA_2による細胞内カルシウム濃度の上昇と膜糖タンパク質受容体GPIIb/IIIaの発現を妨げることになり（図3・2, 経路2），血小板の凝集を強く抑制することができる．同時にTXA_2による血管平滑筋収縮作用（血管収縮作用）をも抑制することができるため，TXA_2合成酵素阻害薬は優れた循環改善薬となることが期待された．現在，循環改善薬として使われているTXA_2合成酵素阻害薬は，オザグレルナトリウムだけである（図3・6）．くも膜下出血術後の脳血管攣縮（血管がぎゅっと縮んでしまう状態）およびこれに伴う脳虚血症状の改善や急性期脳梗塞に伴う運動障害の改善を目指して小野薬品工業とキッセイ薬品工業によって共同開発され，1988年に販売が開始された．

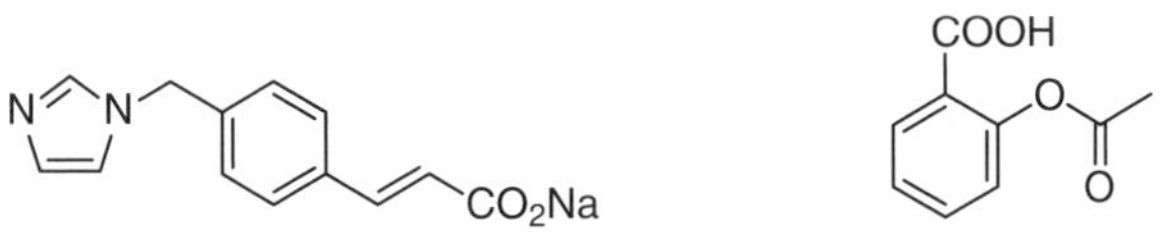

オザグレルナトリウム（ozagrel sodium）　　アスピリン（aspirin）

図 3・6　TXA_2合成酵素とCOXに作用する抗血小板薬

また抗炎症薬として使われるよりも低い用量で用いられるアスピリン（COX阻害薬），いわゆる低用量アスピリンも抗血小板薬としてたいへん有用である（図3・6）．アラキドン酸をPGG_2, PGH_2に代謝する酵素COXを阻害すると，PGI_2とTXA_2の両方の産生が抑えられることになる．実際高用量のアスピリン投与は血管内皮におけるPGI_2の産生と血小板でのTXA_2の産生をともに抑制してしまう．しかし，低用量のアスピリン投与は血管内皮におけるPGI_2の産生は抑制せず，血小板でのTXA_2の産生のみを抑制することができる．低用量アスピリンは，心筋梗塞などの虚血心疾患や脳梗塞の治療に使われている．

図3・2に示したように，PDE3は，cAMPを5′-AMPに変換しcAMP濃度を下げることで，細胞内カルシウムイオン濃度を上昇させる方向に働く（図3・2, 経路6）．PDE3の活性を抑えれば，血小板凝集を抑制する方向に働くことになる．現在抗血小板薬として使われているPDE3阻害薬は，ジピリダモール（Boehringer Ingelheim社）とシロスタゾール（大塚製薬）である．1959年に販売が開始されたジピリダモールは，PDE3ばかりでなく，環状3′,5′-グアノシン一リン酸（cGMP）を5′-GMPに分解するPDE5も阻害し，1回当りの用量も多いうえに1日3回も投与される．これに対し，1988年に登場したシロスタゾールは，PDE3の選択的阻害薬であり，1回当たりの用量もより少なく投与回数は1日2回である（図3・7）．

ADPのP2Y12受容体への結合（図3・2, 経路4）を不可逆的に阻害し，血小板の凝集を抑制する

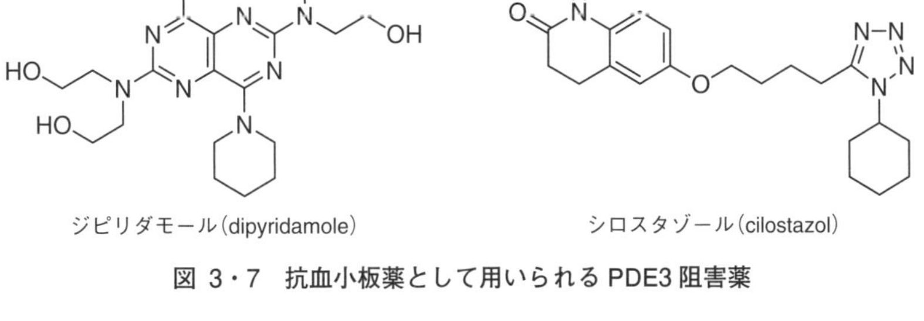

ジピリダモール（dipyridamole）　　シロスタゾール（cilostazol）

図 3・7　抗血小板薬として用いられるPDE3阻害薬

チエノピリジン系抗血小板薬（4,5,6,7-[3,2-*c*]ピリジン環をもっている）は，1978年に登場したSanofi（サノフィ）社（現Sanofi-Aventis（サノフィ アベンティス）社）のチクロピジン塩酸塩がその最初である．チクロピジン塩酸塩は，動脈血栓症，脳梗塞，冠動脈障害の治療薬として有効であることから長年使用されてきたが，血小板減少症や肝障害などの重篤な副作用を示すことがあり，その使用には十分な注意が必要である．そこでより副作用が少なく，有効性が高いP2Y12受容体阻害薬である硫酸クロピドグレルが同じくSanofi社によって創製され，1998年に登場した．心筋梗塞などの虚血性心疾患やアテローム血栓性脳塞栓の治療に用いられている超大型医薬品である（2009年，2010年ともに世界医薬品売上げの第2位）．また2009年には宇部興産と第一三共によって創製されたプラスグレルが米国において不安定狭心症や急性心筋梗塞の治療薬としてEli Lilly（イーライリリー）社より販売が開始され，P2Y12受容体阻害薬の開発に新たな歴史を開きつつある（図3・8）．

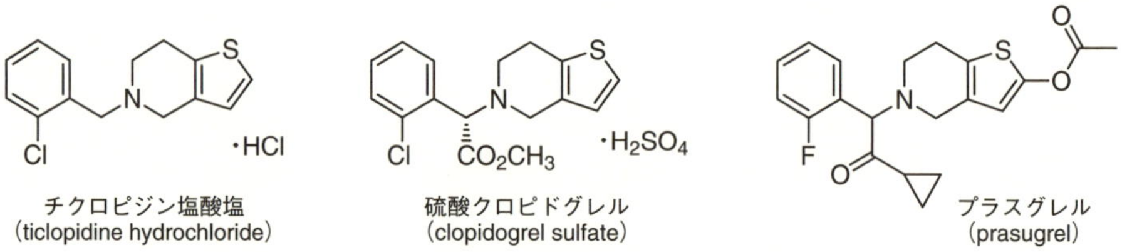

図 3・8　抗血小板薬として使われる P2Y12 受容体阻害薬

チエノピリジン系抗血小板薬はプロドラッグであり，そのもの自体には活性はなく，代謝物に血小板凝集抑制作用がある．たとえばクロピドグレルは，シトクロムP450酵素でまず*S*-オキシド体に酸化された後，*S*-オキシド酸素原子の2位への転位により2-オキソ体となるものと推定されている．この2-オキソ体のチオラクトン環が開裂し得られた活性代謝物がP2Y12受容体と不可逆的に結合することで，受容体へのADPの結合が妨げられて，血小板凝集抑制作用を発揮する．

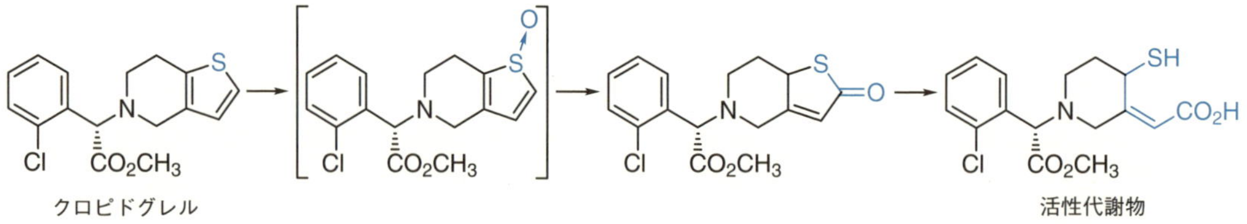

5-HT$_{2A}$受容体への5-HTの結合（図3・2，経路3）を拮抗的に阻害することによっても細胞内カルシウムイオン濃度上昇を妨げることが可能である．セロトニン受容体拮抗薬の多くは精神病の治療薬であるが，三菱化成工業（現田辺三菱製薬）が見いだしたサルポグレラート塩酸塩は抗血小板薬として慢性動脈閉塞症の治療に用いられている．GPⅡb/Ⅲa受容体の拮抗薬も抗血小板薬として有効である（図3・2，経路2）．Centocor Ortho Biotech社によって発見された抗GPⅡb/Ⅲaモノクロナール抗体であるアブシキマブ（abciximab）が，Eli Lilly社との共同開発の結果，バルーン血管形成術など冠動脈形成手術後に使われる抗血栓薬として1995年に販売が開始された．Millennium Pharmaceuticals（ミレニアム ファーマシューティカルス）社とSchering-Plough（シェリング プラウ）社（現Merck（メルク）社）によって共同開発された環状ペプチド薬エプチフィバチドと非ペプチド性の低分子拮抗薬塩酸チロフィバン（Merck社）は，不安定狭心症や心筋梗塞の治療薬として同じ1998年に販売が開始された．イコサペント酸は，アラキドン酸に対し二重結合がひとつ多い炭素数20の脂肪酸であるが，そのエチルエステルが持田製薬によって開発され，動脈硬化症などの治療に使われている（図3・9）．

サルポグレラート塩酸塩
(sarpogrelate hydrochloride)

塩酸チロフィバン
(tirofiban hydrochloride)

エプチフィバチド
(eptifibatide)

イコサペント酸エチル
(ethyl icosapentate)

図 3・9　その他の抗血小板薬

　抗血小板薬の範ちゅうには含まれないが，タンパク質リン酸化酵素の阻害を作用メカニズムとする循環改善薬をひとつ紹介しておく．旭化成が研究開発した塩酸ファスジル水和物は，世界初の Rho キナーゼ阻害薬であり，また平滑筋収縮に直接関与するミオシン軽鎖キナーゼ（MLCK）をも阻害する．細胞膜に存在する G タンパク質共役型受容体（GPCR）へアンギオテンシン II のような収縮誘発物質が結合することで細胞内情報伝達系が活性化され，血管平滑筋は収縮する．収縮誘発物質が受容体に結合すると低分子量 GTP 結合タンパク質 Rho と GTP との複合体が生成し，Rho キナーゼを活性化する．Rho キナーゼは，ミオシンホスファターゼをリン酸化して不活性型にするため，リン酸化されたミオシン軽鎖を脱リン酸化できなくなる．一方，収縮誘発物質が受容体に結合すると小胞体からカルシウムイオンが放出，カルモジュリンと結合する．カルシウム-カルモジュリン複合体はミオ

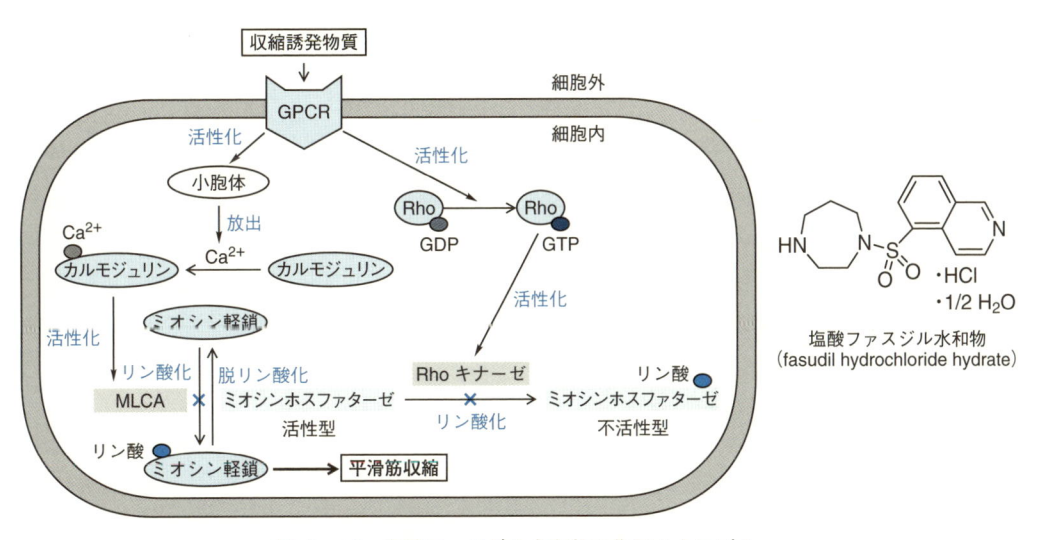

塩酸ファスジル水和物
(fasudil hydrochloride hydrate)

図 3・10　塩酸ファスジル水和物の作用メカニズム

3. 循環改善薬　27

シン軽鎖キナーゼを活性化，ミオシン軽鎖のリン酸化を促進する．これら二つの経路でミオシン軽鎖-リン酸複合体の濃度が上昇し，血管平滑筋の収縮が起こる．塩酸ファスジル水和物は，Rho キナーゼとミオシン軽鎖キナーゼの両方を阻害することでミオシン軽鎖-リン酸複合体の濃度を効果的に下げ，強い血管拡張作用を示す（図3・10）．1995年に販売が開始された塩酸ファスジル水和物の血管拡張作用は，脳血管に対し選択的であり，くも膜下出血術後の脳血管攣縮およびこれに伴う脳虚血症状の改善に使われている．

3・4 リマプロストアルファデクス

Corey ラクトンは，米国ハーバード大学の E. J. Corey らによって開発された PG 合成の重要な出発原料で，シクロペンタジエンから製造されており，いくつかの PG 製造に用いられている．リマプロストアルファデクス[1)]の製造は，この Corey ラクトンのヒドロキシ基をメトキシイソプロピル基で保護した後，ラクトン部分を水素化ジイソブチルアルミニウム（DIBAL，第Ⅱ部 No. 50 参照）で還元しラクトール（**1**）とすることから始まる．化合物（**1**）に対し **Wittig 反応**（第Ⅱ部 No. 9 参照）

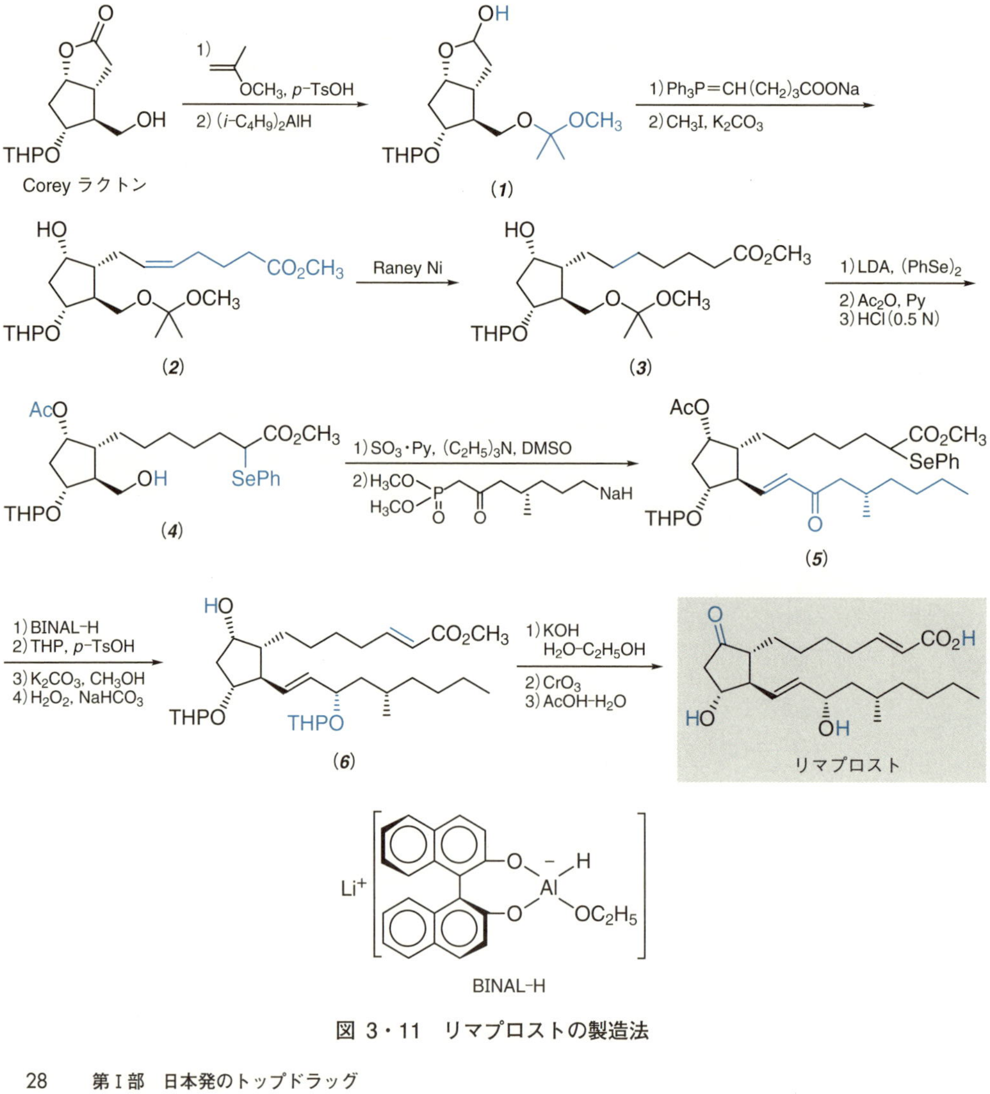

図 3・11 リマプロストの製造法

でα鎖を導入，得られたカルボン酸をヨウ化メチル-炭酸カリウムでメチルエステル (**2**) とする．W-7型のRaneyニッケル（第Ⅱ部No.53参照）でα鎖の二重結合を還元し (**3**) を得る．(**3**) のメチルエステルα位をリチウムジイソプロピルアミド（LDA）で脱プロトン化，ジフェニルジセレニドでフェニルセレノ基を導入する．ついでヒドロキシ基をアセチル化，0.5N塩酸でメトキシイソプロピル基を除去し (**4**) とする．第一級ヒドロキシ基をParikh-Doering酸化でアルデヒドに変換した後，Horner-Wadsworth-Emmons反応（第Ⅱ部No.10参照）でω鎖を導入しエノン (**5**) を得る．次に (S)-(−)-ビナフトール，水素化アルミニウムリチウム，エタノールから調製される不斉還元反応剤BINAL-H（第Ⅱ部No.50参照）でエノン部分を立体選択的に還元し，生じる第二級ヒドロキシ基をTHP基で保護する．ついで脱アセチル化，過酸化水素による酸化的脱セレン化でα,β-不飽和エステル (**6**) とする．水酸化カリウムでメチルエステルを加水分解，二層反応系を用いたクロム酸化でヒドロキシ基を酸化，最後に保護基THPを除去しリマプロストの製造を完了する（図3・11）．PGE系に属するリマプロストは，中性付近でもかなり不安定であり，5員環上のヒドロキシ基が容易に脱離してシクロペンテノン型になってしまう．これを防ぐために，リマプロストはα-シクロデキストリン（α-CD）で包接化され，安定なリマプロストアルファデクスとして用いられている．

3・5　ベラプロストナトリウム

ベラプロストナトリウム[2]の製造は，出発原料シクロペンタジエンに臭素を1,4付加させて cis-3,5-ジブロモシクロペンテンを得ることから始まる．次に2,4,6-トリブロモフェノールのナトリウム塩とのWilliamsonエーテル合成（第Ⅱ部No.34参照）を用いて，ジフェノキシシクロペンテン誘導体 (**7**) へと変換する．化合物 (**7**) のエーテル酸素隣接位におけるシクロヘキシルマグネシウムによる位置選択的金属ハロゲン交換，さらにヨウ化銅(I)による金属交換で得られる中間体 (**8**) の分子内環化反応の結果，ジヒドロシクロペンタ[b]ベンゾフラン体 (**9**) を合成することができる．ついで (**9**) を酢酸溶媒中で触媒量の硫酸共存下でトリオキサンと反応させる．遷移状態 (**10**) を経由する立体および位置選択的なPrins反応の後，酢酸エステル部分を加水分解しジオール (**11**) を得ることができる（図3・12）．

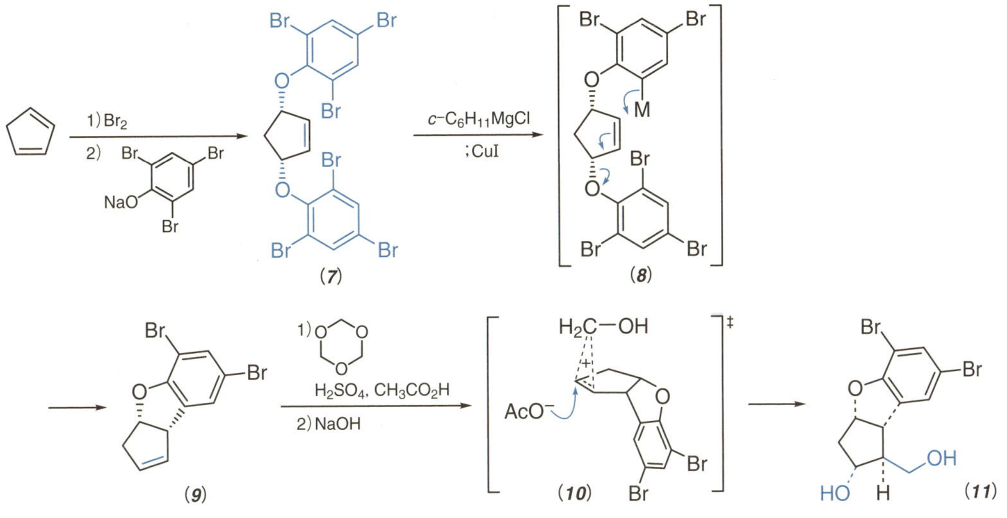

図3・12　ベラプロストナトリウムの製造法1

次に（**11**）に対し，α側鎖の導入を行う．（**11**）のエーテル酸素隣接位における塩化シクロヘキシルマグネシウムによる位置選択的金属ハロゲン交換後，3-ホルミルプロピオン酸メチルに付加させてラクトン（**12**）とエステル（**13**）の混合物を得る．これを混合物のまま精製することなく，パラジウム触媒存在下メタノール中で臭素原子とベンジル位炭素－酸素結合の加水素分解を行い，さらに第一級ヒドロキシ基をトリチル化，第二級ヒドロキシ基をアセチル化，トリチル基を除きアルコール（**14**）を得る．続いてω側鎖を導入するために，**Moffatt 酸化**〔第Ⅱ部 No. 40 参照，ジシクロヘキシルカルボジイミド（DCC）-ジメチルスルホキシド（DMSO）-トリフルオロ酢酸（TFA）系〕を用いて（**14**）をアルデヒドに変換，精製せずにジメチル-2-オキソホスホナート誘導体との **Horner-Wadsworth-Emmons 反応**に付しエノン（**15**）とする．（**15**）を塩化セリウム存在下に水素化ホウ素ナトリウムで還元（第Ⅱ部 No. 50 参照，Ruche 還元），メタノール-ナトリウムメトキシドで脱アセチル化，ω側鎖のヒドロキシ基に基づく立体異性体をクロマトグラフィーで分離精製後，エステル基をアルカリ加水分解し目的物のベラプロストナトリウムを製造することができる．ベラプロストナトリウムは，中間体ジヒドロシクロペンタ[*b*]ベンゾフラン（**9**）がラセミ体であり，またω側鎖16位メチル基が立体異性体の混合物であることから，4種類の立体異性体の混合物として実用化されている（図 3・13）．

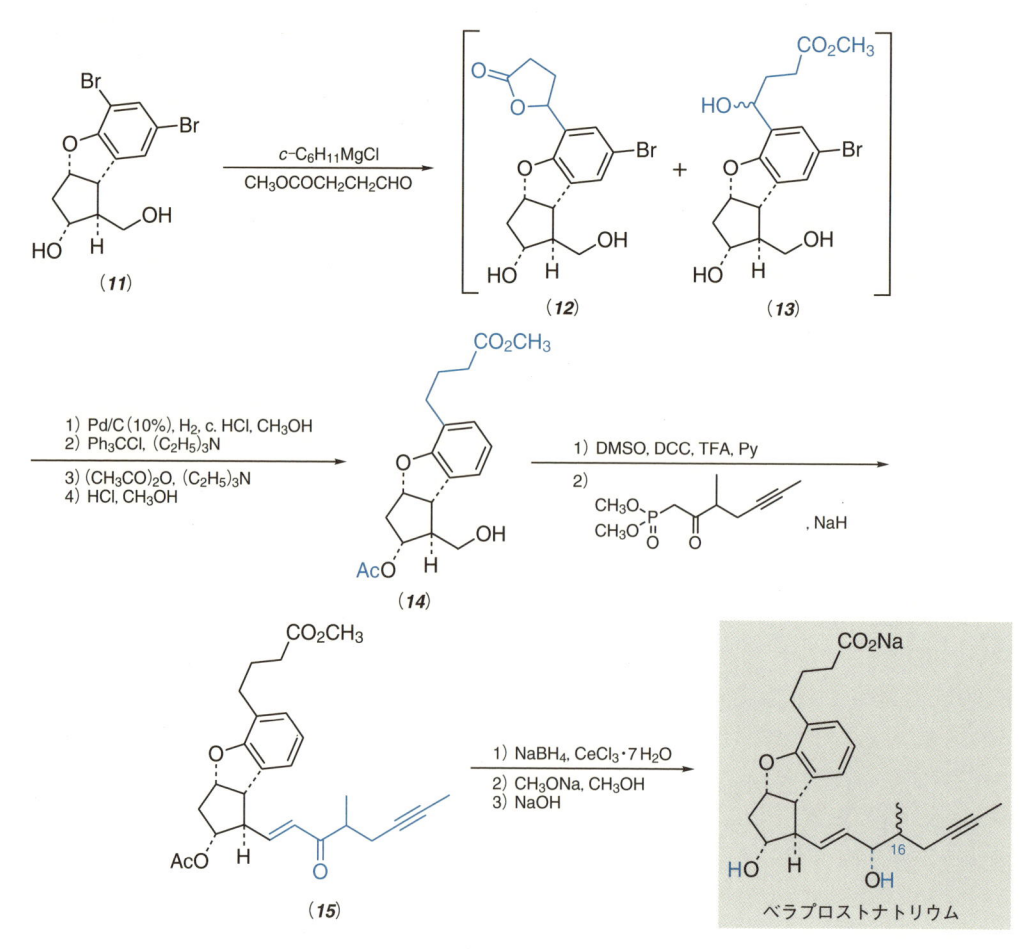

図 3・13　ベラプロストナトリウムの製造法2

3・6 オザグレルナトリウム

オザグレルナトリウム[3]の製造は，p-トルアルデヒドに対するPerkin反応で始まる．得られた4-メチルケイ皮酸に塩酸存在下でo-ギ酸エチルを反応させ，エチルエステル（**16**）とする．ついで触媒量の過酸化ベンゾイルをラジカル開始剤としてN-ブロモコハク酸イミドによるラジカル臭素化を行い，4-(ブロモメチル)ケイ皮酸エチルエステル（**17**）を得る．イミダゾールをN,N-ジメチルホルムアミド（DMF）中水素化ナトリウムで処理してナトリウム塩とした後，臭化ベンジル体（**17**）を反応，N-アルキル化して4-(1-イミダゾリルメチル)ケイ皮酸エチルエステル（**18**）を合成する．こうして得られる（**18**）は純度が低いので，硫酸塩として再結晶して純度を上げた後，アルカリ加水分解しオザグレルナトリウムの製造を完了する（図3・14）．

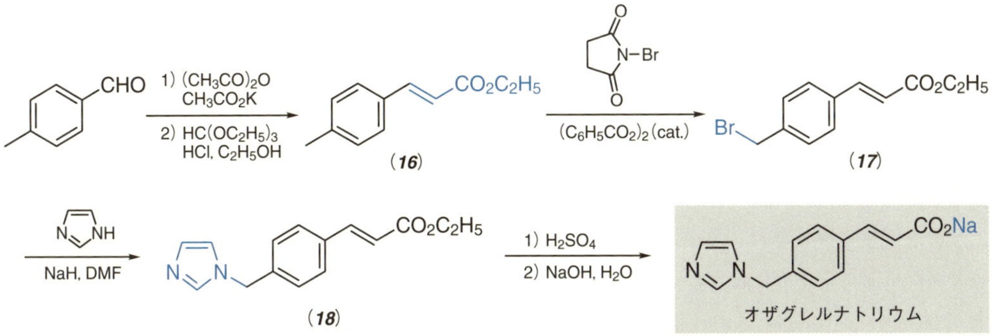

図3・14 オザグレルナトリウムの製造法

3・7 シロスタゾール

シロスタゾール[4]の製造は，二つの鍵中間体を別途に合成し収束型合成経路を採用することで達成された．出発原料であるp-アニシジンをトリエチルアミン存在下，3-クロロプロピオニルクロリド

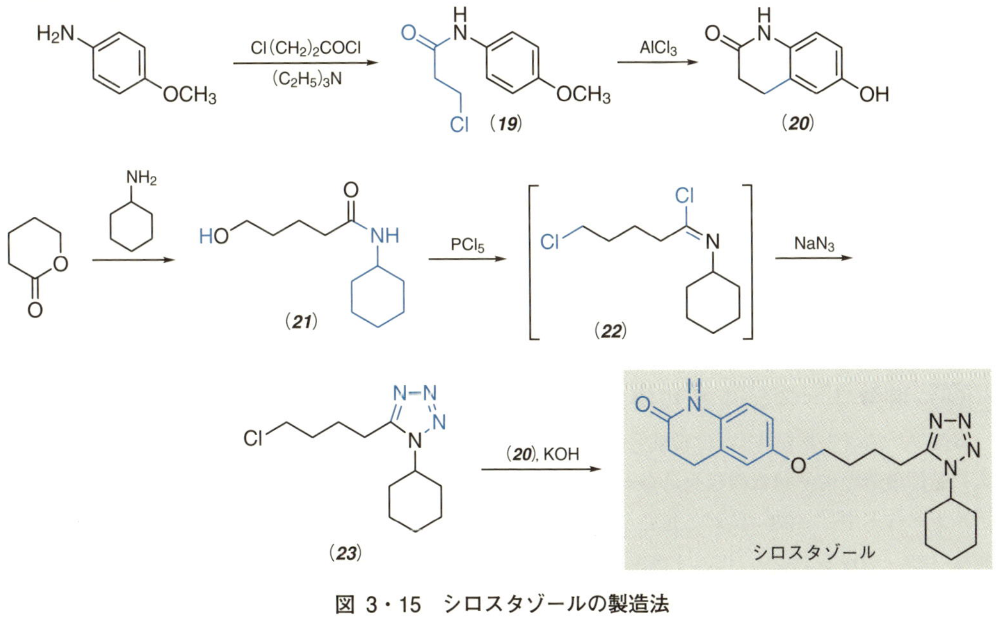

図3・15 シロスタゾールの製造法

でアシル化しアミド (**19**) を合成する．塩化アルミニウムによる分子内 **Friedel-Crafts 反応**（第Ⅱ部 No. 17 参照）を用いて (**19**) を閉環すると同時にメチルエーテルを開裂し，骨格部分の 6-ヒドロキシ-3,4-ジヒドロ-2(1*H*)-キノリノン (**20**) を得る．もう一方の鍵中間体である側鎖部分の合成は，出発原料 δ-バレロラクトンをシクロヘキシルアミンで開環してヒドロキシアミド (**21**) を得ることで始まる．五塩化リンで (**21**) の末端ヒドロキシ基とアミド部分を同時に塩素化してイミノクロリド (**22**) を合成した後，アジ化ナトリウムを反応させて[3+2]付加環化を行い，テトラゾール (**23**, 第Ⅱ部 No. 59 参照) を得る．こうして合成した二つの鍵中間体 (**23**) と (**20**) を水酸化カリウム存在下に縮合させて，シロスタゾールが製造される（図 3・15）．

3・8 硫酸クロピドグレル

硫酸クロピドグレル[5]の合成は，*o*-クロロフェニルグリシンのラセミ体 (**24**) を塩酸存在下メタノール中でエステル化することで始まる．得られたメチルエステル (**25**) を(+)-酒石酸塩とした後，光学分割を行い (*S*)-*o*-クロロフェニルグリシンのメチルエステル体 (**26**) を得る．次にリン酸二カリウム存在下，2-(2-ブロモエチル)チオフェンで (**26**) を *N*-アルキル化して (**27**) を合成する．塩化水素を触媒として (**27**) をホルムアルデヒドと反応させ，生じたイミニウム塩のチオフェン環3位への求電子置換反応によりテトラヒドロチエノ[3,2-*c*]ピリジン環を構築する．最後に硫酸塩して硫酸クロピドグレルを合成する（図 3・16）．

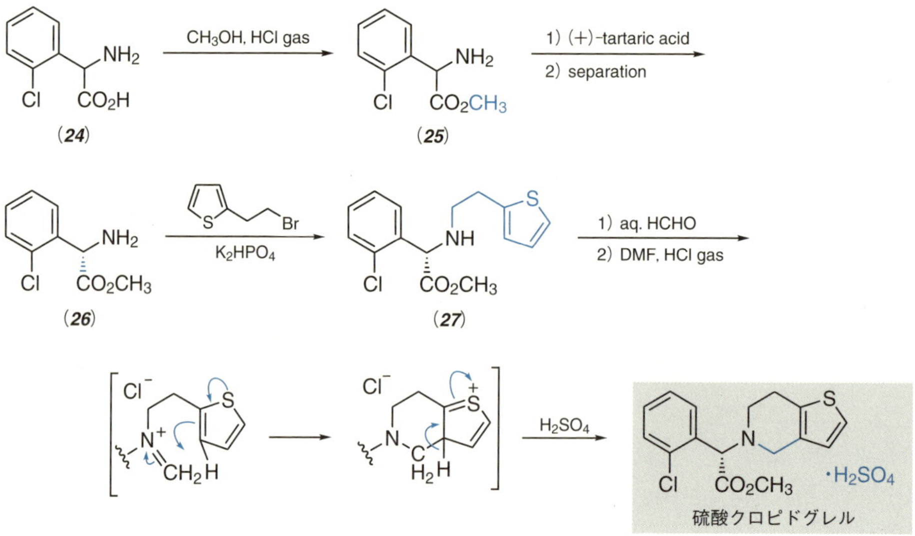

図 3・16 硫酸クロピドグレルの合成法

3・9 塩酸ファスジル水和物

塩酸ファスジル水和物[6]の合成原料は，石炭タールから得られるキノリンである．キノリンの硫酸塩に発煙硫酸を位置選択的に反応させて，5-イソキノリンスルホン酸 (**28**) を製造する．ジメチルホルムアミド中で (**28**) に対し塩化チオニルを反応させ，5-イソキノリンスルホニルクロリドの塩酸塩 (**29**) を得る．(**29**) にヘキサヒドロ-1*H*-1,4-ジアゼピンを直接反応させスルホンアミド (**30**) とし，最後に塩酸で塩化して塩酸ファスジル水和物の製造を完了する（図 3・17）．

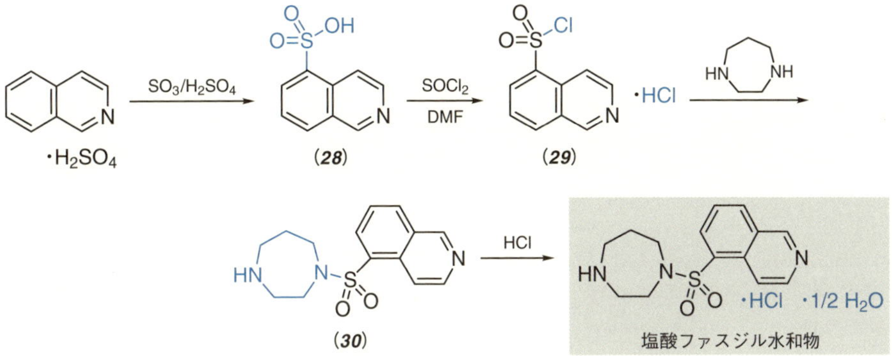

図 3・17 塩酸ファスジル水和物の製造法

引用文献

1) 坪島正巳, 松本公一郎, 新井義信, 若塚弘久, 川崎晃義, 薬学雑誌, **112**, 447(1992).
2) 長瀬 博, 松本和久, 西山久雄, 有機合成化学協会誌, **54**, 1055(1996); 西尾伸太郎, 長瀬 博, 加納寛二, 青木 茂, 神林義憲, 薬学雑誌, **117**, 509(1997); H. Nishiyama, K. Isaka, K. Itoh, K. Ohno, H. Nagase, K. Matsumoto, H. Yoshiwara, *J. Org. Chem.*, **57**, 407(1992).
3) 中澤政之, 飯塚欣二, 氏家新生, 平工誠治, 大木史郎, 薬学雑誌, **114**, 911(1994).
4) 西 孝夫, 木村征夫, 中川量之, 薬学雑誌, **120**, 1247(2000); T. Nishi, K. Nakagawa, U. S. Patent 4,277,479 (1981).
5) J. M. Herbert, D. Frehel, A. Bernat, A. Badorc, P. Savi, D. Delebassee, G. Kieffer, G. Defreyn, J. P. Maffrand, *Drugs Fut.*, **18**, 107(1993).
6) 曽根孝範, 有機合成化学協会誌, **54**, 794(1996); T. Ishida, T. Asano, *Drugs Fut.*, **14**, 1159(1989).

4

脂質異常症治療薬
HMG-CoA 還元酵素阻害薬

4・1 はじめに

　脂質とは，水に溶けにくく有機溶媒に溶けやすい生体成分と総称されるものであり，栄養素としての脂肪から，ホルモン，ビタミンまで広範かつ多様な分子が脂質に分類される．脂質は"水と油"といわれるようにそのままでは血液に溶けないため，生体は脂質を運搬するための輸送システムをつくり上げてきた．すなわち，遊離脂肪酸はアルブミンに結合して，中性脂肪（トリグリセリド），コレステロール[*1]，リン脂質は5種類のアポタンパク質とさまざまな割合で結合し，リポタンパク質（図4・1，表4・1）として配送，代謝，回収されている．

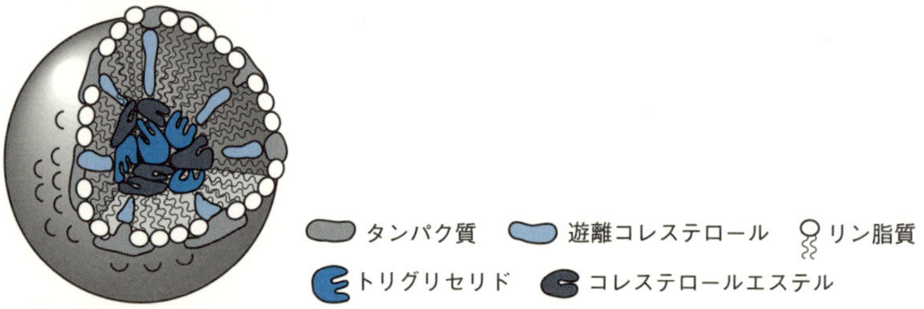

図 4・1　リポタンパク質の基本構造

　近年，エネルギー過剰摂取をもたらす食生活の変化に起因して，脂質異常症[*2]と診断される患者数が増加の一途をたどっている．脂質異常症は，高 LDL コレステロール血症，低 HDL コレステロール血症，および高トリグリセリド血症に分類される．脂質異常症は自覚症状を伴うものではないが，危険因子を勘案して薬物治療が開始される．特に，肝臓から末梢組織にコレステロールを運ぶ役割を担う LDL コレステロール（悪玉コレステロール）値が高い高 LDL コレステロール血症，あるいは，末梢で余ったコレステロールを肝臓へ送りかえす役割を果たしている HDL コレステロール（善玉コレステロール）が減少する低 HDL コレステロール血症を放置すると，血管壁へのコレステロールの

---

　*1　コレステロールは，動物の細胞膜にとって必須な成分であり，膜構造を強じんなものにしている．しかし，過剰なコレステロールは膜の弾力性を低下させてしまう．
　*2　従来は，総コレステロール，LDL コレステロール，中性脂肪のいずれかが基準より高いか，HDL コレステロール値が基準より低い場合を高脂血症とよび治療の対象としてきた．総コレステロール値が高いと冠動脈疾患の発生リスクが高まると考え，総コレステロール値 220 mg dL^{-1} 以上を異常としてきた．しかし，発生リスクが高いのはいわゆる悪玉といわれる LDL コレステロール値の高い人で，逆に善玉といわれる HDL コレステロール値は低いと動脈硬化の危険が高まる．また，LDL コレステロールと HDL コレステロールを含む総コレステロール値だけでは，HDL コレステロール値が高い人を含む場合があり，リスクを正確に知ることができない．さらに，HDL コレステロール値が低い場合も高脂血症とよぶのは適当でないので，2007年に日本動脈硬化学会により病名が脂質異常症に変更された．

表 4・1 リポタンパク質の種類と性質

リポタンパク質の種類	密度 粒径	主要構成アポタンパク質	構成脂質	特徴
カイロミクロン	0.95 g mL^{-1} 以下 800 Å 以上	アポ C, アポ B48, アポ A-I, アポ A-II	トリグリセリド 90%	小腸吸収トリグリセリドを多量に含む
超低密度リポタンパク質 (very low density lipoprotein: VLDL)	0.95〜1.006 mg mL^{-1} 300〜800 Å	アポ B100, アポ C, アポ E	トリグリセリド 60% コレステロール 15%	内因性コレステロールとトリグリセリドの運搬に関与
中間密度リポタンパク質 (intermediate density lipoprotein: IDL)	1.006〜1.019 mg mL^{-1} 250〜500 Å	アポ B100, アポ C, アポ E		肝臓で分解されて LDL になる
低密度リポタンパク質 (low density lipoprotein: LDL)	1.019〜1.063 mg mL^{-1} 180〜280 Å	アポ B100	コレステロール 45% トリグリセリド約 10% リン脂質約 30%	内因性コレステロールの末梢組織への運搬に関与
高密度リポタンパク質 (high density lipoprotein: HDL)	1.063〜1.21 mg mL^{-1} 75〜200 Å	アポ A-I, アポ A-II	タンパク質 50% 脂肪 25%	末梢組織から遊離コレステロールを引抜く

沈着が進行し，血管の弾力性を低下させ動脈硬化を来して心筋梗塞や脳梗塞の危険性が著しく高まる．そのため，食事や運動などの生活習慣の改善を行った上で管理目標〔LDL コレステロール ≧ 140 mg dL^{-1}，HDL コレステロール < 40 mg dL^{-1}（日本動脈硬化学会 2002 年）〕に達しない場合は，薬物治療の対象とされる．中性脂肪（トリグリセリド）は，それ自体は動脈硬化の原因にはならないが，中性脂肪が多いと，HDL コレステロールが減って LDL コレステロールが増えやすくなることから，間接的な動脈硬化の原因となる．

脂質異常症の治療は生活習慣の改善を第一義とされるが，一般に，高 LDL コレステロール血症には HMG-CoA 還元酵素阻害薬（スタチン剤）が用いられ，高トリグリセリド血症にはフィブラート剤*が選択される．

4・2　HMG-CoA 還元酵素とコレステロール生合成

生体のコレステロールは，生合成と食事からの吸収によってまかなわれ，おもに胆汁酸として糞便中に排泄されて，一定のバランスが保たれている．ヒトの場合，生合成されるコレステロールの方が食事から吸収される量より数倍多いと見積もられていることから，生合成阻害により血中コレステロール値を低下させることが期待できる．コレステロールは，生体内でアセチル CoA から二十数段階にも及ぶ複雑な経路により生合成される（図 4・2）．

この長い生合成経路のなかでの律速段階は，3-ヒドロキシ-3-メチルグルタリル CoA（3-hydroxy-3-methylglutaryl-CoA: HMG-CoA）からメバロン酸が生成する反応であり，HMG-CoA 還元酵素がこの反応を触媒する．三共（現 第一三共）の研究陣は，微生物由来の酵素阻害剤についての予見的な研究に着想を得て，コレステロール生合成のキーポイントである HMG-CoA 還元酵素阻害剤を求めて探索研究を進めた．6000 を超える微生物菌株のなかから，強力なコレステロール合成阻害活性を有する天然物メバスタチン（ML-236B）が見いだされた[1]．

---

*　フィブラート剤は，核内受容体 PPARα に作用して脂質合成にかかわるタンパク質の合成を抑制する．また，リポタンパク質リパーゼ（LPL）の発現を増加させて，血管内皮における VLDL やカイロミクロンの異化（代謝の一部）を促進させる．

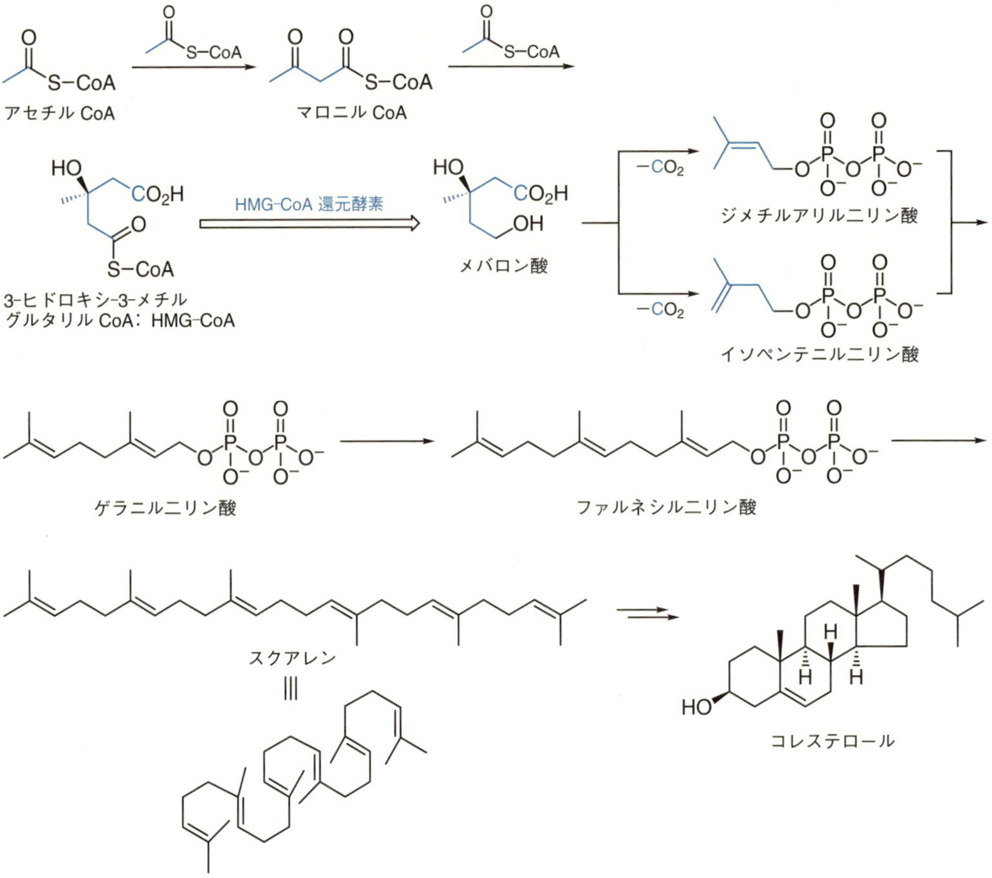

図 4・2　コレステロールの生合成経路

　そして ML-236B を中心として，阻害活性および臓器選択性に優れた薬理活性を発揮する類縁化合物が探索された結果，画期的な高コレステロール血症治療薬プラバスタチンナトリウムが見いだされた．プラバスタチンナトリウムを始め，1980 年代に相ついで発売された HMG-CoA 還元酵素阻害薬は，酵素基質 HMG-CoA および酵素反応の生成物であるメバロン酸と構造上類似した 3,5-ジヒドロキシヘプタン酸構造をもつことから競合的阻害を発現する．特に 3 位ヒドロキシ基の立体配置は酵素阻害に決定的な影響を及ぼす[2]．

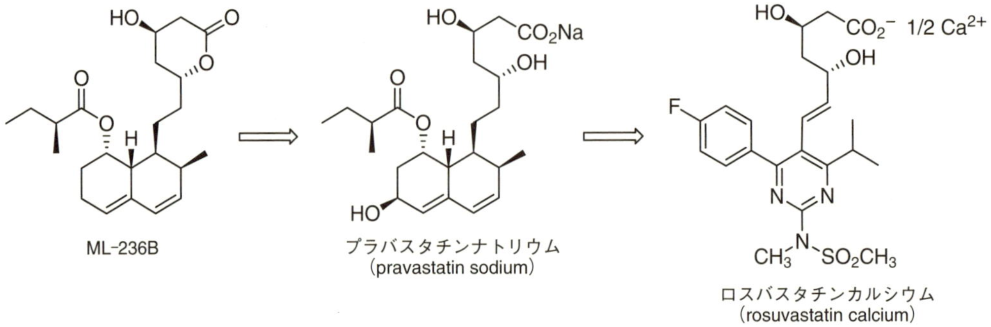

ML-236B　　プラバスタチンナトリウム（pravastatin sodium）　　ロスバスタチンカルシウム（rosuvastatin calcium）

　HMG-CoA 還元酵素阻害薬は，コレステロール生合成量を低下させ，血中の LDL コレステロール

のクリアランスに関与する肝LDL受容体の発現を惹起する．これよりLDLコレステロールが肝臓により多く取込まれ，結果的に血中コレステロールを低下させている．

4・3 ロスバスタチンカルシウム

プラバスタチンナトリウム発売以降，HMG-CoA還元酵素阻害に基づく高コレステロール血症の治療が積極的に行われるようになった．しかし，冠動脈疾患のリスクが高い患者群に対して，LDLコレステロールの管理目標到達率にはさらなる改善の余地があり，HDLコレステロールおよびトリグリセリドを含めた脂質全般に対して優れた作用を示すHMG-CoA還元酵素阻害薬が望まれていた．

このような背景のもと，より強いLDLコレステロール低下作用と高い肝選択性を目指した合成展開が世界的に進められた．構造的に複雑なデカリン部分をアキラルな複素芳香環に変換した誘導体を中心に探索合成が行われ，有用な構造活性相関情報が蓄積されていった．塩野義製薬の研究陣は，スタチン剤の脂溶性と組織選択性（肝選択性）に着目し，最適脂溶性パラメーターの予測に基づいて，スルホンアミド基を導入した誘導体に可能性を求めて検討を進め，優れた肝選択性を示すロスバスタチンカルシウムを創出するに至った．ロスバスタチンは，ラット肝細胞系においてプラバスタチンの40倍以上にも達する強力なコレステロール合成阻害活性を示すとともに，既存の化合物に比べて，より強いLDLコレステロール低下作用と高い肝選択性を示す．ロスバスタチンが示す肝選択的なコレステロール合成阻害作用は，肝特異的に発現する有機アニオントランスポーターによる輸送を受けること，比較的肝細胞との親和性が高く膜透過性が低いために他の組織へ移行しにくいことに起因すると考えられている．ロスバスタチンは，その強力なHMG-CoA還元酵素阻害作用により，VLDLの分泌抑制およびVLDL/IDLの肝臓への取込みを促進し，二次的に血中トリグリセリドを低下する作用も発揮する．

ロスバスタチンは，HMG-CoA還元酵素阻害のファーマコフォア（pharmacophore, 生物活性の要因となる構造部分）に相当する光学活性Wittig反応剤と薬理学的特性付与に関与する芳香族アルデヒド部分とのWittig反応（第Ⅱ部No.9参照）を鍵工程として化学合成されている．

ロスバスタチンを特徴づける2-アミノピリミジン部分は，Pinnerピリミジン合成（C-C-CとN-C-N成分の環化縮合，第Ⅱ部No.62参照）を応用して構築される．p-フルオロベンズアルデヒド（**1**）とβ-ケトエステル（**2**）のKnoevenagel反応（第Ⅱ部No.32参照）によってα,β-不飽和ケトン（**3**）を調製し，このものをS-メチルチオ尿素との環化縮合によって2-メチルチオジヒドロピリミジン（**4**）とする．DDQで酸化芳香化して2-メチルチオピリミジン（**5**）に導く．スルフィド部分をmCPBAで酸化してスルホン（**6**）へと活性化した後，付加脱離型の置換反応によってメチルアミンを導入し，さらにスルホニル化して（**8**）を得た．（**8**）のエステル部分をDIBAL還元（第Ⅱ部No.50参照）してアルコール（**9**）とした後，TEMPO酸化（第Ⅱ部No.41参照）してアルデヒド（**10**）に導いた（図14・3）[3]．

一方，スタチン類のファーマコフォア部を担うキラル合成素子（光学活性Wittig反応剤）は，σ対称性（プロキラル）環状酸無水物（**11**）のマンデル酸エステルアルコキシド（**12**）による高ジアステレオ選択的開環反応を鍵工程として調製された．すなわち，極低温下（-78℃）で発生させたキラルリチウムアルコキシド（**12**）に酸無水物（**11**）を作用させて，9:1のジアステレオ混合比でキラルハーフエステル（**13**）を得た．接触還元（第Ⅱ部No.48参照）によってベンジルエステル部分を脱保護し，カルボン酸（**14**）として再結晶を行うことによりジアステレオマー比を>99%まで向上させた．メチルアルコールとのエステル交換によりメチルエステル（**15**）とする．この際，不

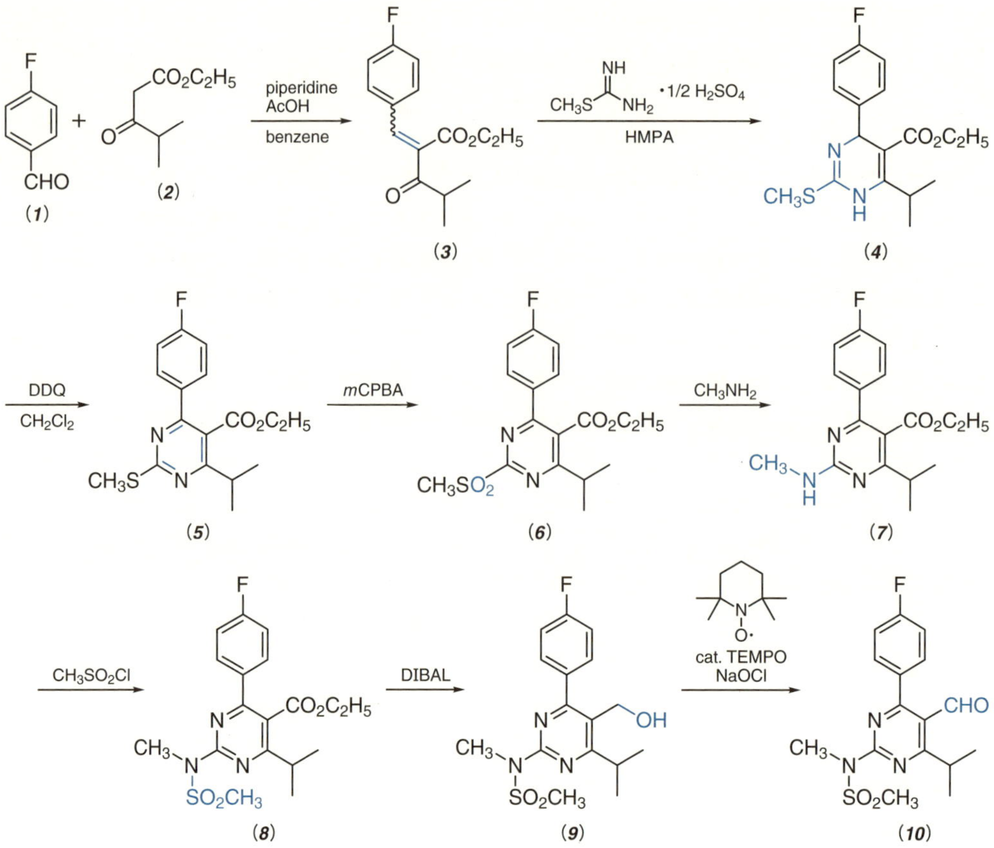

図 4・3 ロスバスタチンカルシウムの合成法 1

斉補助基として用いたマンデル酸が回収される．(**15**) を混合酸無水物 (**16**) として活性化し，リンイリド (**17**) と縮合することにより，光学活性 Wittig 反応剤 (**18**，第 II 部 No. 9 参照) を得る (図 4・4)[4a]．

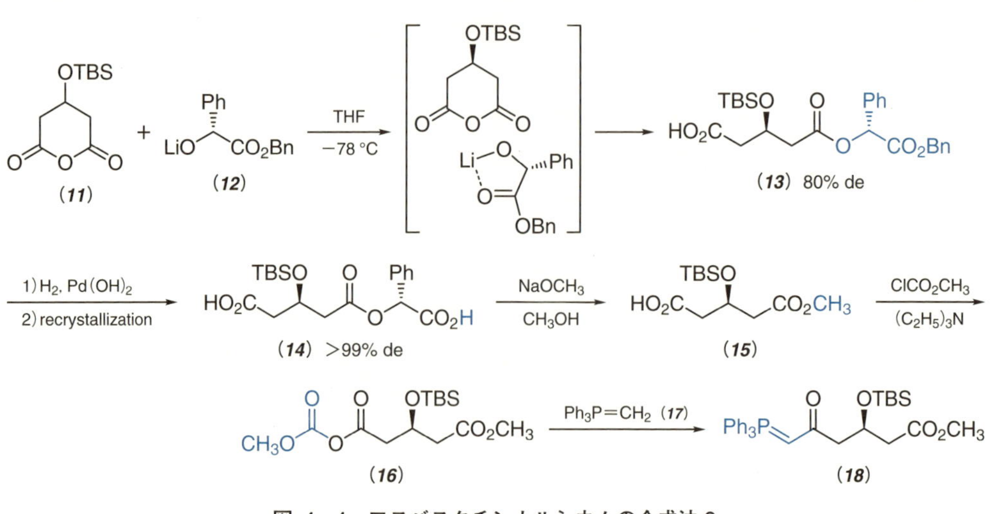

図 4・4 ロスバスタチンカルシウムの合成法 2

芳香族アルデヒド（**10**）と光学活性 Wittig 反応剤（**18**）をアセトニトリル中加熱還流し，ヘプテノエート側鎖を形成，（**19**）を得る．TBS 基の除去の後，生じたアルドール体を $(C_2H_5)_2BOCH_3$ 存在下，$NaBH_4$（第Ⅱ部 No. 50 参照）で処理してシン選択的還元を行い 1,3-ジオール（**20**）とした[4b]．エステル部をけん化の後，カルシウム塩としてロスバスタチンカルシウムの合成を完了する（図 4・5）．

図 4・5　ロスバスタチンカルシウムの合成法 3

4・4　おわりに

1980 年代に登場した HMG–CoA 還元酵素阻害薬は，高 LDL コレステロール血症の治療の中核を担ってきた．2007 年，小腸からのコレステロールの吸収阻害を作用点とする小腸コレステロールトランスポーター阻害薬，エゼチミブ〔Schering–Plough 社（シェリング ブラウ）（2009 年 Merck 社（メルク）に買収された）〕が製造承認された．エゼチミブは，胆汁性および食事性コレステロールの吸収を有意に低下させ，またスタチン剤単独では効果を示さなかった症例において，相乗効果として有意な LDL コレステロール低下作用が認められている．小腸コレステロールトランスポーター阻害は，脂質異常改善のための薬物治療の新基軸として，今後研究が進められるだろう．

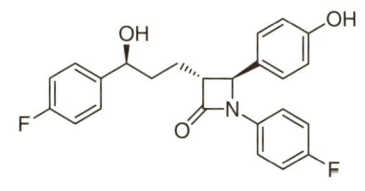

エゼチミブ (ezetimibe)

引用文献

1) A. Endo, M. Kuroda, Y. Tsujita, *J. Antibioti*., **29**, 1346 (1976).
2) J. L. Goldstein, M. S. Brown, *Nature*, **343**, 425 (1990).
3) M. Watanabe, H. Koike, T. Ishiba, T. Okada, S. Seo, K. Hirai, *Bioorg. Med. Chem*., **5**, 437 (1997).
4) a) T. Konoike, Y. Araki, *J. Org. Chem.* **59**, 7849 (1997); b) M. Müller, *Angew. Chem. Int. Ed*., **44**, 362 (2005).

5

糖尿病治療薬

PPARγ 作動薬と α-グルコシダーゼ阻害薬

5・1 はじめに

　尿に糖が出る病気があることは古くから知られていたが，薬物治療の必要性が認識され始めたのは，飽食の時代を迎えた20世紀後半になってからのことである．今日，糖尿病は，インスリン効果の不足が要因となって，糖，脂質，タンパク質を始めとしたほとんどすべての代謝系に異常を来す疾病として理解されている．

　高血糖に起因して，口渇，多飲，多尿，体重減少等の症状が現れる．高血糖状態が長期間にわたって続くと，網膜症，腎症，神経障害といった糖尿病特有の合併症が併発する．網膜症が進行すると視力低下，失明，腎症が進行すると腎機能障害，腎不全に至ることもある．神経障害としては手足のしびれや下痢，便秘などが起こる．糖尿病は，その慢性化に伴い動脈硬化症も進行させ，心筋梗塞や脳梗塞，脳卒中など生命予後にかかわる疾病を招く非常に恐い病気である．

　糖尿病は，大きく1型糖尿病と2型糖尿病に分類される．1型糖尿病は，膵臓のランゲルハンス島 β 細胞が主として自己免疫機構の破綻によって破壊され，インスリンが絶対的に欠乏したために起こるものであり，治療にはインスリン（またはインスリンアナログ）を補給する必要がある（インスリン療法）．一方，2型糖尿病は，インスリン分泌低下と感受性低下（インスリン抵抗性が高い）が原因であり，遺伝的要因と生活習慣の悪化が絡み合って発症する．インスリン抵抗性が高い状態では，分泌されるインスリン量は少なくないのに何らかの原因により標的臓器（筋肉，肝臓）で十分に作用しないため，糖を十分利用することができずに高血糖となる．日本では糖尿病全体のおよそ90％がこの2型糖尿病である．

　糖尿病治療薬には，インスリン製剤（ヒトインスリン，インスリンアナログ），インスリン分泌促進薬〔スルホニル尿素薬（SU薬），グリニド系薬〕，グルコース吸収阻害薬〔α-グルコシダーゼ阻害薬（αGI薬）〕，インスリン抵抗性改善薬（ビグアナイド系薬，チアゾリジン系薬）などが存在する．インスリン分泌促進薬のうちスルホニル尿素薬は，膵臓のランゲルハンス島 β 細胞の SU 受容体に結合することでインスリン分泌を促進するが，インスリン過剰分泌による低血糖（副作用）や食後高血糖のコントロールがむずかしいなどの問題がある．これに対し，1998年に初めて登場したグリニド系薬は，食事の直前に内服すると 5～15 分で薬効を示し短時間で消失するので，空腹時の低血糖をひき起こしにくい優れた食後血糖低下薬である．レパグリニド（1998年販売開始，Boehringer Ingelheim 社）に続き，わが国において創製されたナテグリニド（1999年販売開始，味の素）とミチグリニドカルシウム水和物（2004年販売開始，キッセイ薬品）が登場した（図5・1）．α-グルコシダーゼ阻害薬は，麦芽糖やショ糖の α-1,4-グルコシド結合を加水分解する α-グルコシダーゼ（小腸上皮細胞に存在する消化酵素）の働きを抑えることで，グルコースの消化吸収を緩やかにし，食後の

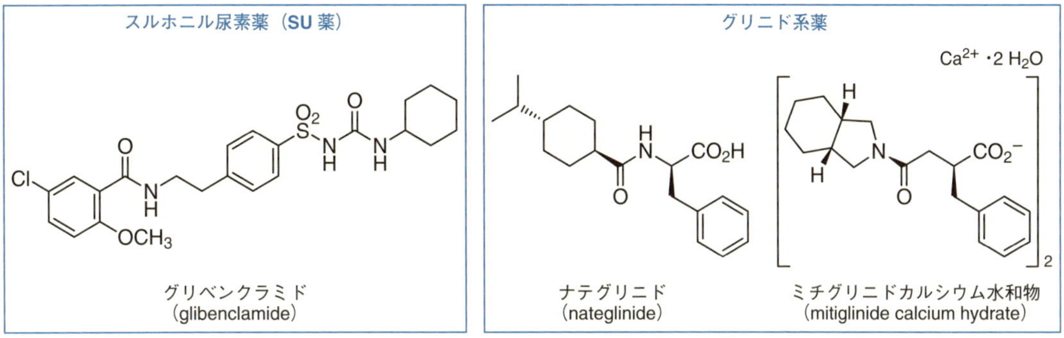

図 5・1　インスリン分泌促進薬

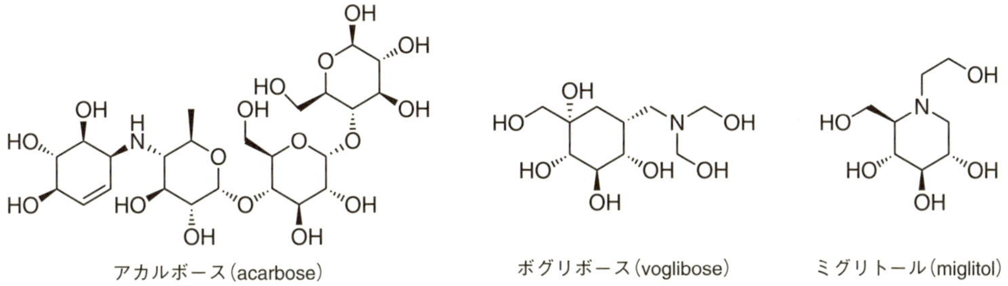

図 5・2　α-グルコシダーゼ阻害薬

高血糖状態を改善することができる（図5・2）．ビグアナイド系インスリン抵抗性改善薬は，メトホルミン塩酸塩によって代表される．作用メカニズムはよくわかっていないが，肝臓における糖新生の抑制作用や筋肉における糖取込み促進作用がある．チアゾリジン系薬は，脂肪細胞における糖取込みを促進し，血糖値を効果的に低下させることができる．現在ピオグリタゾン塩酸塩（武田薬品工業）とマレイン酸ロシグリタゾン（GlaxoSmithKline（グラクソスミスクライン）社）が使われている（図5・3）．

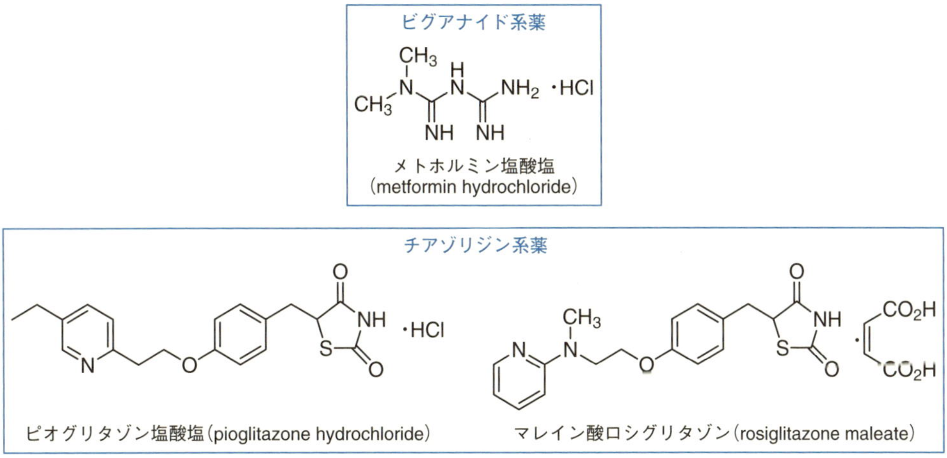

図 5・3　インスリン抵抗性改善薬

また最近，インクレチン関連薬（GLP-1 アナログ，DPP-Ⅳ 阻害薬）という新しいタイプの治療薬が登場し，注目を集めている．インクレチンは消化管ホルモンの総称であり，グルカゴン様ペプチ

ド-1（glucagon-like peptide-1: GLP-1）はそのひとつである．GLP-1 は膵臓のランゲルハンス島 β 細胞からのインスリン分泌促進作用とランゲルハンス島 α 細胞からのグルカゴン（肝臓でグリコーゲン分解を促進し，血糖を上げる）分泌抑制作用をあわせもち血糖を下げるが，効果は血糖値依存的であり（血糖値が低いときは，血糖低下作用が弱い），低血糖の副作用が起こりにくい．2 種類の GLP-1 アナログペプチド（GLP-1 受容体作動薬），エクセナチド（2005 年販売開始，Amylin Pharmaceuticals 社-Eli Lilly 社）とリラグルチド（2009 年販売開始，Novo Nordisk Pharma 社）が注射剤として用いられている．GLP-1 は，ジペプチジルペプチダーゼ-Ⅳ（dipeptidyl peptidase-Ⅳ: DPP-Ⅳ）によって容易に加水分解されて活性を失う．そこで DPP-Ⅳ 阻害薬を投与することによって，GLP-1 の加水分解を妨げ血中濃度を維持し，その薬理効果が高められるのではないかと考えられた．経口投与で用いられる DPP-Ⅳ 阻害薬は，GLP-1 アナログ同様に低血糖を起こしにくい優れた糖尿病治療薬であり，2006 年にシタグリプチンリン酸塩水和物〔Merck 社，世界の医薬品売上げ統計（2010 年）の第 30 位〕が初めて登場して以来，武田薬品工業のアログリプチン安息香酸塩（2010 年販売開始）を含め計 4 種類が販売されている（図 5・4）．

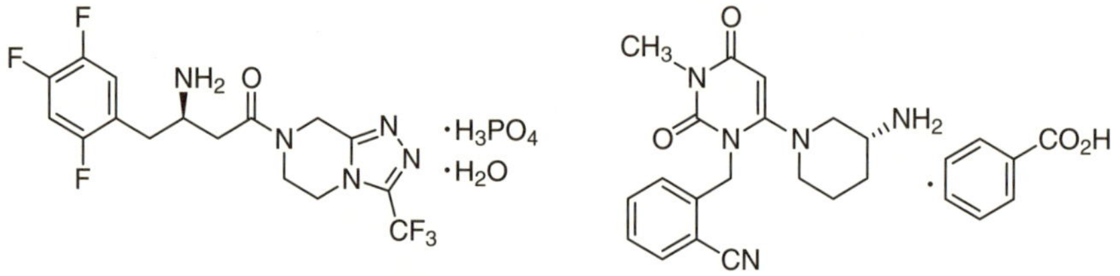

シタグリプチンリン酸塩水和物
(sitagliptin phosphate monohydrate)

アログリプチン安息香酸塩
(alogliptin benzoate)

図 5・4　DPP-Ⅳ 阻害薬

次節以降では，より有効性の高い薬剤を求めた研究が世界に先駆けてわが国において結実したチアゾリジン系インスリン抵抗性改善薬を紹介し，さらに武田薬品工業が開発した α-グルコシダーゼ阻害薬ボグリボースについて詳述する．

5・2　ピオグリタゾン塩酸塩

インスリンの標的組織における作用不足，すなわちインスリン抵抗性の抜本的改善という新概念に基づく糖尿病薬の開発研究は，武田薬品工業の研究陣によって推進された．

世界の医薬品売上げ統計（2010 年）の第 16 位に入るブロックバスターであるピオグリタゾン塩酸塩の創製は，肥満およびその関連疾患に関する研究に端を発したものであった．クロフィブラートをリード化合物とした脂質低下薬の合成研究において，コレステロールおよび中性脂肪（トリグリセリド）低下作用を示す AL-294 が見いだされた．AL-294 はトリグリセリド低下作用のみならず，従来の血糖低下薬が全く無効な糖尿病モデル（インスリン抵抗性）マウスの血糖値を著しく低下させる作用も示すことが明らかとなった．この画期的インスリン感受性増強物質の発見により，さらなる活性増強と物性改善を目指した誘導体合成が進められた．エステル誘導体 AL-294 の活性本体はカルボン酸である．そこでカルボン酸との生物学的等価性を期待して酸性複素環誘導体について合成検討が進められた結果，血糖低下作用が増強した 2,4-チアゾリジンジオン誘導体 AL-321 が見いだされた．さらに安全性を求めた構造最適化が進められ，ついにピオグリタゾンに到達するに至った．ピオグリタゾンは塩酸塩として開発され，1999 年に 2 型糖尿病治療薬として販売が開始された（図 5・5）．

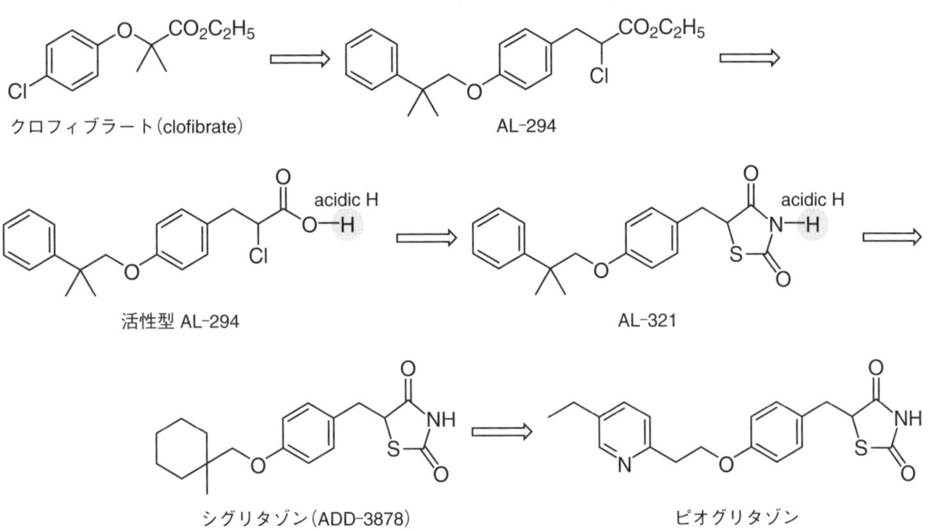

図 5・5 ピオグリタゾンの創製

ピオグリタゾンの 2,4-チアゾリジンジオン環の 5 位に不斉炭素が存在するが，体内では速やかにエピマー化が進行し，また両異性体ともに活性がほぼ同等であることから，本剤はラセミ体として開発された（図 5・6）．

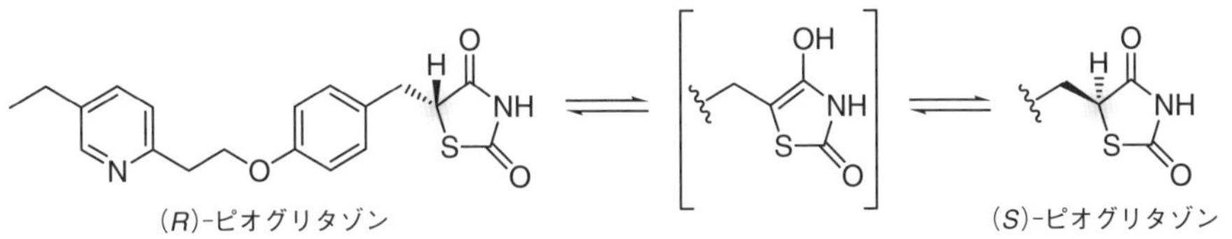

図 5・6 生体内におけるピオグリタゾンのエピマー化

ピオグリタゾン塩酸塩の工業的合成経路を図 5・7 に示す．出発原料 5-エチル-2-ピリジルエタノール (**1**) に対し，相関移動触媒の存在下でトシル化し，そのまま 1 ポットでトシル化体 (**2**) と 4-ヒドロキシベンズアルデヒド (**3**) をカップリングさせ，アルデヒド (**4**) を得る．アルデヒド (**4**) と 2,4-チアゾリジンジオン (**5**) をピペリジン存在下に **Knoevenagel 反応**（第 II 部 No.32 参照）に付し，5-ベンジリデン-2,4-チアゾリジンジオン誘導体 (**6**) とする．ついでパラジウム黒を触媒として水素化（第 II 部 No.48 参照）した後，塩酸で処理しピオグリタゾン塩酸塩を得る[1a]．

ピオグリタゾン塩酸塩の発売以来，インスリン標的細胞におけるインスリンシグナル伝達機構の研究が世界的に進展した．ピオグリタゾンによるインスリン抵抗性改善作用の主たる機序は，脂肪細胞に特異的に発現しているペルオキシソーム増殖剤応答性受容体 (peroxisome proliferator-activated receptor) PPARγ の活性化と理解されている．PPARγ が活性化されることにより，脂肪細胞の分化促進（肝臓や筋肉における中性脂肪の蓄積を促進），糖輸送体 (glucose transporter) やリポタンパク質リパーゼの発現を増大する一方，インスリン抵抗性惹起因子である腫瘍壊死因子 α (TNF-α) の発現を抑制する．その結果，筋肉組織，脂肪組織，および肝臓におけるインスリン抵抗性が改善される．

今日，ピオグリタゾンを含む 2,4-チアゾリジオン誘導体が，核内受容体であるペルオキシソーム増殖剤応答性受容体 PPARγ のリガンドとなることが見いだされ，新規スクリーニング系の設定が可能

5. 糖尿病治療薬　43

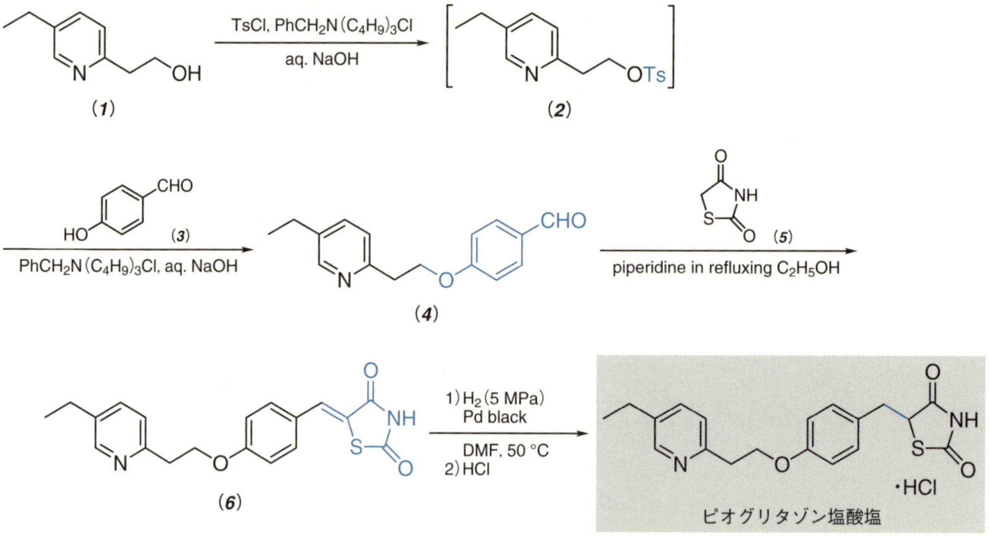

図 5・7　ピオグリタゾンの合成法

となったことから，インスリン抵抗性改善薬を目指した開発研究が激化している（図5・8）．PPARγ受容体作動薬という新基軸発見に至る研究経緯は，わが国の創薬史に銘記されるべきものである[1b]．

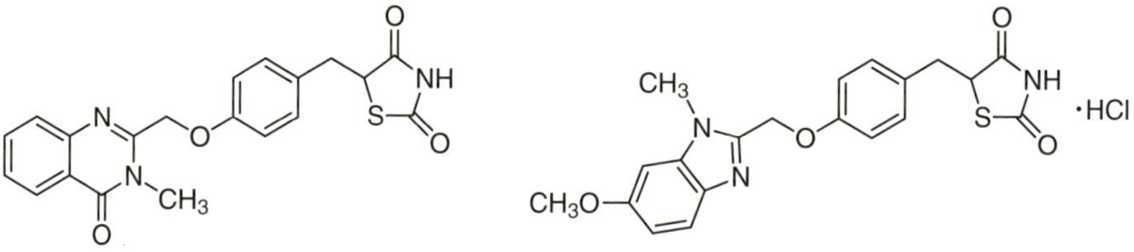

バラグリタゾン（balaglitazone）　　　　リボグリタゾン塩酸塩（rivoglitazone hydrochloride）

図 5・8　開発中のチアゾリジン系薬

5・3　ボグリボース

　高血糖には食後高血糖と空腹時高血糖という状態がある．食後高血糖は軽度の糖尿病にみられるが，この状態が持続すると膵インスリンの分泌能が阻害され，インスリン感受性も徐々に低下していく．さらに食後高血糖が助長されると，次第に空腹時血糖も上昇するようになり，糖尿病は重症化していく．したがって，食後高血糖の是正は，糖尿病の進展阻止と改善において重要な意義をもつ．糖尿病患者は，本来グルコースの吸収と同調するべきインスリンの分泌能や感受性が低下しているため，食後高血糖を生じやすい．

　食事により摂取された炭水化物は，唾液および膵液のα-アミラーゼによってオリゴ糖に分解される．オリゴ糖はさらに小腸粘膜のα-グルコシダーゼによってD-グルコースに分解される．このようにして生成したグルコースのほとんどが小腸の上部で吸収され血液中に移行する．このα-グルコシダーゼを阻害すれば，炭水化物の消化吸収が遅くなり，食後高血糖を抑制できる．武田薬品工業では，このことに着目してグルコースの急速な吸収を抑制する目的で，炭水化物消化酵素α-グルコシダーゼを阻害する薬の開発研究が開始された．

　ところで武田薬品工業では，1970年代初頭，放線菌の培養液から，イネの紋枯病に有効な農業用

抗生物質バリダマイシン A を始めとした疑似オリゴ糖系 α-グルコシダーゼ阻害剤が見いだされていた．それら疑似オリゴ糖類の分子中には，いずれも疑似アミノ糖バリエナミンを含んでいたことから，その関連誘導体の探索研究が進められた結果，バリエナミンよりも 100 倍以上強い α-グルコシダーゼ阻害活性を示すバリオールアミンが見いだされた．さらなる誘導体合成の結果，バリオールアミンのアミノ基にグリセリン単位が縮合した化合物ボグリボースの創出に至った（図 5・9）[2]．

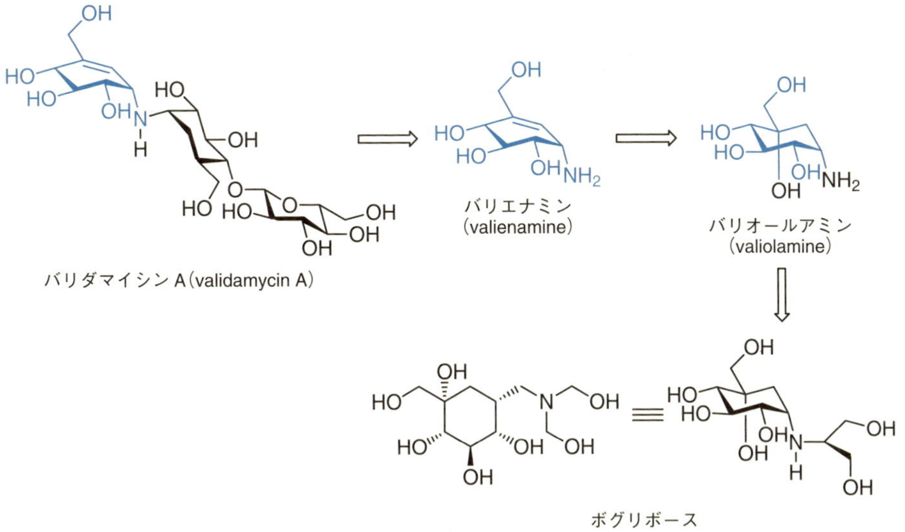

図 5・9　ボグリボースの創製

　詳細な生物活性評価の結果，ボグリボースは二糖類加水分解酵素にのみ作用する，炭水化物の分解の最終過程を抑制するという特性を備えたものであることが判明した．マルトースは，α-グルコシダーゼの一つのカルボキシル基と一つのカルボキシラートアニオンを介して，複合体（**A**）を形成する．カルボキシラートアニオンの寄与で酸素原子の非共有電子対が活性化された結果，オキソニウムイオンをもつ遷移状態（**B**）をとおり，α-1,4-グルコシド結合が加水分解され 2 分子のグルコースを生成する．一方，ボグリボースは，カルボキシル基との比較的安定なイオン結合（アンモニウムカルボキシラート）を介し，α-グルコシダーゼと複合体（**C**）を形成するが，切断されるべき α-1,4-グルコシド結合をもたない．複合体（**C**）の形成がマルトースの加水分解を拮抗的に阻害することになる（図 5・10）．

　ボグリボースの合成は，発酵と微生物分解によって大量入手可能なバリエナミンを出発原料として，図 5・11 に示す経路で効率的に行われている．まず，バリエナミンの第一級アミン部を Cbz 基で保護し（**7**）とした後，臭素を作用させてカルバモイル基が関与するハロ環化によってジアステレオ選択的に第三級アルコール部を構築し，（**8**）を得る．ブロモ基を NaBH$_4$ によって還元的に除去し，環状カルバマート部の加水分解によってバリオールアミンに導く．最後にジヒドロキシアセトンとの**還元的アミノ化**によってボグリボースの合成が完結する．

　α-グルコシダーゼ阻害薬には，ほかにアカルボース（Bayer 社，1 回 100 mg を 1 日 3 回毎食直前に経口服用）とミグリトール（Bayer 社，1 回 50 mg を 1 日 3 回毎食直前に経口服用）が使われているが，その薬効においてボグリボース（1 回 0.2 mg を 1 日 3 回毎食直前に経口服用）が断然強力である（図 5・2）．

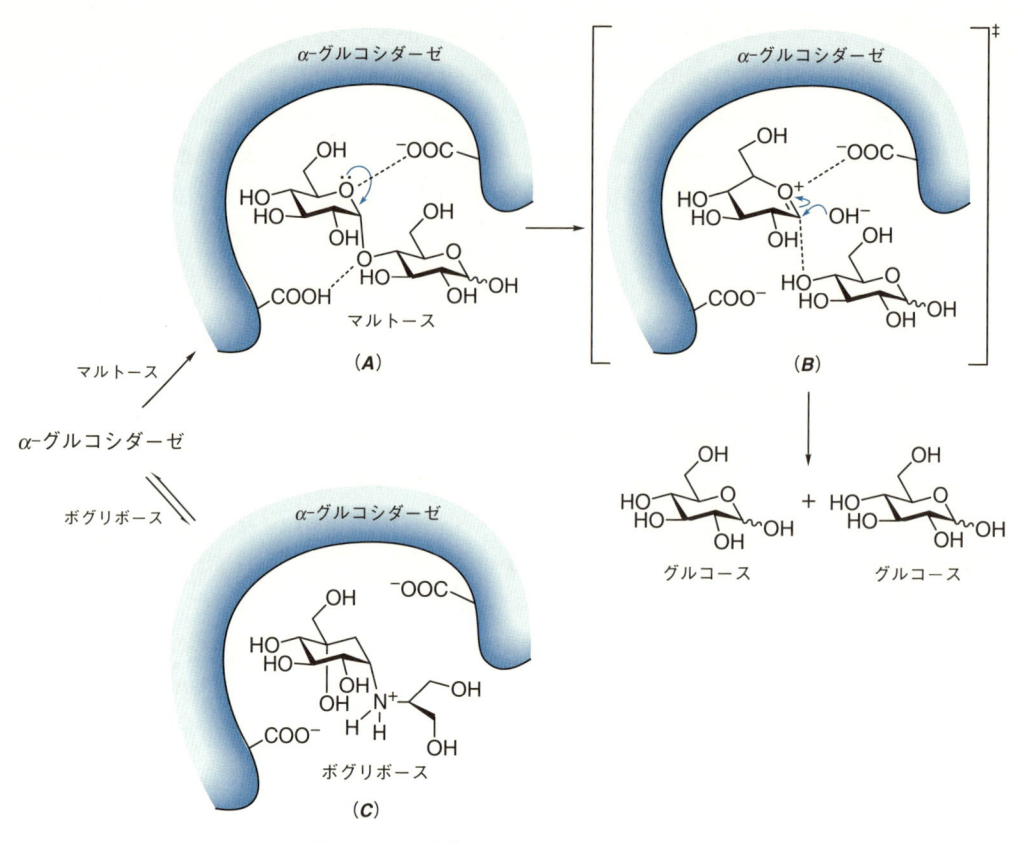

図 5・10　ボグリボースの作用メカニズム

図 5・11　ボグリボースの合成法

5・4 おわりに

糖尿病の多くは，過食，肥満，運動不足，ストレスなどの現代社会がつくり出す環境因子によって恒常性が破綻して発症する．糖尿病治療の基本は食事療法と運動療法であるが，その実施は簡単ではなく，薬物療法の果たす役割はますます重要となる．ピオグリタゾン，ボグリボースは，現代社会の繁栄を陰で支える分子となっている．

引用文献

1) a) Y. Momose, K. Meguro, H. Ikeda, C. Hatanaka, S. Oi, T. Sohda, *Chem. Pharm. Bull.*, **39**, 1440 (1991); b) 左右田隆，川松 豊，藤田 剛，目黒寛司，池田 衛，薬学雑誌，**122**, 909 (2002).
2) 深瀬 洸，有機合成化学協会誌，**55**, 920 (1997).

6

消化性潰瘍治療薬

ヒスタミン H_2 受容体拮抗薬とプロトンポンプ阻害薬

6・1 はじめに

　消化性潰瘍は，胃酸ならびに消化酵素による自己消化によって，消化管粘膜下層以下にまで達する組織欠損を所見とする疾病であり，傷害の部位により胃潰瘍，十二指腸潰瘍，食道潰瘍などに分類される．消化性潰瘍の形成は，攻撃因子〔胃酸，ペプシン，ヘリコバクター＝ピロリ（*Helicobacter pylori*）菌感染など〕と防御因子（炭酸水素イオン，粘液分泌，プロスタグランジン類など）のバランスの破綻に起因すると考えられ，その治療においては，古くから，その主たる攻撃因子である胃酸（HCl）の制御が本質的な目標とされてきた．

　胃酸は，胃の壁細胞から放出される．この壁細胞は，自律神経終末から放出されたアセチルコリンによって活性化され，胃酸を胃内に放出させる．神経信号はまた，胃の底部に近い幽門洞に存在するG細胞として知られるホルモン産生細胞を含有する領域を刺激してガストリン（17個のアミノ酸からなるペプチドホルモン）の分泌を促す．ガストリンは血中を移行して壁細胞に達し，胃酸の放出を刺激する．胃粘膜壁細胞近傍で産生され，刺激時に放出されるヒスタミンもまた，胃酸の放出を惹起する因子として知られており，抗ヒスタミン薬が消化性潰瘍の治療薬になる可能性が示唆されていた（図6・1）．

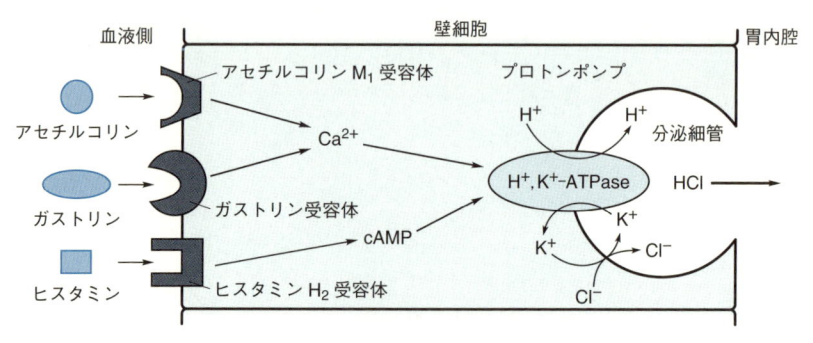

図 6・1　胃壁細胞からの塩酸生成

　胃酸分泌にかかわる医薬開発研究においては，当初は抗ガストリン薬が最も有望視された．アセチルコリン受容体は体内に広く遍在するため副作用が懸念され，また，当時知られていた抗ヒスタミン薬（ジフェンヒドラミン）では胃酸の放出は抑制できないことが判明していたためである．しかし，Smith Kline & French laboratories 社（SK&F，現 GlaxoSmithKline 社）の研究陣は，ジフェンヒドラ

ミンでは抑制できない様式のヒスタミンの作用が存在することに着目し，異なった型のヒスタミン受容体が存在することを予見した．そしてアゴニストであるヒスタミンの化学構造のみを頼りに，抗ヒスタミン作用に基づく胃酸分泌抑制薬の獲得を目指した合成展開を進めて，画期的新薬シメチジンを発明するに至った[1]．シメチジンは，細胞壁上のヒスタミン H_2 受容体に結合し，ヒスタミンの結合を阻害することによって胃酸分泌を抑制する．アゴニストをアンタゴニストに変換する研究の歴史の詳細はここでは記載しないが，シメチジンは，食事療法，制酸剤投与，胃切除，迷走神経切除しか方法がなかった消化性潰瘍の治療に革新をもたらした．すなわち，SK&F の研究陣はいわゆるアレルギーに関係するヒスタミン H_1 受容体以外にヒスタミン H_2 受容体の存在を予見，証明し新規抗潰瘍薬を創製したのである．その後，ヒスタミン H_3 受容体（中枢神経系に発現），ヒスタミン H_4 受容体（免疫細胞等の遊走に関与）と命名されたサブタイプ受容体が発見され現在に至っている．これらの四つのヒスタミン受容体はいずれも G タンパク質共役型受容体（G protein-coupled receptor: GPCR）に属し細胞膜を 7 回往復貫通する特徴的構造を有している．そして細胞表面に出ている部分にヒスタミンが結合すると細胞内に存在する G タンパク質を介してシグナル伝達が行われる．この GPCR はその種類，数も非常に多く（約 600 個）細胞内全タンパク質中最大のスーパーファミリーを形成しており多くの新薬はこの GPCR をターゲットとしている．

6・2 ファモチジン

シメチジンは初めてのヒスタミン H_2 受容体拮抗薬として高い評価を得たが，経口吸収後の代謝が速く，胃酸分泌抑制作用の持続が短いため高用量を必要とした．さらにイミダゾール環に由来すると考えられた薬物代謝酵素阻害作用や抗男性ホルモン作用を有するなど，薬物としての完成度は十分ではなかった．

山之内製薬（現 アステラス製薬）では，シメチジン以上に活性が高く，かつ副作用の軽減された H_2 受容体拮抗薬の獲得を目指して研究が行われた．まずシメチジンのシアノグアニジン部分をアミジンに変換し，さらにイミダゾール部分をピリジン環に変換した．シメチジンの分子設計と同じ発想でアミジン窒素上の電子密度の減少を期待して導入した N-カルバモイル誘導体に活路を見いだした．ついでピリジン環をほかの複素芳香環に変換した N-カルバモイルアミジン誘導体をそれぞれ合成し，

イミダゾール体，アミノエチリデンアミノチアゾール体，2-グアニジノチアゾール体がシメチジンと同等以上の活性をもつことを見いだした．さらに体内動態の改善を目指して構造変換をすすめた．シアノ基やカルバモイル基と物理化学的特性のよく似た置換基としてスルファモイル基に着目して誘導体を合成した結果，シメチジンよりも数十倍活性が高く，体内動態にも優れたファモチジンが見いだされた．

　ファモチジン左部を担う 2-アミノチアゾール (**2**) は，2 分子のチオ尿素ユニットとジクロロアセトン (**1**) の三つの求電子炭素との連結・縮合によって効率的に構築されている．(**2**) のチオ尿素基の選択的加水分解に続いて 3-クロロプロピオニトリル (**3**) で処理して S-プロピオニトリル化後 (**4**) を得る．このものを Pinner 反応によってイミノエーテル (**5**) に変換した．最後にスルファミド (**6**) の付加とメタノールの脱離を経て，ファモチジンの合成が完了する（図 6・2）．

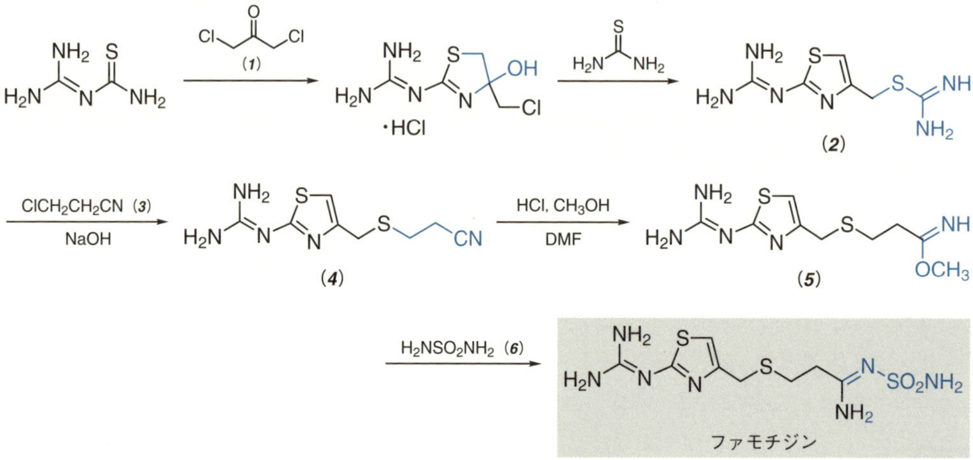

図 6・2　ファモチジンの合成法

6・3　オメプラゾールの発見とランソプラゾールの開発

　先述したように，胃酸分泌を担う胃壁の壁細胞には，H_2 受容体のほかにも胃酸分泌にかかわるムスカリン性アセチルコリン M_1 受容体とガストリン受容体が存在する（図 6・1）．したがって，H_2 受容体拮抗薬のみでは胃酸分泌を完全に止めることはできない．

　胃酸分泌に関する情報伝達経路は，ヒスタミン，アセチルコリンおよびガストリンの各リガンドがそれぞれの受容体に結合して活性化され，それらの情報はセカンドメッセンジャーを介して最終的にプロトンポンプを活性化して胃酸を分泌する．つまり，このプロトンポンプ自体の阻害薬は，胃酸分泌情報伝達をその最下流で遮断するきわめて有用な胃酸分泌抑制薬となると期待される．

　これらの受容体を介した胃酸分泌促進刺激は，細胞内の cAMP 濃度上昇や Ca^{2+} の動員などの細胞内生化学反応をひき起こし，最終的に壁細胞の頂端膜に存在する H^+,K^+-ATPase が活性化され，細胞内の H^+ と細胞外の K^+ が 1 対 1 で交換されることにより胃腔内へ H^+ が分泌される（図 6・1）．

　スウェーデンの A. B. Hassle 社（現 AstraZeneca 社）は 1960 年代から胃酸分泌抑制薬の研究を開始し，動物モデルで有用性が見いだされた 2-ピリジルチオアセトアミドをリード化合物とした構造展開が進められた．その結果，強力な胃酸分泌抑制作用を示す 2-(2-ピリジル)メチルチオベンズイミダゾールが見いだされた．さらにその酸化体の有効性の発見を経て，最終的にオメプラゾールが創

製された[2),3)].

チモプラゾール

ピコプラゾール

オメプラゾール
(omeprazole)

　プロトンポンプ阻害薬（PPI）は中性のpHでは化学的に安定な弱塩基性化合物であるが，分泌細管内の酸性環境ではプロトン化され膜透過性が低下するため細胞内に蓄積される．プロトン化されたPPIはユニークな転位反応を起こして活性本体であるスルフェンアミドとなる．これがH^+, K^+-ATPaseのSH基とジスルフィド結合を形成し，不可逆的な酵素阻害作用を発揮する．分子内転位反応によって活性化されるという点で，PPIはユニークなプロドラッグといえる．

　武田薬品工業は，活性の増強，化合物の化学的安定化および酸化的代謝に対する安定化，さらには脂溶性の向上を期して，フッ素原子を導入した誘導体を多数合成してオメプラゾールよりも優れた活性を発揮するランソプラゾールを開発することに成功した．

　ランソプラゾールに特徴的なピリジン環は，ピリジンN-オキシドに特徴的な2種類の反応，すなわち芳香族求核置換（S_NAr）反応と無水酢酸を用いた**Polonovski転位**を駆使して巧みに合成されている．まず，2,3-ジメチルピリジンを過酸化水素，酢酸と反応させてN-オキシド（**7**）とする．ニトロ化によってピリジン環4位を活性化，4-ニトロピリジンN-オキシド（**8**）を得る．（**8**）をアセトニトリル中K_2CO_3存在下，2,2,2-トリフルオロエタノールと処理して付加脱離に基づくS_NAr反応を行い（**9**）とした．N-オキシド（**9**）を無水酢酸中加熱すると，N-オキシド酸素のO-アセチル化に続くPolonovski転位が連続的に進行して，アセトキシピリジン（**10**）が生成する．（**10**）のアセチル基の除去，塩化チオニルによるクロロ化，チオベンズイミダゾール（**11**）とのS_N2反応で骨格構築後，mCPBAと処理した後（**12**）のスルフィド部を選択的に酸化してランソプラゾールが合成されている（図6・3）[4)]．

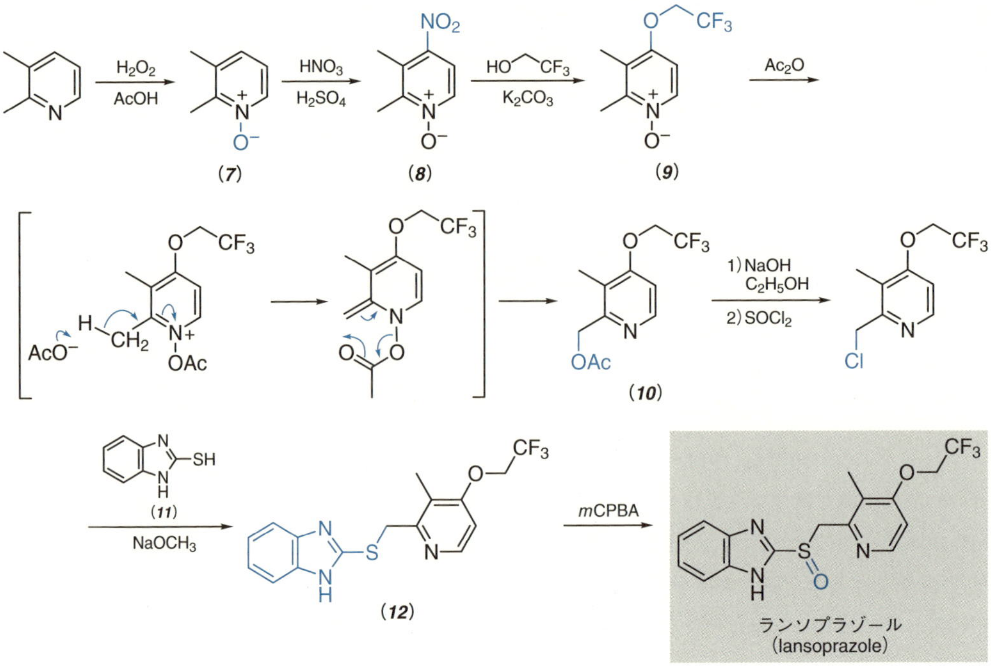

図 6・3 ランソプラゾールの合成法

　ランソプラゾールには，スルホキシド硫黄に基づく光学異性体が存在するが，両鏡像異性体ともに同等のプロトンポンプ阻害活性を示すことからラセミ体として用いられてきた．(R)-(+)-体の方が生体内での代謝安定性に優れることから (R)-(+)-ランソプラゾール〔別名デクスランソプラゾール (dexlansopraozole)〕が持続作用型プロトンポンプ阻害薬として開発され，胃食道逆流症治療薬として承認された[5]．

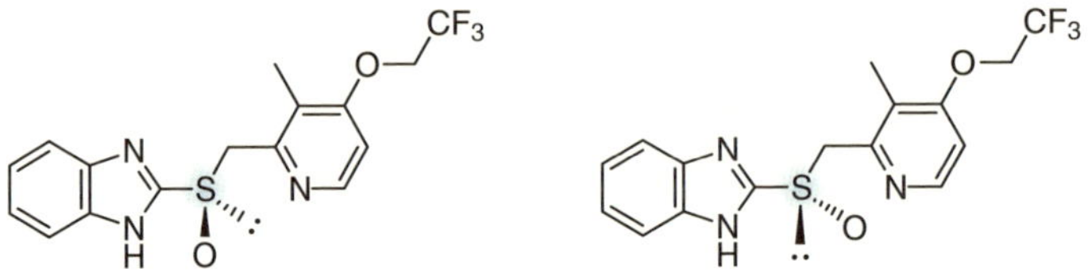

(R)-(+)-ランソプラゾール
(デクスランソプラゾール)

(S)-(−)-ランソプラゾール

　近年，消化性潰瘍の発症にはヘリコバクター＝ピロリ菌が関与していることが明らかになったが，PPI は抗ヘリコバクター＝ピロリ菌活性を有していることが示され，多剤との併用によるピロリ菌除菌療法にも使用されている[6]．

引用文献

1) J. W. Black, W. A. M. Duncan, G. J. Durant, C. R. Ganellin, E. M. Parsons, *Nature*, **236**, 385 (1972).
2) A. Brändström, P. Lindberg, U. Junggren, *Scand. J. Gastroenterol.*, **20**, 15 (1985).
3) E. Fellenius, T. Berglindh, G. Sachs, L. Olbe, B. Elander, S.-E. Sjöstrand, B. Wallmark, *Nature*, **290**, 159 (1981).
4) K. Kubo, K. Oda, T. Kaneko, H. Satoh, A. Nohara, *Chem. Pharm. Bull.*, **38**, 2853 (1990).
5) L. Olbe, E. Carlsson, P. Lindberg, *Nature Rev. Drug Discov.*, **2**, 132 (2003).
6) E. T. Wittbrodt, C. Baum, D. A. Peura, *Clin. Exp. Gastroentrol.*, **2**, 117 (2009).

7

気管支喘息治療薬
トロンボキサン A₂ 受容体拮抗薬とロイコトリエン受容体拮抗薬

7・1 はじめに

現在最もよく使われている気管支喘息治療薬は，GlaxoSmithKline（グラクソスミスクライン）社が開発したサルメテロールキシナホ酸塩（アドレナリン β_2 受容体作動薬，気管支拡張作用）とフルチカゾンプロピオン酸エステル（糖質コルチコイド受容体作動薬，抗炎症作用）を配合した吸入剤であり，世界の医薬品売上げ統計（2010 年）の第 4 位を占める．ついでロイコトリエン（LT）受容体拮抗薬であるモンテルカストナトリウムが多く用いられている（同 13 位，図 7・1）．モンテルカストナトリウムは，アラキドン酸カスケードの 5-リポキシゲナーゼ（5-LO）代謝経路に属する代謝生成物ロイコトリエンが受容体に結合するのを拮抗的に阻害する薬物である．本章では，アラキドン酸代謝酵素系およびその代謝生成物に作用する気管支喘息治療薬について紹介する．

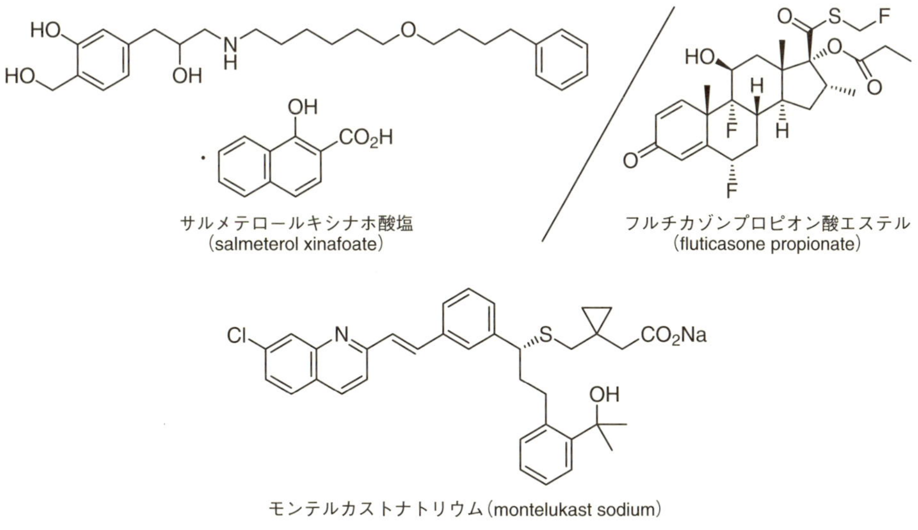

サルメテロールキシナホ酸塩
(salmeterol xinafoate)

フルチカゾンプロピオン酸エステル
(fluticasone propionate)

モンテルカストナトリウム (montelukast sodium)

図 7・1　世界の医薬品売上げ統計上位の気管支喘息治療薬

ホスホリパーゼ A₂（PLA₂）によって細胞膜中に存在するリン脂質から遊離したアラキドン酸は，5-LO 代謝経路とプロスタグランジン（PG）合成経路の二つの流れで代謝される．アラキドン酸が 5-LO によって酸化されると 5-ヒドロペルオキシエイコサテトラエン酸（5-HPETE）となり，さらにオキシラン環を形成，LTA₄ に変換される．この後 LTB₄ になる経路と，システイニルロイコトリエン

〔cysLTs（LTC$_4$, LTD$_4$, LTE$_4$）〕になる経路の二つにわかれる．肥満細胞や好酸球においてLTA$_4$がシステイニルロイコトリエンシンターゼの触媒作用を受けると，グルタチオンのチオール基がオキシラン環を開環してLTC$_4$となる．LTC$_4$は組織中で容易に代謝され，LTD$_4$やLTE$_4$が生合成される．

一方プロスタグランジン（PG）合成系においては，アラキドン酸はまずシクロオキシゲナーゼ（COX）による酸化反応を受けてPGG$_2$，そしてPGH$_2$へと代謝される．PGH$_2$はさまざまな酵素によってPGE$_2$やPGF$_{2α}$，PGI$_2$などに代謝されるが，トロンボキサンA$_2$（TXA$_2$）合成酵素が働くとTXA$_2$が生合成される（図7・2）．

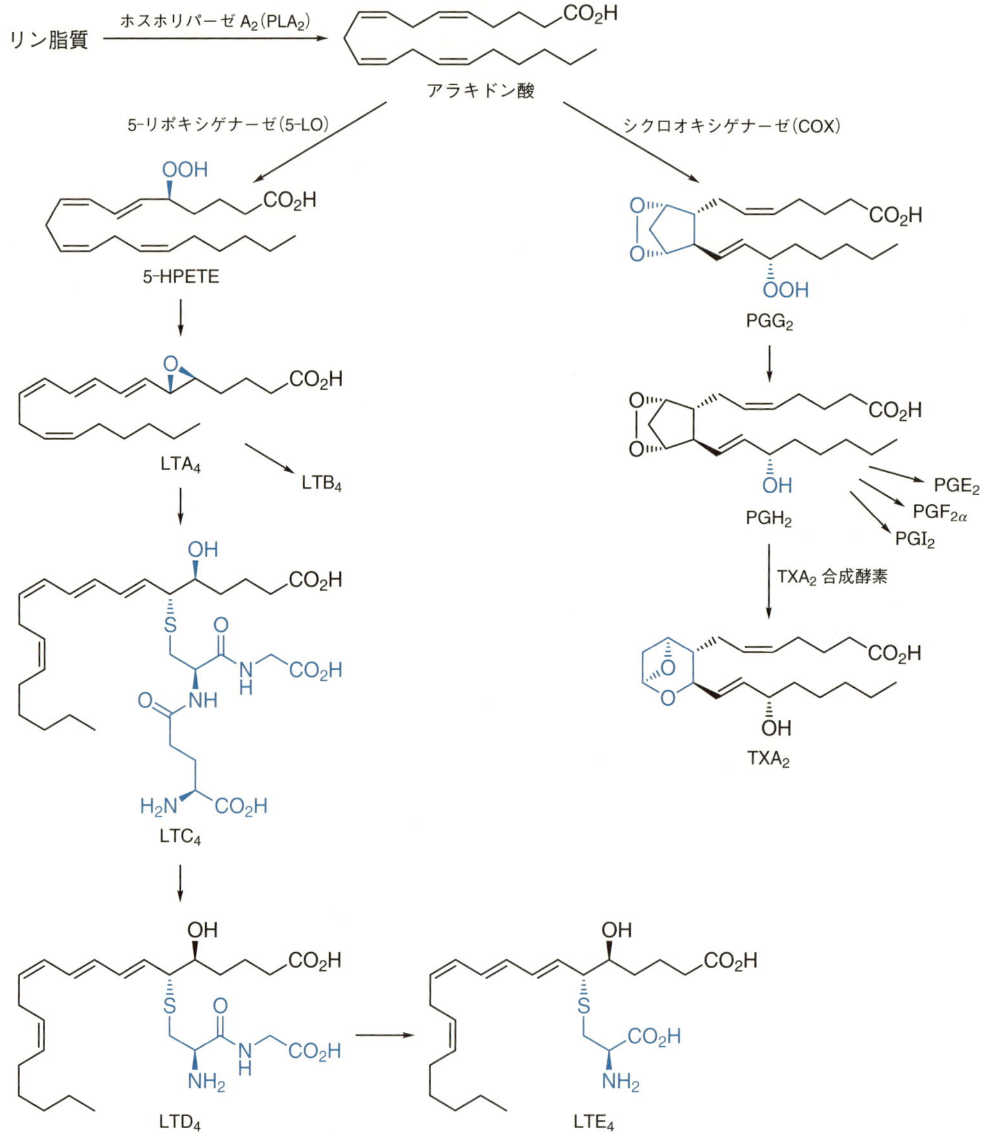

図7・2 アラキドン酸カスケード

アレルギー性喘息患者の急性発作，いわゆる即時型喘息反応は，ハウスダストやダニなどの抗原が肥満細胞や好塩基球の表面に発現している抗原特異的免疫グロブリンE（IgE）抗体に結合すること

から始まる．この抗原-抗体反応の結果，肥満細胞や好塩基球からヒスタミンやcysLTs，TXA_2などの気道収縮性伝達物質が放出され，気道平滑筋の収縮が起き，わずか数分の間に気道が狭窄する．抗原-抗体反応が起こると，肥満細胞や好塩基球から気道収縮性伝達物質以外に，血小板活性化因子（PAF）や顆粒球単球コロニー刺激因子（GM-CSF），LTB_4，インターロイキン 5（IL-5）などの炎症惹起性伝達物質も放出され，気道へ好酸球や単核球が集積する．集積した好酸球と単核球からはMBP（major basic protein），EPO（eosinophil peroxidase）など組織傷害性のある脱顆粒タンパク質やTXA_2が放出され，気道上皮細胞に慢性的な炎症を惹起し，気道が気温や気圧の変化などのわずかな刺激に対しても収縮反応を起こしやすくなる"気道過敏性の亢進"の状態となる．図 7・3 に示すように，喘息発作を起こしているときの気道には気管の狭窄，粘膜の浮腫，粘液分泌の増加が同時に起こっており，気道閉塞など重篤な喘息症状に陥りやすい状態となる．

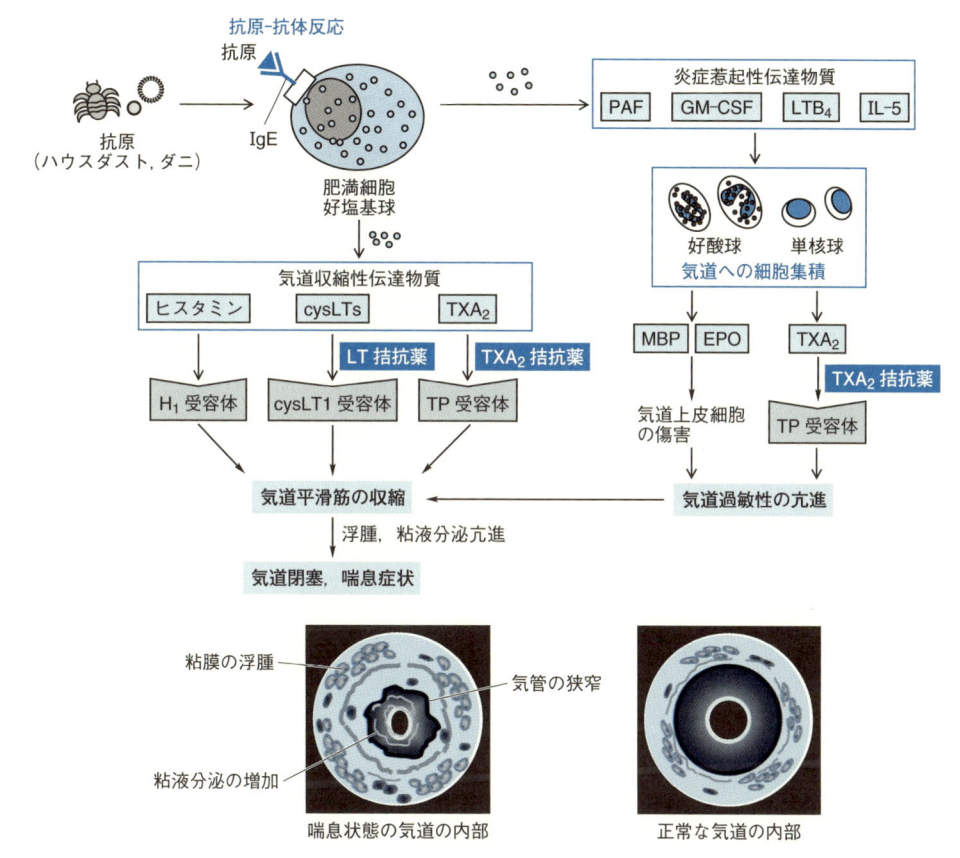

図 7・3 喘息発作のメカニズム

　喘息発作に関与するアラキドン酸代謝生成物の働きを抑えるためには，代謝物の生成を阻害する方法と，代謝物が受容体に結合するのを妨げる方法の二つがある．5-LO 阻害薬は，5-HPETE の生合成を阻害することで 5-LO 代謝経路上にある cysLTs と LTB_4 の生成を抑え，それらの生理活性発現を阻害することができる．喘息の治療に用いられている 5-LO 阻害薬には，Abbott（アボット）社によって創製，開発され，2005 年に実用化されたザイリュートンがある．また LT 受容体拮抗薬は，cysLTs の LT 受容体への結合を阻害することで，その生理活性発現を抑えることができる．1970 年代後半，B. I.

Samuelsson, E. J. Corey らによって生理活性と構造が明らかにされた cysLTs は，たちまち世界中のメディシナルケミストの注目の的となった．とくに喘息患者の肺から cysLTs が見つかったことと，LTD_4 がヒト気管支標本を強力に収縮することが明らかになったことから，cysLT 受容体拮抗薬の喘息治療薬としての可能性に関心が集まり，1980 年代に入り多くの企業が本格的な研究開発を開始した．cysLT 受容体拮抗作用をもつ喘息治療薬で最初に登場したのは杏林製薬が創製，1989 年に販売を開始したイブジラストであるが，ホスホジエステラーゼ阻害作用もあわせもつ薬物である．純粋な cysLT 受容体拮抗薬として世界で最初に登場したのは小野薬品によって創製，開発されたプランルカスト水和物であり，1 日 2 回の経口服用で使われる喘息治療薬として 1995 年に販売が開始された．cysLT 受容体には LTD_4 の受容体である cysLT1 型受容体（CysLT1）と LTC_4 の受容体である cysLT2 型受容体（CysLT2）の 2 種類が存在するが，プランルカスト水和物は CysLT1 と CysLT2 の両方に作用する拮抗薬である．しかし，気管支喘息に深くかかわるのは CysLT1 の方であり，これに LTD_4 が結合すると気管支平滑筋収縮や気管支腺分泌（粘液分泌）促進，血管透過性亢進などをひき起こすことが明らかになった．Zeneca 社（現 AstraZeneca 社）と Merck 社によってそれぞれ創製，開発されたザフィルルカストとモンテルカストナトリウムは，CysLT2 には作用せず，CysLT1 に対して選択的に結合する LT 受容体拮抗薬である．1996 年に販売が開始されたザフィルルカストが 1 日 2 回の経口服用であるのに対し，モンテルカストナトリウムは 1 日 1 回の経口投与で，1 日投与量も 10 mg で 4 分の 1 になっている（図 7・4）．

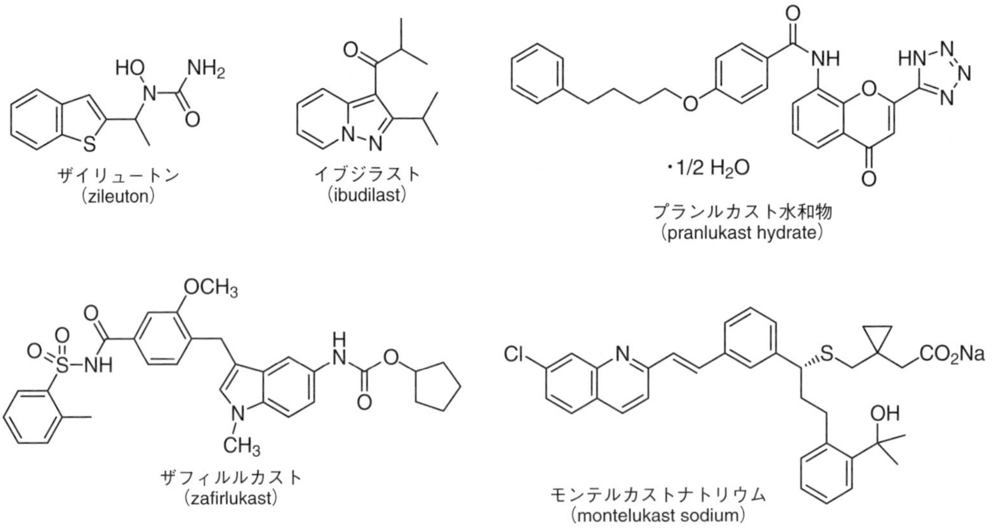

ザイリュートン
(zileuton)

イブジラスト
(ibudilast)

プランルカスト水和物
(pranlukast hydrate)

ザフィルルカスト
(zafirlukast)

モンテルカストナトリウム
(montelukast sodium)

図 7・4　5-LO 代謝経路および代謝物に作用する気管支喘息治療薬

TXA_2 活性発現を抑えるためには，TXA_2 合成酵素を阻害すること，TXA_2 が TP 受容体に結合するのを阻害することが有効な手段となり得る．TXA_2 合成酵素阻害薬で医薬品としても用いられているのは，オザグレルナトリウムとオザグレル塩酸塩水和物でいずれも小野薬品とキッセイ薬品によって共同開発された．オザグレルナトリウムは，くも膜下出血術後の脳血管攣縮およびこれに伴う脳虚血症状の改善や急性期脳梗塞に伴う運動障害の改善を適応とした循環改善薬（抗血小板薬）である．喘息治療薬として用いられているのはオザグレル塩酸塩水和物の方であり，1992 年に販売が開始された．TXA_2 受容体（TP）に対し拮抗作用をもつ薬物として 3 種類が実用化されているが，最も早く登

場したのは Samil 社のピコタミドであり，1987 年に抗血小板薬として販売が開始された．Bayer 社（現 Bayer Schering Pharma 社）が創製したラマトロバンは，アレルギー性鼻炎の治療薬として日本新薬によって開発され，2000 年に販売が開始された．気管支喘息を適応症とする唯一の TP 受容体拮抗薬は，1995 年に登場した武田薬品工業のセラトロダストだけである（図 7・5）．

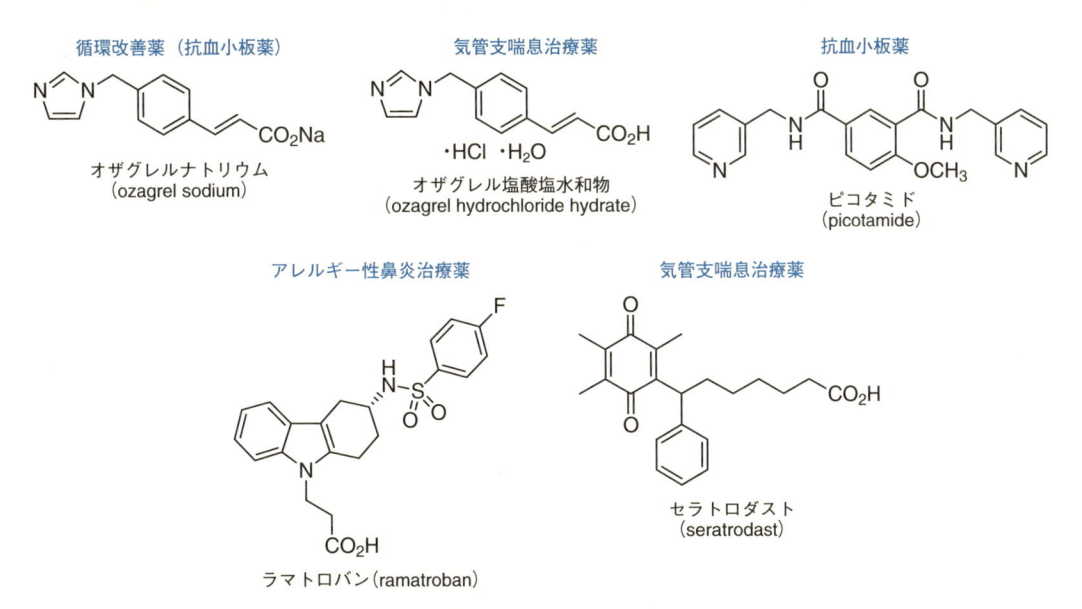

図 7・5 TXA$_2$ 合成酵素阻害あるいは TP 拮抗を作用メカニズムとする医薬品

7・2 モンテルカストナトリウム

モンテルカストナトリウム[1]の製造は，炭酸カリウムを塩基としてマロン酸ジエチルを 1,2-ジクロロエタンでアルキル化して 1,1-シクロプロパンジカルボン酸のジエチルエステルとした後，水素化アルミニウムリチウムなどで還元（第Ⅱ部 No. 50 参照）して 1,1-シクロプロパンジメタノールを合成することから始まる．ついで 1,1-シクロプロパンジメタノールをジイソプロピルエチルアミン存在下に塩化チオニルで処理し環状サルファイト（**1**）とする．ヨウ化ナトリウム存在下に（**1**）をシアン化ナトリウムで開環しヒドロキシニトリル（**2**）に変換する．ジイソプロピルエチルアミンやトリエ

図 7・6 モンテルカストナトリウムの製造法 1

チルアミンなどの第三級アミン存在下に（**2**）をメタンスルホニル化し（**3**）とした後，チオ酢酸カリウムでアセチルチオ化し（**4**）を得る．トルエン-水の二層系，水酸化ナトリウムを用いてシアノ基を加水分解し，鍵中間体であるカルボン酸側鎖原料のメルカプトカルボン酸（**5**）を得る（図7・6）．

骨格部分の鍵中間体の製造は，**Doebner-von Miller 合成**（第Ⅱ部 No.65 参照）で *m*-クロロアニリンとクロトンアルデヒドからキノリンを構築し，得られた位置異性体の混合物から7-クロロキナルジンを単離することで始まる．無水酢酸存在下に7-クロロキナルジンとイソフタルアルデヒドの縮合反応を行いアルデヒド（**6**）とし，臭化ビニルマグネシウムを反応させアリルアルコール（**7**）を得る．酢酸パラジウム触媒による（**7**）と2-ヨード安息香酸メチルとの **Heck 反応**（第Ⅱ部 No.19 参照）でケトエステル体（**8**）とする．ついで（−）-DIP-クロリドでカルボニル基を不斉還元した後，塩化メチルマグネシウムと塩化セリウムの組合わせでエステル部分をジメチル化し（**9**）に変換する．メタンスルホニルクロリド-ジイソプロピルエチルアミン系を用いて，（**9**）の第二級ヒドロキシ基のみを選択的にメシル化して骨格部分の鍵中間体である（**10**）を合成する．ついで側鎖鍵中間体メルカプトカルボン酸（**5**）をブチルリチウムでジリチウム塩とし，これにメシラート（**10**）を反応させて，モンテルカストの粗製物を得る（図7・7）．ジシクロヘキシルアミン塩として結晶化，精製を経て，ナトリウム塩とし，モンテルカストナトリウムの製造を完了する．

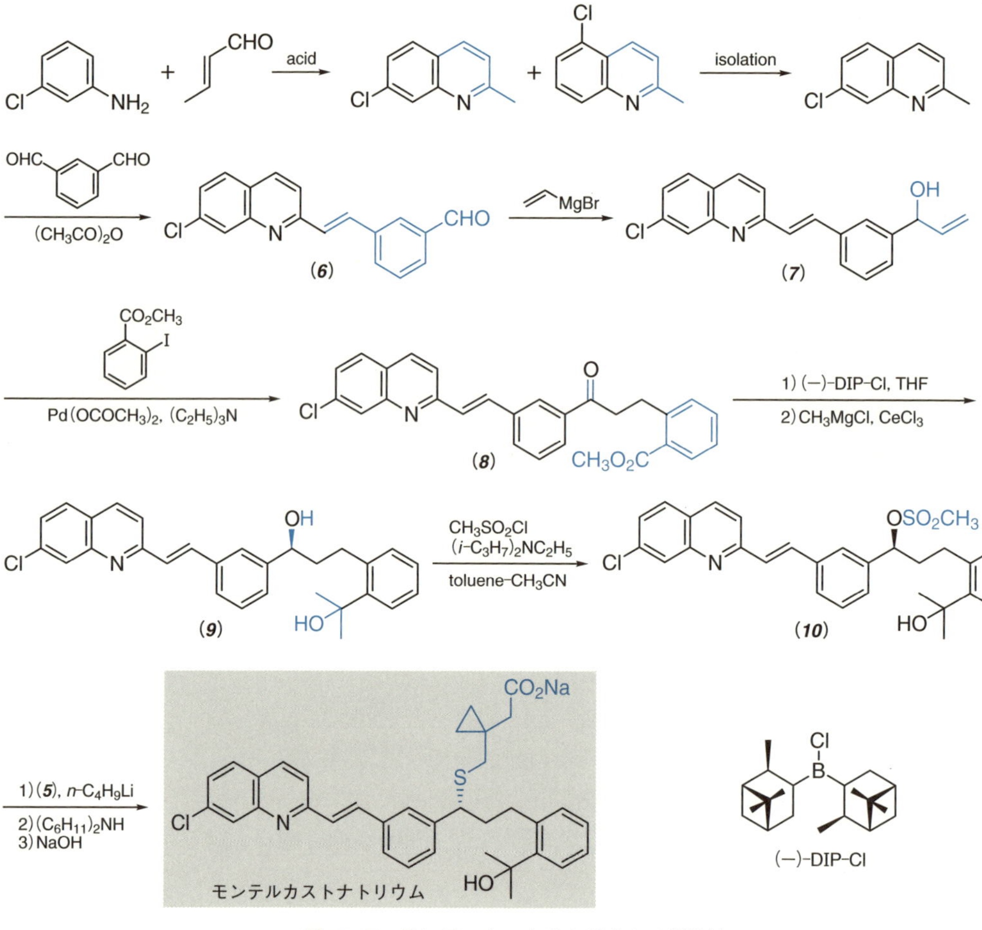

図 7・7　モンテルカストナトリウムの製造法 2

7・3 セラトロダスト

セラトロダスト[2]の合成は，出発原料であるピメリン酸のモノエチルエステルを塩化チオニルで酸塩化物 (**11**) とすることから始まる．ついで塩化アルミニウム存在下にベンゼンとの **Friedel-Crafts 反応**（第Ⅱ部 No. 17 参照）を行い 6-ベンゾイルカプロン酸エチル (**12**) とする．ついで (**12**) のカルボニル基を水素化ホウ素ナトリウムで還元（第Ⅱ部 No. 50 参照），得られたヒドロキシエステル (**13**) は水酸化ナトリウムを用いて加水分解し，7-ヒドロキシ-7-フェニルエナント酸 (**14**) に変換する．Lewis 酸触媒として三フッ化ホウ素・エーテル錯体を用いるトリメチルヒドロキノンと (**14**) とのカップリング反応によって得られたヒドロキノン体を塩化鉄(Ⅲ)でキノンに酸化し，セラトロダストの合成を完了する（図 7・8）．セラトロダストはラセミ体であるが，両鏡像異性体間で約 100 倍活性（受容体拮抗試験）の隔たりがある．

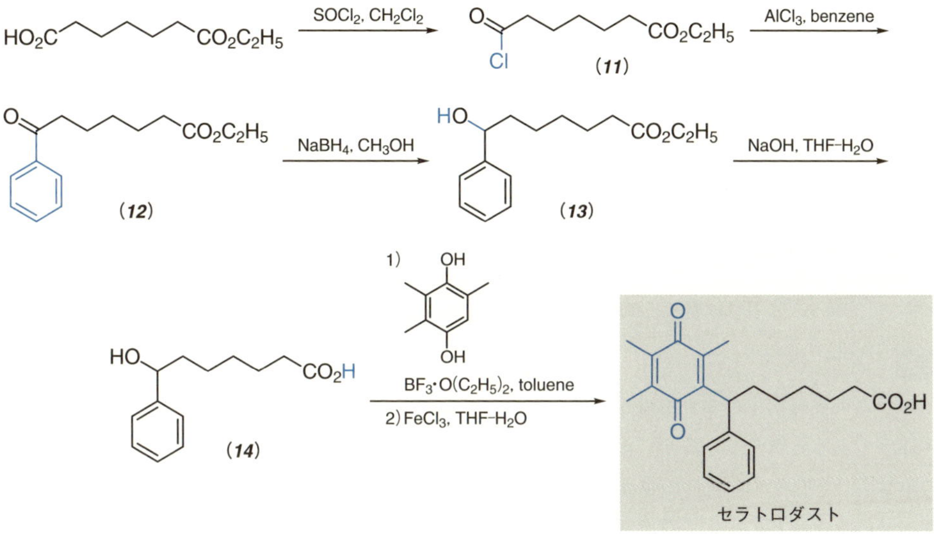

図 7・8 セラトロダストの合成法

引用文献

1) J. M. McNamara, J. L. Leazer, M. Bhupathy, J. S. Amato, R. A. Reamer, P. J. Reider, E. J. J. Grabowski, *J. Org. Chem.*, **54**, 3718 (1989); A. O. King, E. G. Corley, R. K. Anderson, R. D. Larsen, T. R. Verhoeven, P. J. Reider, Y. B. Xiang, M. Belley, Y. Leblanc, M. Labelle, P. Prasit, R. J. Zamboni, *J. Org. Chem.*, **58**, 3731 (1993); M. Bhupathy, J. M. McNamara, D. R. Sidler, R. P. Volante, J. Bergan, U. S. Patent 5,614,632 (1997).
2) M. Shiraishi, K. Kato, S. Terao, Y. Ashida, Z. Terashita, G. Kito, *J. Med. Chem.*, **32**, 2214 (1989); 寺尾泰次，白石充，松本辰美，蘆田康子，薬学雑誌, **119**, 377 (1999).

8

中枢神経系用薬

抗てんかん薬，抗パーキンソン病薬，
アルツハイマー型認知症治療薬，
統合失調症治療薬，抗うつ薬

8・1 はじめに

　中枢神経系は，脳と脊髄からなり，情報伝達を行う神経細胞とグリア細胞（オリゴデンドロサイトなど）から構成される．中枢神経系用薬は，神経細胞からのびた軸索の末端部分のシナプスにおける情報伝達系を制御することによって薬効を示す．本章では以下，抗てんかん薬ゾニサミド，抗パーキンソン病薬ドロキシドパ，アルツハイマー型認知症治療薬ドネペジル塩酸塩，統合失調症治療薬アリピプラゾール，抗うつ薬塩酸ベンラファキシンを取上げ，簡単な薬理学的背景，開発の経緯と合成法について概説する．

8・2 ゾニサミド

　てんかんは神経疾患のなかでは最も多い疾患の一つである．大脳神経細胞由来の過剰な興奮がその発生機序であるとされているが，未だに不明な点も多い．てんかん発作の症状はさまざまであり，全身の痙攣をひき起こす全般性の強直間代発作から，痙攣を伴わない小発作とよばれる欠神発作，また，一部の脳の異常興奮によってひき起こされる部分発作などがある．てんかんの薬物療法に用いられる抗てんかん薬（抗痙攣薬ともよばれる）の作用機序は，大きくわけて次の三つに分類される．1) Na^+ チャネルや Ca^{2+} チャネルの不活性化によりこれらのイオンの流出入を妨げて神経細胞の興奮を抑制するもの，2) カイニン酸受容体や AMPA 受容体など興奮性のグルタミン酸受容体に作用し，興奮性神経伝達系の神経細胞を抑制するもの，そして，3) 抑制性の神経伝達物質である GABA（γ-アミノ酪酸）が作用する抑制性神経伝達系 GABA 神経細胞上の GABA 受容体と結合して，GABA の抑制作用を増強させるものである．代表的な抗てんかん薬としては，バルビツール酸骨格やヒダントイン骨

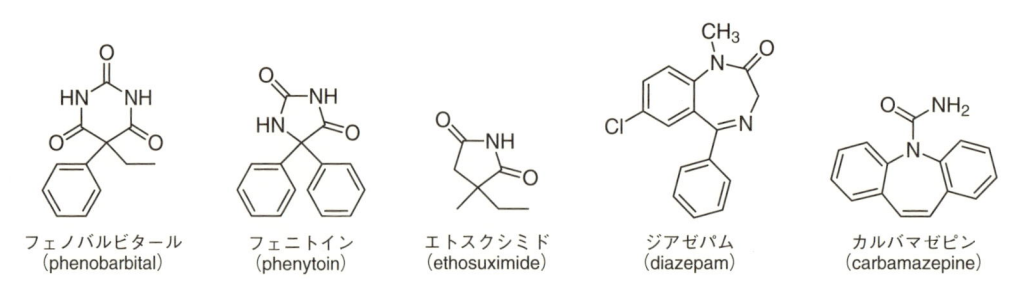

フェノバルビタール　　フェニトイン　　エトスクシミド　　ジアゼパム　　カルバマゼピン
(phenobarbital)　　　(phenytoin)　　(ethosuximide)　　(diazepam)　　(carbamazepine)

図 8・1　代表的な抗てんかん薬

格，オキサゾリジンジオンやコハク酸イミド骨格などアミドやウレイド基を含む環状骨格を有するものがあり，その他，三環系抗うつ薬の基本骨格であるジベンゾアゼピン骨格を有する化合物も用いられている（図 8・1）.

大日本製薬（現 大日本住友製薬）によって開発され 1989 年に国内で承認されたゾニサミド（図 8・2）は，既存の多くの抗てんかん薬が有する環状ウレイド骨格やラクタム構造をもたない抗てんかん薬である[1]. 作用機序は完全には解明されていないが，発作活動の伝播過程の遮断あるいはてんかん原性焦点の抑制などによるものと考えられている. 一方，痙攣発作を偶然に起こしたパーキンソン病患者にゾニサミドを投与したところ，痙攣が抑制されるだけでなく，パーキンソン病症状の著明な改善がみられた. これがきっかけとなり，ゾニサミドは，パーキンソン病の治療薬としても適用拡大がなされている. ただし，パーキンソン病治療に使用する場合の用量は，てんかんの場合の 1/8 程度と少ない.

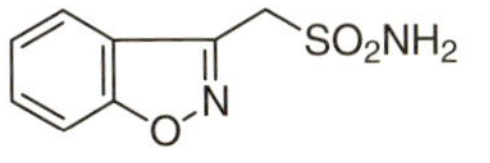

図 8・2 ゾニサミド（zonisamide）の構造

ゾニサミド創製に至る分子設計の過程において，まず既存の向精神薬の化学構造から類推してある程度の脂溶性を示す平面構造を主骨格としてもつことが必要であると考え，脳内神経伝達物質として注目されていたセロトニンのインドール構造をほかの平面構造に置き換える合成研究が行われた. 具体的には，1,2–ベンズイソキサゾリル–3–酢酸がインドリル–3–酢酸と同様の植物生長ホルモン作用を示すとの報告をヒントに，抗てんかん作用においても 1,2–ベンズイソキサゾール環がインドール骨格の生物学的等価体になるとの仮説をたて，セロトニンのインドール骨格のかわりに 1,2–ベンズイソキサゾール骨格で置換された誘導体の合成が検討された（図 8・3）[1].

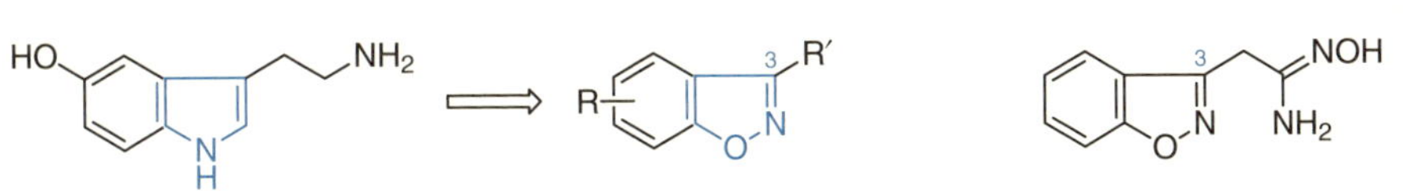

セロトニン (serotonin)　　1,2–ベンズイソキサゾール (1,2-benzisoxazoles)　　PF–257

図 8・3 セロトニンをもとにした分子設計

その結果，3 位にさまざまな置換基を導入した化合物のなかから，抗レセルピン作用（アドレナリン作動性ニューロン遮断薬レセルピンに拮抗する薬物は，静穏作用などレセルピンのもつ中枢作用を抑制する）を有する化合物 PF–257 などが見いだされ，1,2–ベンズイソキサゾール誘導体はインドール環の生物学的等価体として有効であり，実際に脳内に移行して作用していることが示唆された.

ゾニサミドは，3 位に置換基を有する 1,2–ベンズイソキサゾール誘導体の合成の過程で見いだされた. 1,2–ベンズイソキサゾリル–3–酢酸（*1*）をクロロスルホン酸によりスルホン化すると，ベンジル位メチレンのスルホニル化に続き脱炭酸が進行する. これをアンモニアで処理すると，5 位がスルホンアミド化された二つの化合物（*2*），（*3*）と，3 位側鎖のみがアミノスルホニル化された化合物（ゾニサミド）の混合物を与える（図 8・4）. これらのなかで，ベンゼン環上が修飾された化合物は全く薬理作用を示さなかったのに対して，ゾニサミドは強い電撃痙攣抑制作用を示した[2),3)].

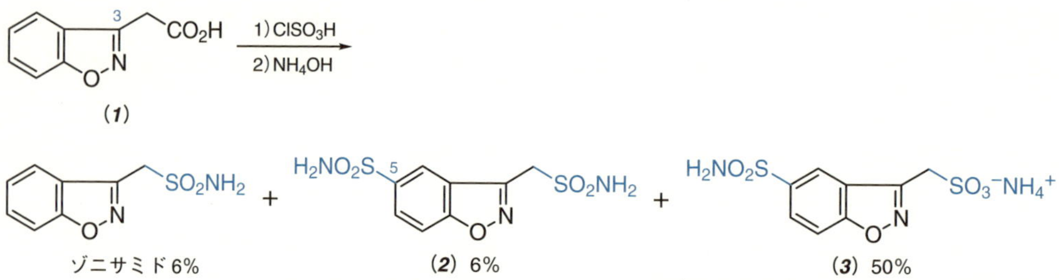

図 8・4　1,2-ベンズイソキサゾリル-3-酢酸の誘導化

さらなる構造活性相関研究の結果，スルホンアミド窒素上にアルキル鎖が置換すると抗痙攣作用は減弱し，またスルホンアミドまでのメチレン鎖の増加によっても減弱が認められた（図8・5）．ベンゼン環上の置換基については，5位ハロゲンの導入によって抗痙攣作用は増強されるが，副作用も強くなる．以上の構造活性相関をもとに，ゾニサミドが最終化合物として選定された．

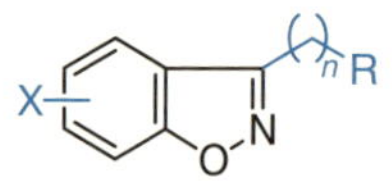

R: $SO_2NH_2 > SO_2NHCH_3 > SO_2NHC_2H_5 = SO_2N(CH_3)_2 > SO_2NH\text{-}i\text{-}C_3H_7$
X: $H < 5\text{-}F = 5\text{-}Cl = 5\text{-}Br$
n: $1 > 2 > 3$

図 8・5　抗痙攣作用に関する構造活性相関

ゾニサミドは，工業的には図8・6に示した4段階で合成される．まず，4-ヒドロキシクマリン (**4**) とヒドロキシルアミンとの反応により1,2-ベンズイソキサゾリル-3-酢酸 (**1**) を得ている．続いて，クロロスルホン酸-1,4-ジオキサン錯体を用いた条件に付すと，活性メチレン部位のスルホニル化に続いて脱炭酸が進行し，水酸化ナトリウムで処理してナトリウム塩 (**5**) としている．最後に，オキシ塩化リンとの反応により得られたスルホニルクロリド (**6**) とアンモニアとの縮合によりゾニサミドを合成している．

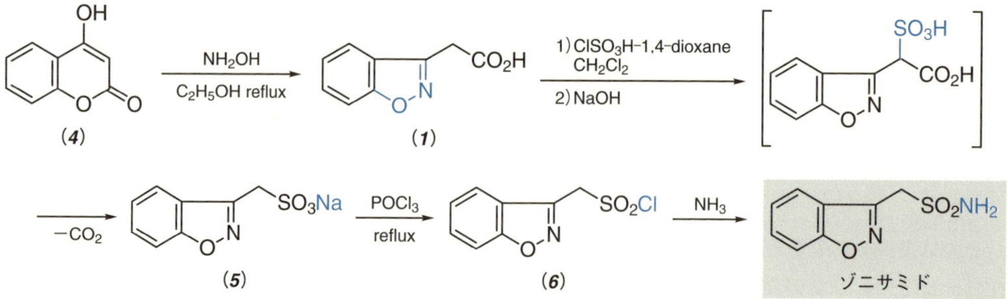

図 8・6　ゾニサミドの合成法

8・3　ドロキシドパ

パーキンソン病は，安静時振戦，筋固縮，動作緩慢，姿勢保持反射障害などの運動障害をおもな症状とする神経変性疾患である．パーキンソン病に対する薬物療法の開発には，神経伝達物質であるカテコールアミンの生合成経路の解明（図8・7）が基盤となっている．パーキンソン病は，中脳の黒質緻密質のドパミン分泌細胞の変性によりドパミン〔4-(2-アミノエチル)ベンゼン-1,2-ジオール〕が欠乏して発症する．1960年代に開発された L-DOPA 療法は，症状の改善にはドパミンの補充が必要

であり，ドパミン自体は血液-脳関門を透過できないため，脳内で芳香族 L-アミノ酸脱炭酸酵素（aromatic L-amino acid decarboxylase: AADC）によって脱炭酸されてドパミンになるドパミン前駆体を投与し脳内でドパミンへと変換させるという考え方がもととなっている．

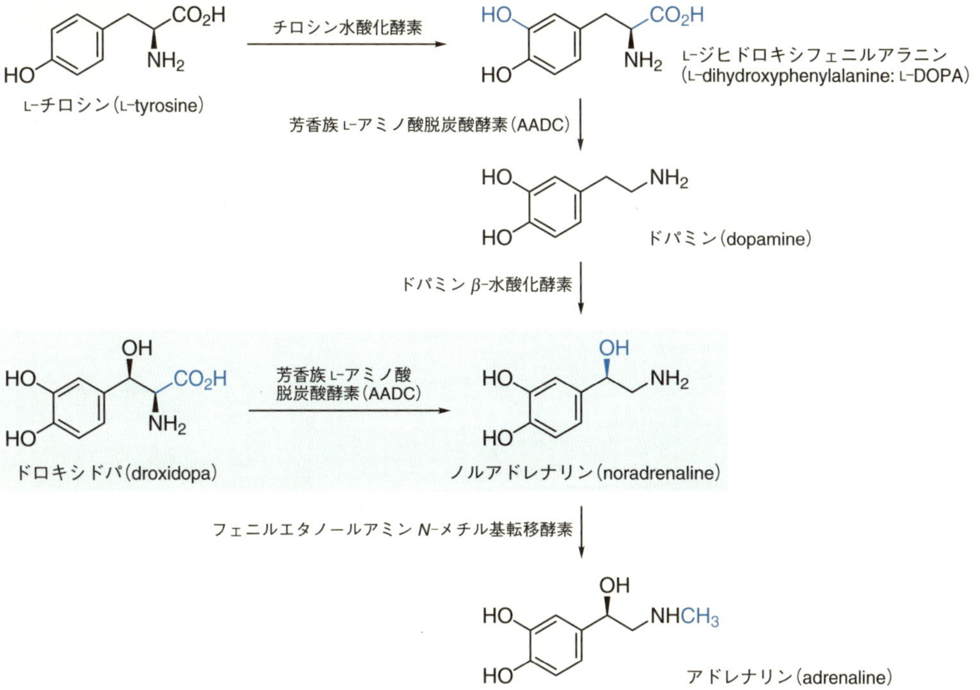

図 8・7　カテコールアミン類の生合成経路

また，パーキンソン病では，ノルアドレナリン（ノルエピネフリン）の不足により立ちくらみやすくみ足などの症状が出ることがある．これに対して有効な化合物として，AADC により脱炭酸され，天然型のノルアドレナリンに変換される合成アミノ酸の一種である L-threo-3,4-ジヒドロキシフェニルセリン（L-threo-DOP，一般名 ドロキシドパ，図 8・8）が住友製薬（現 大日本住友製薬）により開発され 1989 年に承認された．本化合物は，経口投与により持続的にノルアドレナリンを生成する[4]．

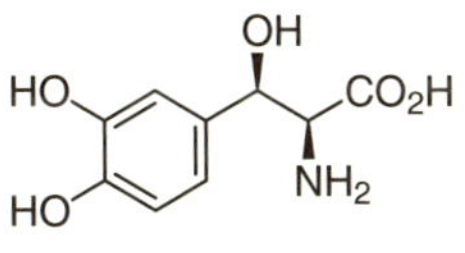

図 8・8　ドロキシドパ（droxidopa）の構造

まず，初期段階の基礎的な薬理学研究において，4 種類存在する立体異性体（L-トレオ体，D-トレオ体，L-エリトロ体，および D-エリトロ体）の薬理活性評価が行われ，L-トレオ体が天然型のノルアドレナリンの前駆体であること，また，D-トレオ体は AADC に対して非競合的阻害活性を示すことが明らかにされた．したがって，4 種の立体異性体のうち，L-トレオ体を選択的に与える合成法の開発が必要であった．

本化合物のジアステレオ選択的合成法は，1954 年米国 Merck（メルク）社により，また，4 種のすべての立

体異性体を区別した合成法が，1975 年 F. Hoffmann-La Roche 社により報告されている．図 8・9 および図 8・10 に住友製薬が開発した工業的合成法を示した．合成上の課題は，いかに L-トレオ体のみを選択的に得るのかという点と，空気酸化されやすいカテコール部分の保護-脱保護の 2 点であった．

住友製薬では，ジアステレオ選択的なアルドール反応と光学分割の組合わせにより，望みの L-トレオ体を合成している．このプロセスでは，不要の D-トレオ体を DL-トレオ体に変換して再利用することに成功している点が興味深い[5]．

まず，ピペロナール（**7**）とグリシン（**8**）のアルドール反応（第Ⅱ部 No.2 参照）と再結晶操作により，トレオ選択的にアルドール成績体（**9**）を得ている（図 8・9）．続いて，N-エトキシカルボニルフタルイミド（**10**）によりアミノ基を保護した後に，ノルエフェドリンを用いてフタルイミド（**11**）を L-トレオ体（**12**）と D-トレオ体（**13**）に光学分割している．L-トレオ体（**12**）のカテコール部分のメチレンジオキシ基とフタロイル基を，それぞれ，エタンチオールと塩化アルミニウムを用いる藤田栄一，冨士薫らの条件と，ヒドラジンにより段階的に脱保護しドロキシドパへと導いている．

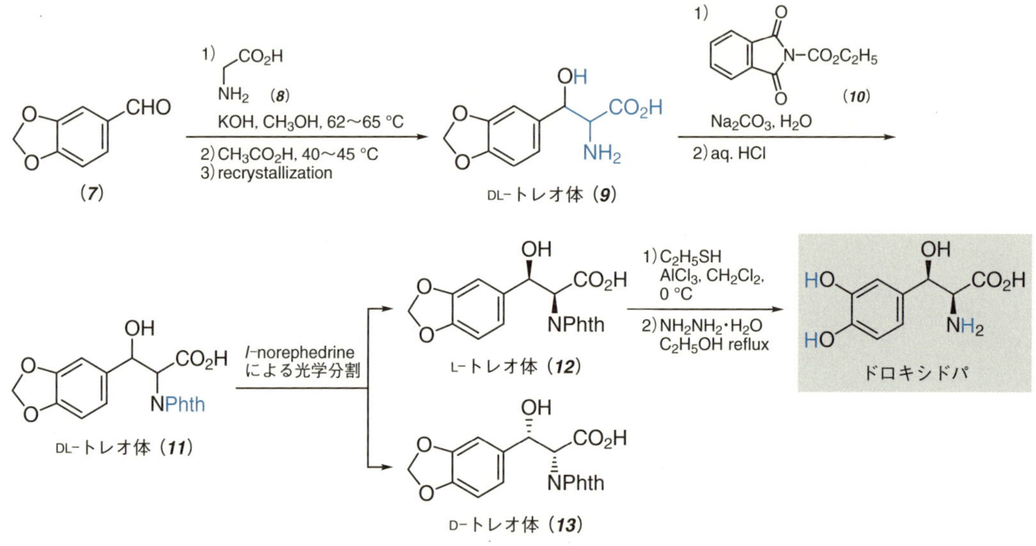

図 8・9 ドロキシドパの合成法

一方，得られた D-トレオ体（**13**）のフタロイル基を除去した（**14**）を塩基性条件下ピペロナール（**7**）と Schiff 塩基を形成する条件に付し，高い収率で DL-トレオ体（**15**）を得ることに成功している（図 8・10）．興味深いことに，DL-エリトロ体から得られる Schiff 塩基（**16**）を触媒量加えると選択性が逆になり，DL-エリトロ体が高選択的に得られる（図 8・11）．本異性化の機構としては，Schiff 塩基の形成の後，レトロアルドール反応，アルドール反応を経ると説明されている．

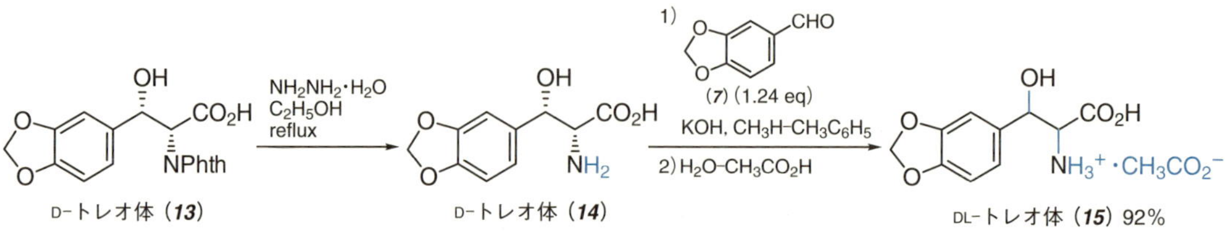

図 8・10 D-トレオ体の DL-トレオ体への変換

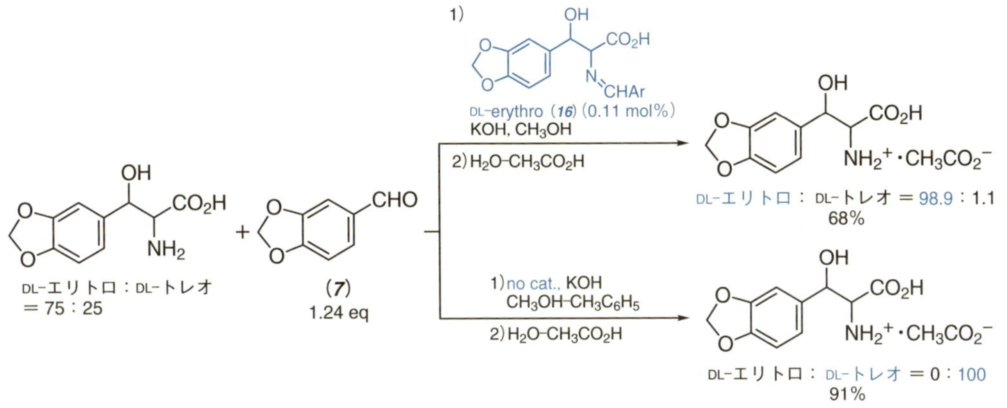

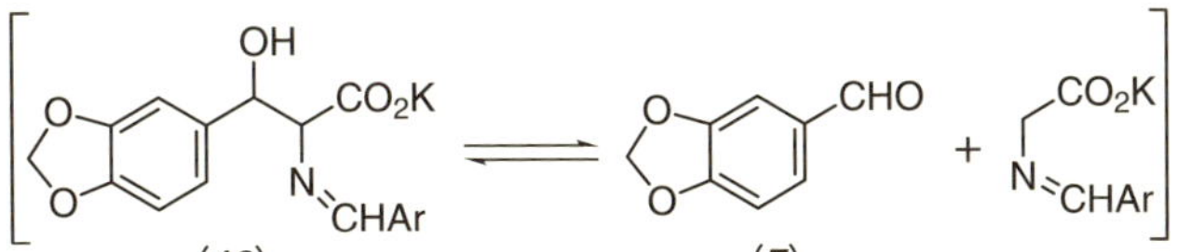

図 8・11 D-トレオ体ラセミ化の機構

8・4 ドネペジル塩酸塩

アルツハイマー病は進行性の認知症であり，全世界で1000万人もの患者がいるといわれている．その症状は，記憶力や学習能力が低下する第一期に始まり，加えて視空間認知や見当識障害などの高次機能障害が現れる第二期へと進行する．この段階では，空間や場所の見当がつかなくなり自宅にも帰れなくなるほか，妄想，幻覚，徘徊などがみられる．そして第三期では，寝たきりの状態になり最終的に死に至る．病理学的には，脳の萎縮や大脳皮質のアミロイドβタンパク質の凝集による老人斑がみられる点が特徴的である．未だ原因がはっきりしておらず，根本的な治療法が確立されていない．

代表的なアルツハイマー病の原因としてはコリン仮説（脳内コリン作動性神経の機能低下を原因とする説）とアミロイド仮説（脳内におけるβアミロイド沈着を原因とする説）が提唱されている．エーザイにより開発されたドネペジル塩酸塩（図8・12）はこれらのうちコリン仮説をもとに開発された薬剤である．ドネペジル塩酸塩は症状の初期で投与すると進行を遅らせることに有効であり，現在世界中で利用されている[6]．

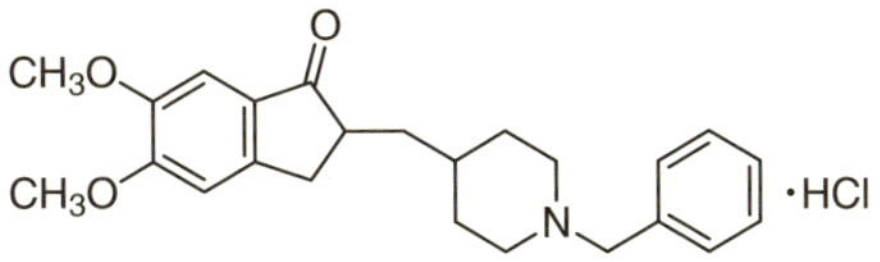

図 8・12 ドネペジル塩酸塩 (donepezil hydrochloride) の構造

アセチルコリン（ACh）は神経伝達物質であり，興奮が電気信号で伝えられると神経末端のシナプス前細胞よりシナプス間隙に放出され，シナプス後細胞にある受容体に結合し情報を伝える（図8・13）．放出されたAChは，アセチルコリンエステラーゼ（AChE）によってコリンと酢酸に分解され，コリンの一部はシナプスから回収されてAChへと再利用される．アルツハイマー病では，脳内のACh量の減少がみられるため，AChEの酵素活性を阻害することによりAChの分解を抑えれば，ア

ルツハイマー病の記憶障害を改善できるのではないかと考えられた．

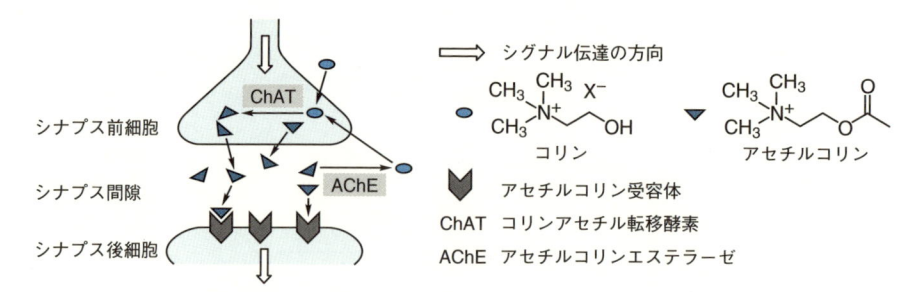

図 8・13 コリン仮説とドネペジル塩酸塩の作用機序

上記仮説をもとに，弱いながら AChE 阻害作用を示すピペラジン誘導体 (**17**) をシード化合物として構造展開が行われた (図8・14)．ピペラジン環をピペリジン環に変換した化合物 (**18**) の AChE 阻害活性が約 40 倍向上した．また，エーテル結合のかわりにアミド結合をもつ化合物 (**19**) が強い活性をもつことを見いだした．次に，ベンズアミドのパラ位にベンジルスルホニル基を導入し N-メチルアミドとした (**20**) では，活性がさらに 100 倍程度向上した．しかしながら，(**20**) はきわ

図 8・14 ドネペジルの構造活性相関 1．数値はラット脳由来の AChE に対する 50％阻害濃度 (IC_{50}).

めて強い AChE 阻害活性を有するものの，体内動態に問題があり，この点を改善すべくさらなる構造展開が行われた (図8・15)．中程度の AChE 阻害活性を示す化合物 (**21**) のアミド基窒素原子とベンゼン環の間をメチレンで架橋したイソインドリノン誘導体 (**22**) を合成したところ，阻害活性がかなり向上した．また，アミドの窒素原子を炭素原子で置き換えたケトン体 (**23**) でもある程度活性が保持されたことから，(**22**) のイソインドリノン環をインダノン環に変換し，阻害活性を向上させた．インダノン誘導体 (**24**) のインダノン環とピペリジン環間の炭素数やインダノン環上の置換基を検討し，最終的にドネペジルの構造へと至っている．開発に成功したドネペジルは，血中濃度消失半減期の長さ，生体利用率の高さや脳移行性も良好であり，また，AChE の阻害剤の開発で問題となる，末梢組織に多く発現しているブチリルコリンエステラーゼ (BuChE) との選択性にも優れていた．

ドネペジル塩酸塩の初期の合成経路を図8・16 に示す．まず，N-ベンジルピペリドン (**25**) を Wittig 反応 (第Ⅱ部 No. 9 参照) に付してエノールエーテルを得た後，酸性加水分解によって1炭素

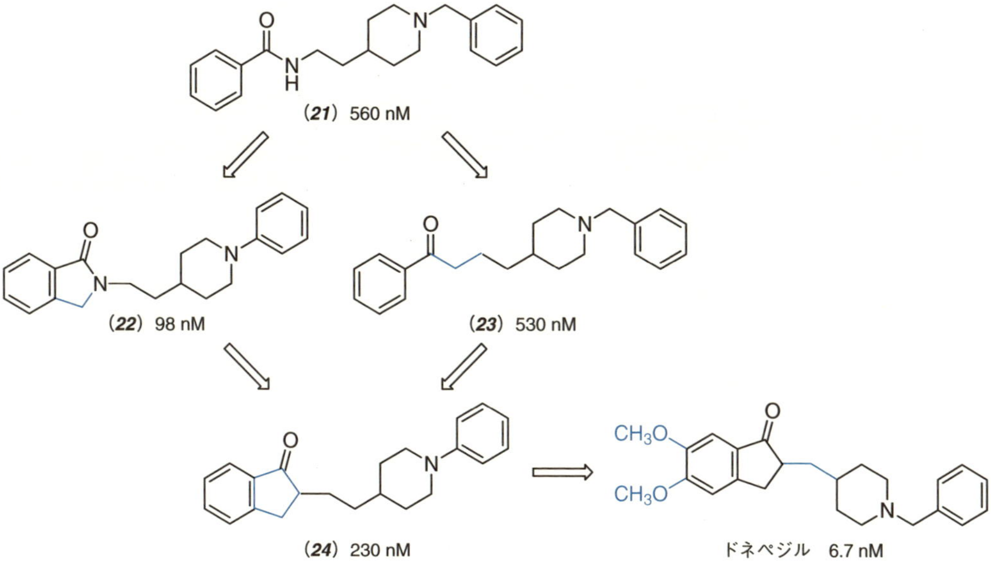

図 8・15 ドネペジルの構造活性相関2. 数値はラット脳由来のAChEに対する50％阻害濃度（IC_{50}）.

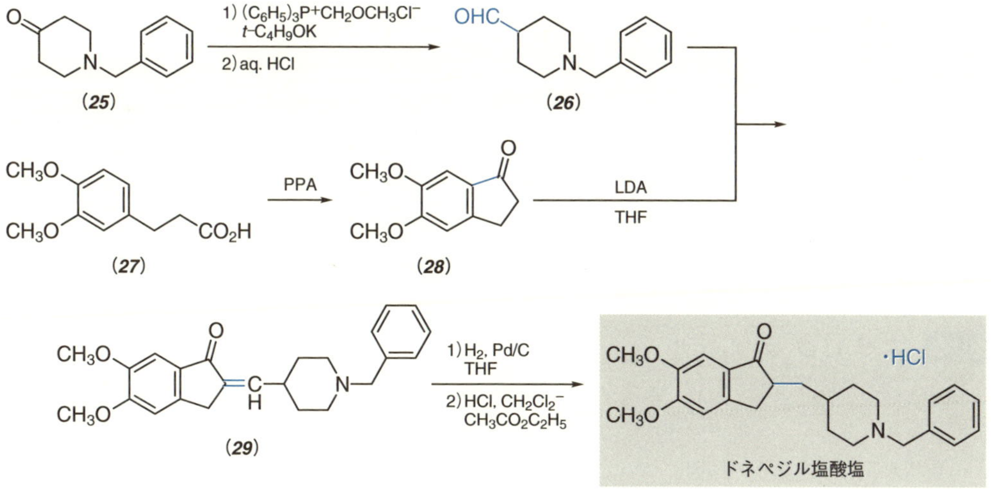

図 8・16 ドネペジル塩酸塩の合成法

増炭を行い，アルデヒド（26）とする．続いて，（3,4-ジメトキシフェニル）プロピオン酢酸（27）の分子内 Friedel-Crafts アシル化（第Ⅱ部 No.17 参照）により得られるインダノン（28）とのアルドール縮合（第Ⅱ部 No.2 参照）によりエノン（29）を得ている．最後に，パラジウム炭素存在下接触還元（第Ⅱ部 No.48 参照）を経て，ドネペジル塩酸塩としている．なおドネペジルには不斉炭素が存在するが，生体内で速やかにエピマー化することが判明したので，ラセミ体として開発された．第１工程の１炭素増炭反応を伴うアルデヒドへの変換については，Wittig 反応剤が高価であることから，対応するエステル（30）の部分還元による別法が検討されている（図8・17）[7]．ここで問題となったのは，いかにアルデヒドを選択的に得るのかである．還元剤としては，低温下で反応を行う必要がなく，また工業的スケールへの適用性の観点から，実験室で頻用される水素化ジイソブチルアル

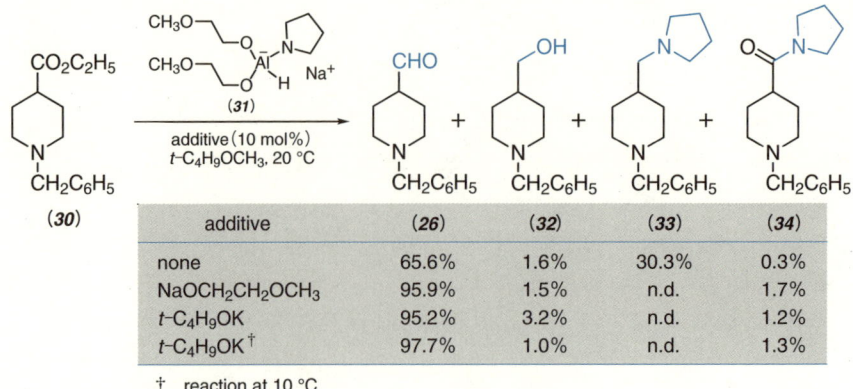

図 8・17 Red-Al® とピロリジンを用いたエステルの還元

ミニウムにかわり，水素化ナトリウムビス(2-メトキシエトキシ)アルミニウム（Red-Al®）とピロリジンから調製した還元剤（**31**）が選択された．まず，還元剤のみを用いて反応を行ったところ，望みのアルデヒド（**26**）は中程度の収率で得られたもののピロリジンに由来する第三級アミン（**33**）が副生した．そこで，種々の添加剤を検討した結果，触媒量のアルコキシドの添加が有効であることがわかり，カリウム *t*-ブトキシドを加えると，ほぼ定量的にアルデヒド（**26**）が得られることを見いだしている．Red-Al® 自体は 3 価のアルミニウムヒドリド種とアート型錯体との平衡混合物として存在しているが，アルコキシドの添加により，アート型錯体へと平衡をずらす働きがあると説明されている．

8・5 アリピプラゾール

統合失調症では，不眠や幻覚，妄想などの陽性症状，意欲の低下や他者との意志の疎通が困難になる陰性症状，さらに，記憶力や整理能力に問題が生じる認知障害の大きくわけて 3 種のうち，いくつかの症状が現れる．発病の原因については，遺伝的要因，生化学的要因を含め多くの説が提唱されているが，正確な原因は解明されていない．そのなかでも，ドパミン仮説は，中脳辺縁系におけるドパ

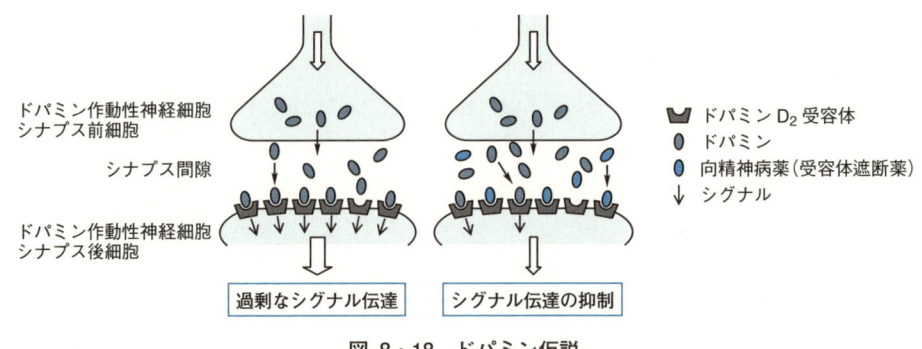

図 8・18 ドパミン仮説

ミンの過剰が，陽性症状に関与しているというものであり，ドパミンの放出を促進させるアンフェタミンなどの覚せい剤が陽性症状でみられる幻聴や妄想を起こすことや，ドパミン D_2 受容体遮断作用をもつ向精神病薬が陽性症状に有効であることからも支持されている（図8・18）．

ドパミン D_2 受容体遮断薬には，フェノチアジン系，ブチロフェノン系，ベンズアミド系，イミノベンジル系など構造上の特徴から分類されている（図8・19）．ドパミン D_2 受容体とともにセロトニン受容体5-HT_{2A} を遮断するものは，陽性陰性の両症状に有効であり，セロトニン-ドパミン拮抗薬（serotonin-dopamine antagonist: SDA）とよばれている（図8・20）．構造的には，芳香環をもつピペラジン環やピロリジン環がメチレン鎖を介してもう一つの2環系ユニットと結合した特徴を有する．

フェノチアジン系

クロルプロマジン塩酸塩
（chlorpromazine hydrochloride）

ブチロフェノン系

ハロペリドール
（haloperidol）

イミノベンジル系

クロカプラミン塩酸塩水和物
（clocapramine hydrochloride hydrate）

ベンズアミド系

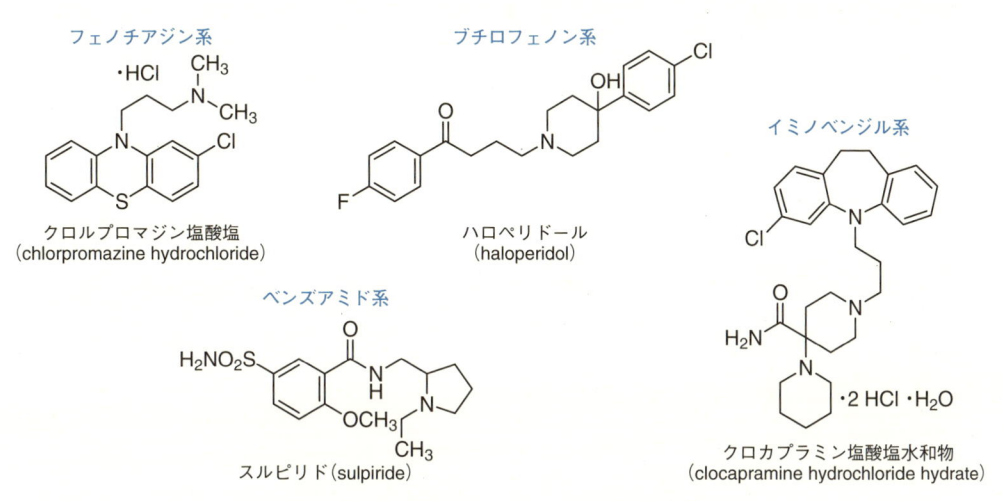

スルピリド（sulpiride）

図 8・19 代表的なドパミン D_2 受容体遮断薬

リスペリドン
（risperidone）

ペロスピロン塩酸塩水和物
（perospirone hydrochloride hydrate）

図 8・20 セロトニン-ドパミン拮抗薬

アリピプラゾール（図8・21）は大塚製薬が創製，大塚製薬とBristol-Myers Squibb（ブリストル マイヤーズ スクイブ）社によって共同開発され，2002年に販売が開始された[8]．本薬剤は構造的にはSDAと類似性を有するものの，薬理学的には従来のドパミン D_2 受容体遮断薬およびSDAとは異なる特徴を有し，ドパミン D_2 受容体に対して部分アゴニスト（受容体に結合してアゴニスト活性を示すが，完全なアゴニストより活性が

図 8・21 アリピプラゾール（aripiprazole）の構造

8. 中枢神経系用薬

低い化合物）として働く．すなわち，脳内のドパミンが過剰の状態のときにはアンタゴニストとして働いて陽性症状を改善し，一方，ドパミンが不足しているときには，逆にアゴニストとして働き陰性症状を改善する．このような働きで脳内のドパミン作動系を安定化させることから，ドパミン・システム・スタビライザー（dopamine system stabilizer: DSS）とよばれ，第三世代の統合失調症治療薬に分類される．さらに，多くの向精神病薬が示す錐体外路症状とよばれる動作障害等の副作用をほとんど示さない点も利点である．

　アリピプラゾールの開発は，シナプス前細胞に存在するドパミン受容体である自己ドパミン受容体に対してアゴニスト活性を示し，同時にシナプス後細胞上のドパミン受容体に対して弱いアンタゴニスト活性を示すOPC-4392（図8・22）の発見が契機となっている．続いて，自己ドパミン受容体アゴニスト活性は陰性症状の改善に有効であり，逆に，シナプス後細胞上のドパミン受容体のアンタゴニストは陽性症状の改善に効果を発揮するのではないかとの仮説をもとに，これら両者の活性をあわせもつ化合物の探索研究が行われた．

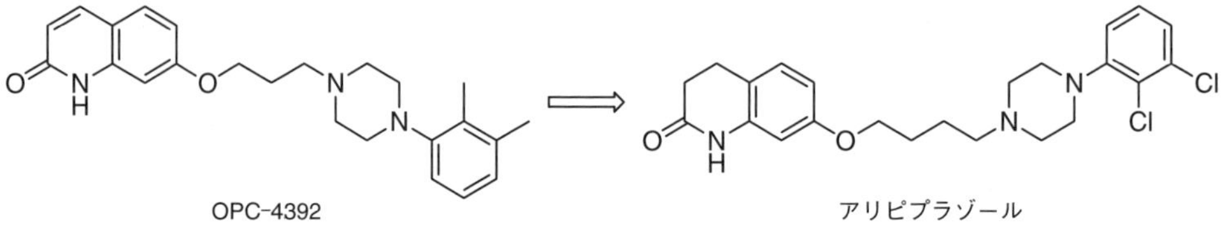

図 8・22　OPC-4392 をもとにした構造最適化

　その結果，シナプス後細胞上に存在するドパミン受容体のアンタゴニスト活性には，二つのユニット間に4メチレン鎖を有し，ピペラジン環上のベンゼン環は2位と3位に一つまたは二つの置換基を有すること，また，3,4-ジヒドロ-2(1H)-キノリノン骨格の置換位置は7位であることなどの構造条件が明らかとなった．これらの条件を満たす化合物のなかから，シナプス後細胞上のドパミン受容体のアンタゴニスト作用とのバランスのよいアリピプラゾールが選択された．

　アリピプラゾールの合成法を図8・23に示した[8]．2,3-ジクロロアニリン（**35**）とジエタノールアミンとを濃塩酸中，水を溜去しながら反応させ，ピペラジン誘導体（**36**，第II部 No.63参照）としている．このものと，7-ヒドロキシ-3,4-ジヒドロ-2(1H)-キノリノン（**37**）を1,4-ジブロモブタンでアルキル化した中間体（**38**）とを反応させ，目的のアリピプラゾールを得ている．なお，7-ヒドロキシ-3,4-ジヒドロ-2(1H)-キノリノン（**37**）のアルキル化では，1,4-ジブロモブタンをフェノールに対して3当量用いることでジアルキル化生成物の副生を抑制している．

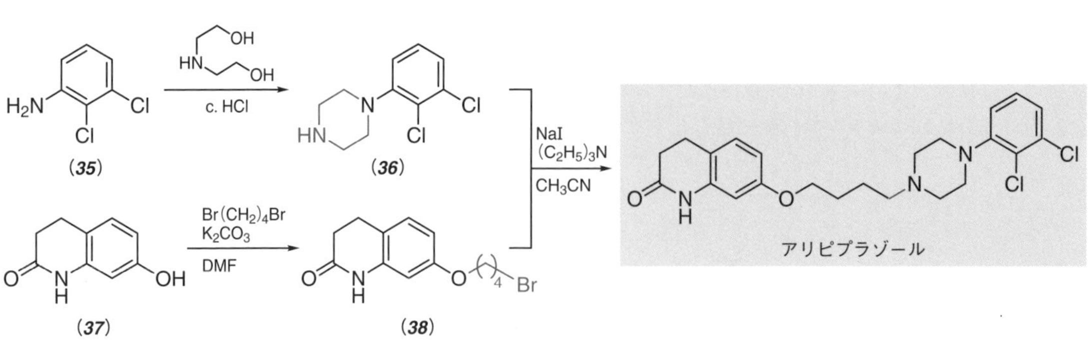

図 8・23　アリピプラゾールの合成法

8・6 塩酸ベンラファキシン

うつ病は，感情障害の一つであり抑うつ気分や興味，喜びの喪失がおもな症状である．原因については複数の説が提唱されており，その一つがモノアミン仮説である．セロトニンおよびノルアドレナリン神経系において，シナプス前細胞から放出されたモノアミン系神経伝達物質であるセロトニンまたはノルアドレナリンのうち，過剰分はトランスポーター（輸送体）によって再取込みされることでシナプス間隙のモノアミン量が一定に保たれるようになっている．しかし，うつ病ではシナプス間隙における神経伝達物質の量が低下していると考えるのがモノアミン仮説である．

これまで，うつ病の症状を改善することを目的として，さまざまな抗うつ薬が開発されている（図8・24）．比較的初期に開発されたのが，三環系抗うつ薬や四環系抗うつ薬であり，セロトニンやノルアドレナリンの取込みを阻害してシナプス間隙におけるこれらの濃度を高める作用がある．しかし，選択性が十分ではなく，アセチルコリンの受容体にも作用して抗コリン作用とよばれる副作用を示すことがある．一方で，選択的セロトニン再取込み阻害薬〔selective serotonin reuptake inhibitor: SSRI，図8・25(a)〕およびセロトニン-ノルアドレナリン再取込み阻害薬〔serotonin-noradrenaline reuptake inhibitor: SNRI，図8・25(b)〕は，シナプス前細胞末端のセロトニントランスポーターおよびセロトニンとノルアドレナリン両方のトランスポーターにそれぞれ特異的に結合し，対応する神経伝達物質のシナプス間隙間の濃度を高め，抗うつ作用を示すと考えられている．選択性が高いため，一般に副作用は三環系，四環系に比べて弱いとされている．

三環系　　　　　　　四環系　　　　　　　SSRI

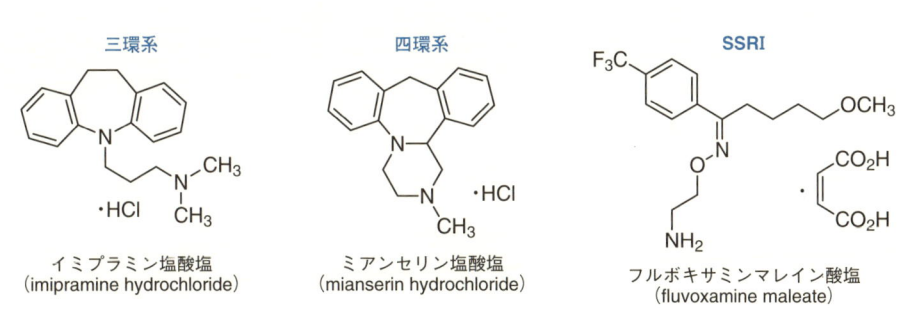

イミプラミン塩酸塩　　ミアンセリン塩酸塩　　フルボキサミンマレイン酸塩
(imipramine hydrochloride)　(mianserin hydrochloride)　(fluvoxamine maleate)

図 8・24　代表的な抗うつ薬

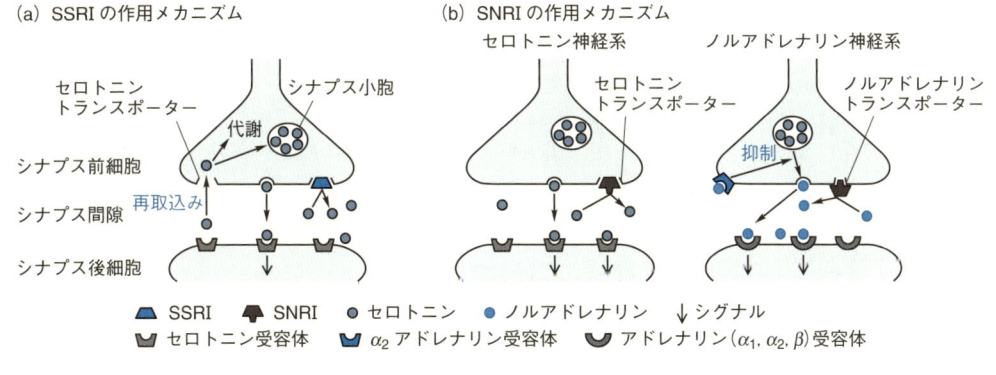

(a) SSRI の作用メカニズム　　(b) SNRI の作用メカニズム

図 8・25　SSRI および SNRI の作用機序

Wyeth 社により開発された塩酸ベンラファキシンは，シナプスにおけるセロトニンとノルアドレナリンの再取込みを阻害することで，これらの神経伝達物質の濃度を増加させることにより症状を改

善するSNRIの一つである．オピエートの一つであるシラマドールの構造展開を目的として開発が開始されたが，覚醒剤であるガムフェキシンとの構造類似性から，その後抗うつ薬としての開発に方針転換された経緯がある（図8・26）[9]．

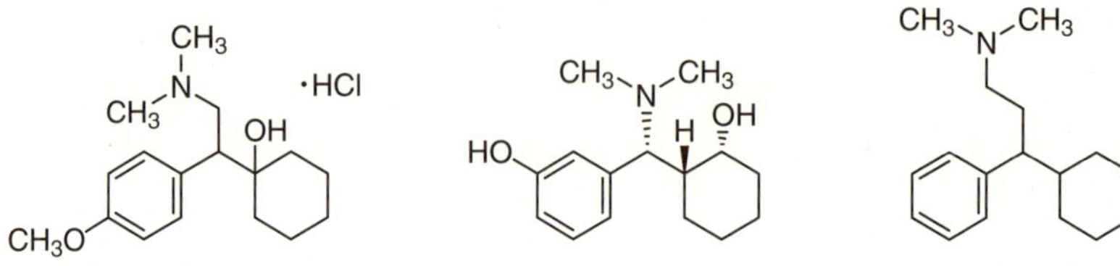

塩酸ベンラファキシン ラセミ体　シラマドール (ciramadol)　ガムフェキシン (gamfexine)

図 8・26　塩酸ベンラファキシンと関連化合物

塩酸ベンラファキシンの合成法を図8・27に示す．まず，(4-メトキシフェニル)アセトニトリル(***39***) からLDAにより調製したアニオンをシクロヘキサノンに1,2付加させ，得られたシアノアルコール体 (***40***) をRh-アルミナを用いた接触還元（第II部No. 48参照）により第一級アミン (***41***) としている．続いて**Eschweiler-Clarke反応**により，第四級アンモニウム塩の生成を防ぎながら，選択的*N,N*-ジメチル化を行っている．得られたベンラファキシンは，塩酸塩にして合成を完了する．ラセミ体であるベンラファキシンは，光学分割により*S*の絶対配置を有する（+)体と*R*の絶対配置を示す（−)体に分割することができる．それぞれを*in vitro*評価で比較すると，(*S*)-(+)体が（*R*)-(−)体に対しノルアドレナリンの再取込み阻害作用では1/4程度の活性を示し，セロトニン再取込み阻害作用では逆に2倍程度強い[9]．塩酸ベンラファキシンはラセミ体で開発され，大型医薬品となっている（2010年の世界医薬品売上げ統計の65位）．

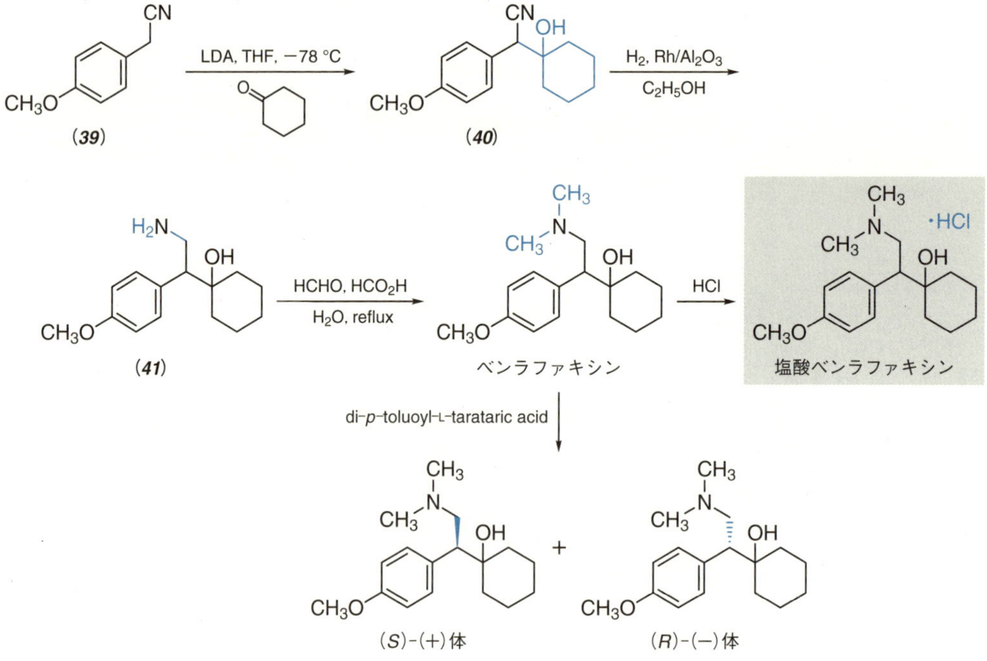

図 8・27　塩酸ベンラファキシンの合成法

引用文献

1) 清水當尚, 宇野 準, 伊藤継孝, 増田義信, 黒川美貴雄, 薬学雑誌, **116**, 533(1996).
2) H. Uno, M. Kurokawa, *Chem. Pharm. Bull.*, **26**, 3498(1978).
3) H. Uno, M. Kurokawa, Y. Masuda, H. Nishimura, *J. Med. Chem.*, **22**, 180(1979).
4) 勝部純基, 楢林博太郎, 林 昭, 田中千賀子, 鈴木友和, 薬学雑誌, **114**, 823(1994).
5) 下重 孝, 島児孝三, 大橋尚仁, 特開平 2-225480.
6) 杉本八郎, "創薬化学－有機合成からのアプローチ－", p.197, 北 泰行, 平岡哲夫編, 東京化学同人(2004).
7) T. Abe, T. Haga, S. Negi, Y. Morita, K. Takayanagi, K. Hamamura, *Tetrahedron*, **57**, 2701(2001).
8) Y. Oshiro, S. Sato, N. Kurahashi, T. Tanaka, T. Kikuchi, K. Tottori, Y. Uwahodo, T. Nishi, *J. Med. Chem.*, **41**, 658 (1998).
9) J. P. Yardley, G. E. M. Husbands, G. Stack, J. Butch, J. Bicksler, J. A. Moyer, E. A. Muth, T. Andree, H. Fletcher, III, M. N. G. James, A. R. Sielecki, *J. Med. Chem.*, **33**, 2899(1990).

9 頻尿治療薬と排尿障害治療薬

ムスカリン受容体拮抗薬と
アドレナリン α_1 受容体拮抗薬

9・1 はじめに

　排尿は人間にとって不可欠な生理機能であるにもかかわらず，その障害についてはこれまであまり病気としては認識されていなかった．その原因については"歳をとれば当たり前"，"それほど困ってはいない"，"相談するのが恥ずかしい"などの理由があげられる．2003 年に日本排尿機能学会が行った疫学調査によると，推定人口 6640 万人といわれる 40 歳以上の男女のうち，週 1 回以上の尿意切迫感と 1 日 8 回以上の頻尿の両症状を有する人は，810 万人と推定された[1]．また 30 歳以上の女性の 3 人に 1 人は，尿失禁に悩んでいると推察されており，さらに 55 歳以上の男性の 5 人に 1 人は，残尿感，頻尿，尿勢低下の症状を示す前立腺肥大の兆候がみられるといわれている．若いときには健康的な日常生活を送り，排尿障害ということに無縁であっても，年齢を重ねるにつれ体のいろいろな場所に老化現象による障害が現れてくることは誰にも避けられない事実である．若くて元気な間に加齢による老化現象に備え，ふだんは気にすることのない排尿障害についてよく理解しておくことが大切ではないだろうか．

　尿は腎臓で生成され，尿管を通って膀胱に運ばれ蓄積される．膀胱に尿がみたされた後，尿道を通って体外に排泄される．膀胱は膀胱平滑筋により弛緩，収縮が起こり，さらに膀胱の出口では尿道を取囲むように存在する膀胱頸部平滑筋が，弛緩，収縮を制御している（図 9・1）．また §9・3 で述べるように，男性には尿道を取囲むようにクルミ大（成人男性では横径 3.5 cm，前後径 2.5 cm，尿道に沿った長さは 3 cm 程度）の大きさの前立腺という内部性器が存在する．この前立腺の内部にも平滑筋が存在し，収縮することにより尿道を圧迫して尿漏れを防いでいる．また射精時にも前立腺の平滑筋が収縮することにより尿道への尿の流れを止め，同時に膀胱内への精液の逆流を防いでいる．これらの筋弛緩，収縮は骨盤神経（副交感神経系），下腹神経（交感神経系）および陰部神経

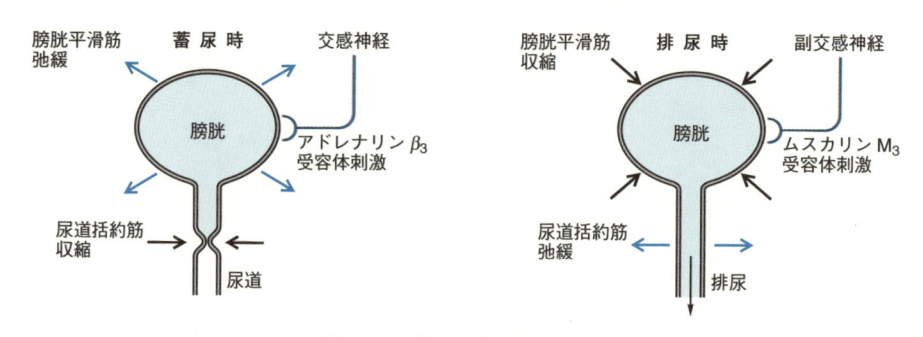

図 9・1　蓄尿と排尿調節機構

（体性神経系）に制御され，蓄尿と排尿を制御している[2]．すなわち，蓄尿時には交感神経活性亢進により膀胱平滑筋が弛緩するとともに，尿道括約筋が収縮して膀胱から尿が漏れないようにし，排尿時には副交感神経活性亢進により膀胱平滑筋が収縮するとともに，尿道括約筋が弛緩することで尿が排泄される．次節以降で述べるように，膀胱平滑筋収縮には副交感神経を介してムスカリン M_3 受容体が，弛緩には交感神経を介してアドレナリン β_3 受容体が関与している．

9・2 コハク酸ソリフェナシン

9・2・1 アセチルコリン受容体と過活動膀胱

膀胱の収縮は，副交感神経活性亢進に伴い，神経末端から放出される内因性リガンドであるアセチルコリンが，膀胱平滑筋のアセチルコリン受容体の一つであるムスカリン受容体に結合することによりひき起こされる（図9・2）．アセチルコリン受容体はGタンパク質共役型受容体（GPCR）ファミリーに属するムスカリン受容体とイオンチャネル型受容体ファミリーに属するニコチン受容体の二つに大きく分類される．アセチルコリン受容体は，下記のようにアセチルコリンにより刺激されるが，GPCRファミリーに属するアセチルコリン受容体は，さらにムスカリンにより刺激されることからムスカリン受容体，イオンチャネル型受容体ファミリーに属するアセチルコリン受容体は，ニコチンにより刺激されることからニコチン受容体とよばれている．ムスカリン受容体は，さらに M_1 から M_5 の五つのサブタイプに分類される（表9・1）．

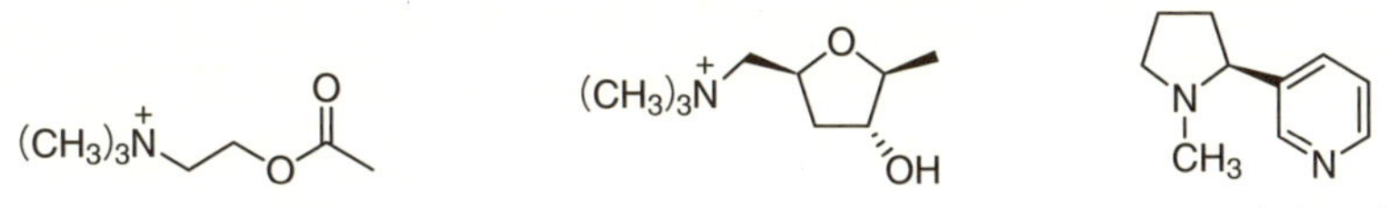

図 9・2　アセチルコリン受容体に作用する化合物

表 9・1　アセチルコリン受容体の分類

受容体ファミリー	内因性リガンド	受容体サブタイプ
イオンチャネル型	アセチルコリン	ニコチン受容体
Gタンパク質共役型	アセチルコリン	ムスカリン M_1 受容体 ムスカリン M_2 受容体 ムスカリン M_3 受容体 ムスカリン M_4 受容体 ムスカリン M_5 受容体

尿意切迫感を有し，通常は頻尿および夜間頻尿を伴う状態が過活動膀胱であり，膀胱の蓄尿障害である．過活動膀胱の発症原因には，複数の機序が関与していると考えられるため一つに特定することはできないが，膀胱に尿がたまった時の不随意な膀胱収縮がその発症原因の一つであると考えられている．したがって，膀胱収縮をひき起こす膀胱平滑筋の収縮を抑制することが，過活動膀胱による頻尿，尿失禁の治療に有効と考えられるようになった．このような背景のもと，1960年ころから欧米でムスカリン受容体拮抗薬の開発研究が始まった．

ムスカリン M_1 受容体は，おもに胃酸分泌や唾液分泌亢進作用，M_2 受容体は心臓における心拍数減少などの作用に関与しており，排尿時の膀胱収縮に関与しているのは，特に M_3 受容体であるということが明らかになった[3]．したがって，M_3 受容体拮抗薬を用いれば，膀胱収縮を抑えることが可

能となり，過活動膀胱の治療薬となるのではないかと考えられた．しかしながら，唾液分泌，腸管収縮，眼球における毛様体筋収縮作用も M_3 受容体を介しており，M_3 受容体拮抗薬の副作用として唾液分泌抑制による口の渇き，腸管収縮による便秘などの症状が問題となっていた．最初のムスカリン受容体拮抗薬として1975年にまず米国で排尿障害治療薬オキシブチニン塩酸塩が発売され，わが国ではヘキストジャパン（現 Sanofi-Aventis 社）が尿失禁，尿意切迫感，頻尿治療薬として開発し，1988年に承認，発売された．ついで1993年にプロピベリン塩酸塩（大鵬薬品）が発売され，2006年頃までこの二つの薬剤がおもに過活動膀胱の治療薬として用いられていたが，これらの薬剤は膀胱以外の臓器に存在する M_3 受容体にも作用していたことから，口の渇きなどの副作用が顕著に認められていた（図9・3）．

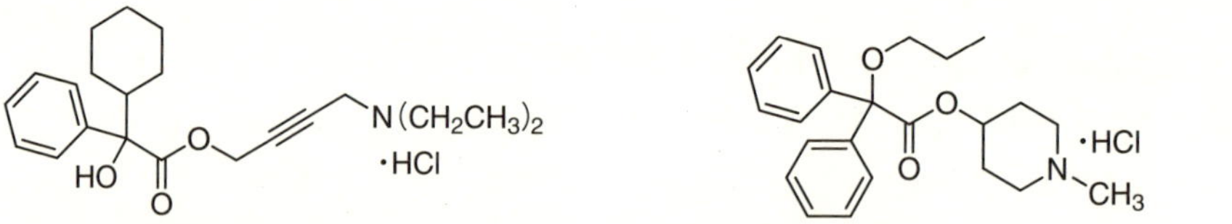

オキシブチニン塩酸塩（oxybutynin hydrochloride）　　プロピベリン塩酸塩（propiverine hydrochloride）

図 9・3　非選択的過活動膀胱治療薬

9・2・2　コハク酸ソリフェナシン

このような背景から，山之内製薬（現 アステラス製薬）の研究者らはムスカリン M_3 受容体選択的，さらに膀胱組織選択的な拮抗薬を見いだすことができれば，口の渇きが少ない頻尿治療薬を開発することができるのではないかという考えにもとづき，新規治療薬の研究を開始した[4]．研究の過程で彼らはYM-58790とYM-46303の二つの化合物が，それぞれ選択的にムスカリン M_3 受容体に拮抗作用を示すことを見いだした（図9・4）．

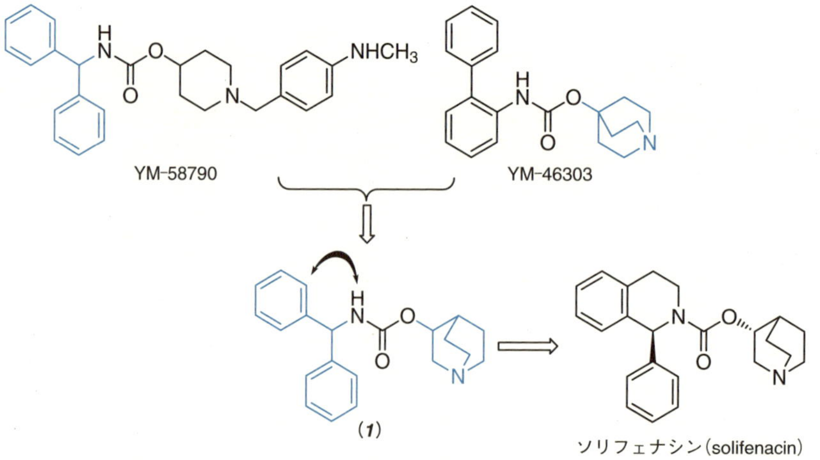

YM-58790　　YM-46303

(1)　　ソリフェナシン（solifenacin）

図 9・4　ソリフェナシンの化合物デザイン

そこでさらなる活性の向上を目的として，YM-58790の疎水性部位のベンズヒドリル基（青色）とYM-46303の塩基性部位であるキヌクリジン部位（青色）を，両化合物に共通のカルバマート基を介して結合させた化合物（**1**）をデザインした．しかし，この化合物（**1**）は M_2 受容体にも同時に拮抗作用を示し，選択性が消失した．分子モデリングを含む種々の考察から，この選択性消失の原因がベ

ンズヒドリル基の二つの芳香環部分の自由回転にあるのではないかと考え，ベンゼン環オルト位とカルバマート基の窒素原子の間で環化させることにより，コンホメーションを固定したイソキノリン化合物を新たにデザインした．さらにこの化合物の置換基，立体配置を最適化した結果，膀胱組織選択性を示すソリフェナシンを創出することに成功した[5]．コハク酸塩としたソリフェナシンは，過活動膀胱治療薬として2004年にヨーロッパ，2005年に米国，さらに2006年に日本において発売された．コハク酸ソリフェナシンとほぼ同時期に，同じく選択的ムスカリン受容体拮抗作用を有する酒石酸トルテロジン（Pfizer社），イミダフェナシン（杏林製薬）が日本で発売になり，これらの薬剤が現在，過活動膀胱治療薬として広く用いられている（図9・5）．

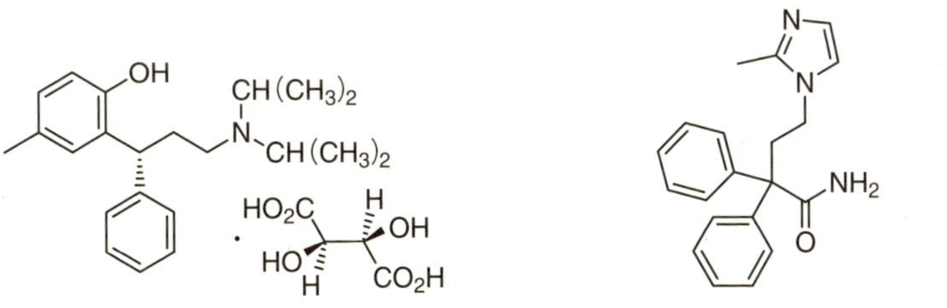

酒石酸トルテロジン（tolterodine tartarate）　　　イミダフェナシン（imidafenacin）

図9・5　選択的過活動膀胱治療薬

9・2・3　コハク酸ソリフェナシンの合成

フェネチルアミンをベンゾイル化して得たアミド（**2**）にオキシ塩化リン，五酸化二リンを用いたBischler-Napieralski反応（第Ⅱ部No.66参照）を行うことによりジヒドロイソキノリン体へと環化後，イミン部を水素化ホウ素ナトリウムで還元（第Ⅱ部No.50参照）し，ラセミ体のテトラヒドロ

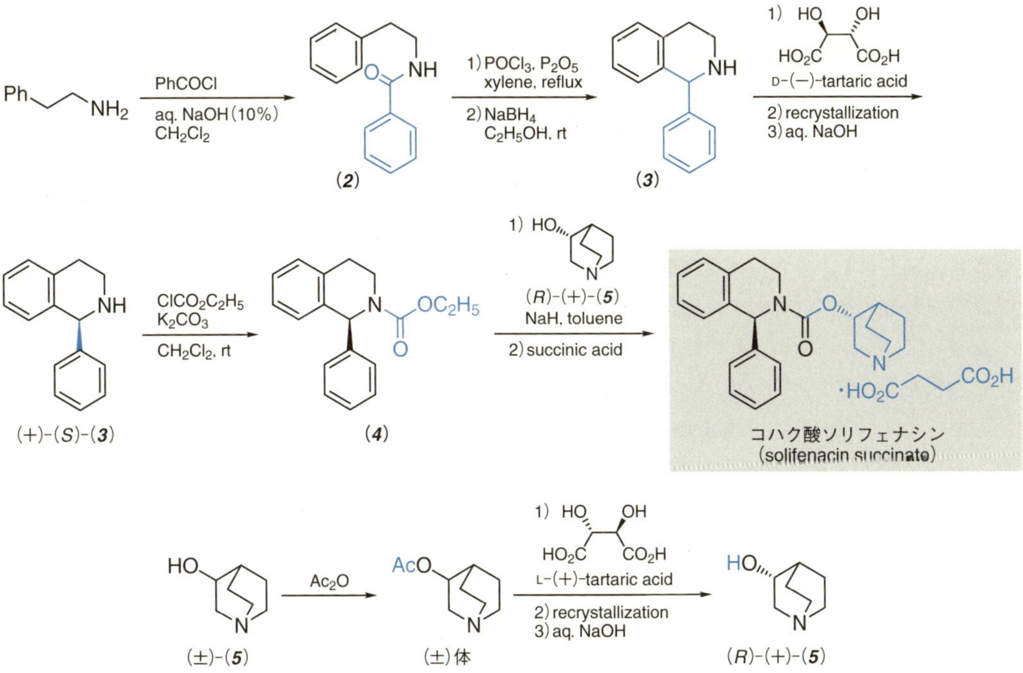

図9・6　コハク酸ソリフェナシンの合成法

イソキノリン体 (**3**) を合成する．この化合物を D-(−)-酒石酸を用いてジアステレオマー塩の混合物とした後，再結晶を繰返すことにより光学分割を行い，塩基性にすることにより光学的に純粋なテトラヒドロイソキノリン体 (+)-(*S*)-(**3**) を得る．クロロギ酸エチルでカルバマート体 (**4**) とし，最後に L-(+)-酒石酸を用いたラセミ体キヌクリジンアルコール (±)-(**5**) の光学分割により合成した (+)-(*R*)-(**5**) のナトリウムアルコキシドを反応させた後，コハク酸で塩としコハク酸ソリフェナシンを合成した (図 9・6)[4]．

9・3 タムスロシン塩酸塩

9・3・1 アドレナリン受容体と排尿障害

§9・1で述べたように，男性の泌尿器系には，女性に備わっていない前立腺という尿道を包込むようなクルミ大の大きさの器官が存在する．男性の場合，加齢による男性ホルモンの影響により，前立腺が肥大するといわれているが，未だその原因は詳細には解明されていない．前立腺が肥大することにより，前立腺に囲まれている尿道が強制的に圧迫され，狭くなることにより男性特有の排尿障害が生じ，排尿困難，尿勢低下，残尿感，頻尿などの症状が現れる．通常蓄尿時には尿道括約筋が収縮し尿漏れを防いでいるが，同時に前立腺の平滑筋も収縮することにより尿道を狭め，尿漏れを防ぐ働きを担っている．前立腺の平滑筋は自律神経系により制御されており，交感神経から分泌されるノルアドレナリンが，平滑筋細胞に存在するアドレナリン α_1 受容体に結合し，前立腺平滑筋を収縮させ，尿道を圧迫することにより尿の流出を抑えている (図 9・7)．

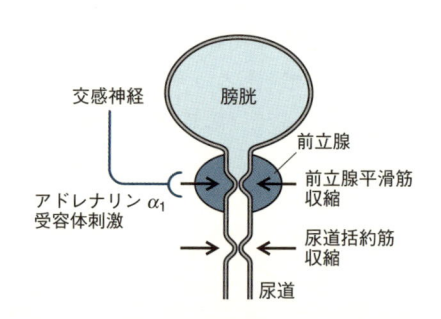

図 9・7 前立腺平滑筋刺激による尿道収縮

アドレナリン受容体もアセチルコリン受容体と同様 GPCR ファミリーに属しており，α と β の二つに大別される．さらに両者には α_1, α_2 および β_1, β_2, β_3 のタイプがそれぞれ存在し，α と β の両タイプともノルアドレナリンおよびアドレナリンが内因性のリガンドである (表 9・2)．α_1 受容体にはさらにいくつかのサブタイプが存在し，膀胱頸部平滑筋，尿道括約筋，前立腺平滑筋の収縮に重要な役割を担っている[6]．それらのうち，α_{1A} と α_{1D} 受容体が特に前立腺および尿道括約筋収縮に関与している[7]．したがって，前立腺肥大により尿道が圧迫され排尿困難を生じている場合，アドレナリン α_1 受容体の拮抗薬を用いれば，前立腺平滑筋を弛緩させることが可能であり，前立腺肥大に起因

表 9・2 アドレナリン受容体の分類

受容体ファミリー	内因性リガンド	受容体サブタイプ
G タンパク質共役型	ノルアドレナリンおよびアドレナリン	α_1 (α_{1A}, α_{1B}, α_{1D})
		α_2 (α_{2A}, α_{2B}, α_{2C})
		β_1, β_2, β_3

する排尿障害の治療につながることが期待された．交感神経におけるアドレナリン受容体の役割に関する研究は，副腎抽出液が血圧上昇を起こすという現象の発見から始まり，その活性物質はアドレナリンであることが明らかにされた．その後，交感神経終末からノルアドレナリンが放出されることが判明し，カテコールアミン誘導体などアドレナリン受容体に作用する物質の発見へとつながった．これら一連の研究から見いだされたアドレナリンβ受容体拮抗作用を有するプロプラノロール塩酸塩（ラセミ体，AstraZeneca社（アストラゼネカ））が開発され，不整脈治療薬として用いられた．その後キナゾリン骨格を有するプラゾシン塩酸塩（Pfizer社）が，α_1受容体選択的拮抗薬として開発され[8]，血管拡張作用を示すことから高血圧治療薬として用いられた（図9・8）．

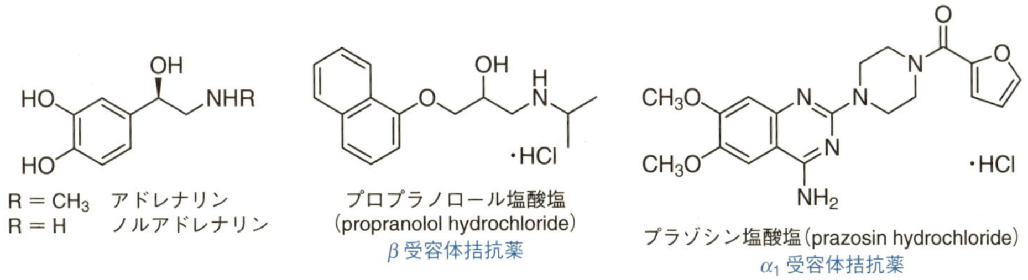

図9・8　アドレナリン受容体に作用する化合物

しかしながら，プラゾシンおよびほかのキナゾリン系化合物においては，投与された直後の血中濃度上昇（初回用量現象とよばれる）に起因する起立性低血圧という重篤な副作用発現が問題となった．このようなキナゾリン系α_1受容体拮抗薬の副作用を回避するためには，極微量から投与を開始し，徐々に量を増やしていく漸増投与法を用いる必要があり，改善が求められていた．このような理由から，世界中でカテコールアミン誘導体を含めたアドレナリンα_1受容体へ選択的に作用する薬の研究が，活発に行われるようになった．

9・3・2　タムスロシン塩酸塩

山之内製薬（現 アステラス製薬）でもアドレナリン受容体に作用する薬の研究が行われ，β受容体拮抗薬インデノロール塩酸塩，α,β受容体拮抗薬アモスラロール塩酸塩が高血圧治療薬として開発された（図9・9）．

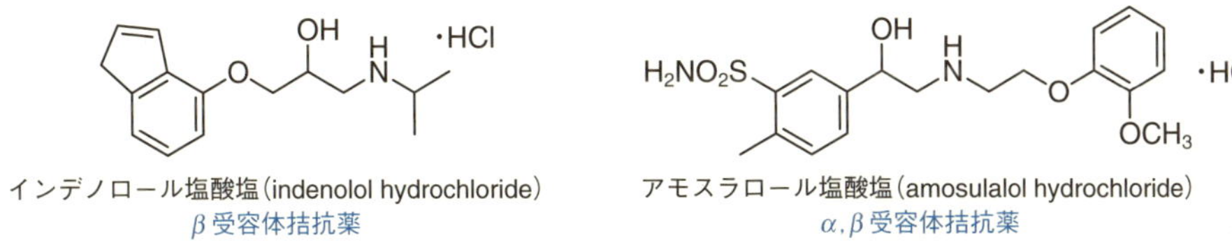

図9・9　アドレナリン受容体に作用する治療薬

アモスラロール塩酸塩は当初ラセミ体として合成，開発され，治療薬として用いられていたが，その後(R)-($-$)体および(S)-($+$)体をそれぞれ合成した結果，(R)-($-$)体はβ_1受容体に強く拮抗し，(S)-($+$)体はα_1受容体により強く拮抗するという事実が明らかになった．さらにヒドロキシ基を除いたデオキシアモスラロールも，同様にα_1受容体拮抗作用を示したことから[9]，種々の誘導体を合成し構造活性相関研究を行った結果[10]，ヒドロキシ基のかわりにメチル基を導入した誘導体であるタム

スロシンが，選択的に前立腺組織の α_1 受容体（特に α_{1A} 受容体と α_{1D} 受容体）への拮抗作用を示すことが明らかになった[11]．さらに塩酸塩の製剤学的研究の結果，優れた徐放性製剤としてタムスロシン塩酸塩を開発することに成功した（図 9・10）．

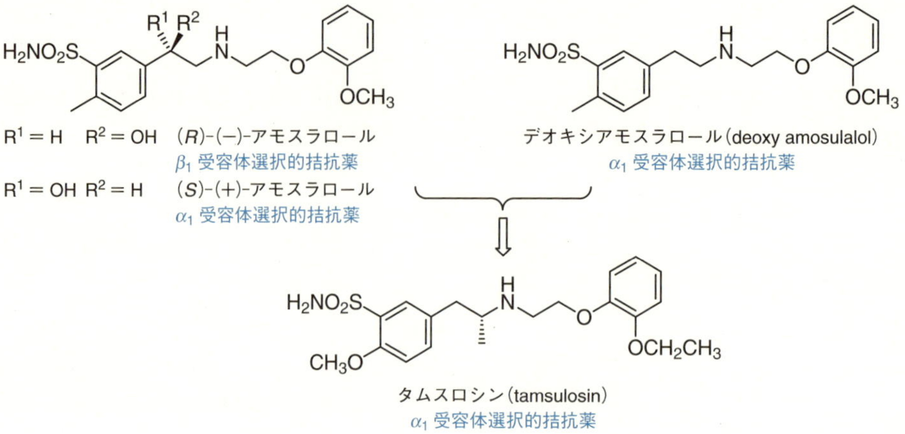

$R^1 = H$　$R^2 = OH$　(R)-(−)-アモスラロール
β_1 受容体選択的拮抗薬
$R^1 = OH$　$R^2 = H$　(S)-(+)-アモスラロール
α_1 受容体選択的拮抗薬

デオキシアモスラロール (deoxy amosulalol)
α_1 受容体選択的拮抗薬

タムスロシン (tamsulosin)
α_1 受容体選択的拮抗薬

図 9・10　タムスロシンの化合物デザイン

タムスロシン塩酸塩を徐放性製剤とすることにより，投与後体内で徐々に溶出することから，投与初期の急激な血中濃度上昇を抑えることが可能となり，プラゾシン類などにみられた初回用量現象に由来する α_1 受容体拮抗薬特有の重篤な副作用である起立性低血圧を回避することに成功し，わが国では前立腺肥大に伴う排尿障害の治療薬として 1993 年に発売された．タムスロシン塩酸塩が発売された後，1999 年にナフトピジル（Roche 社），2000 年にウラピジル（科研製薬），2006 年にシロドシン（キッセイ薬品工業）が相次いで発売され現在に至っている（図 9・11）．

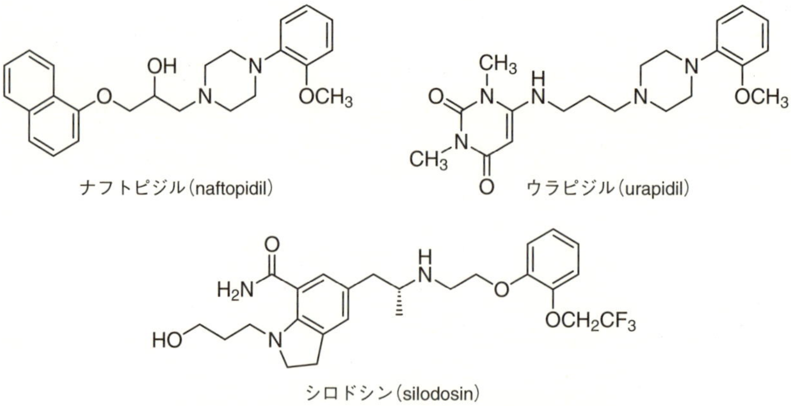

ナフトピジル (naftopidil)　　ウラピジル (urapidil)

シロドシン (silodosin)

図 9・11　タムスロシン以降の排尿障害治療薬

9・3・3　タムスロシン塩酸塩の合成

4-メトキシフェニルアセトンをクロロスルホン酸，ついでアンモニア水で処理しスルホンアミド体 (**6**) を合成する．この化合物に (R)-(+)-1-フェニルエチルアミンを反応させ，光学活性な Shiff 塩基 (**7**) を合成する．この (**7**) に対して Raney ニッケル触媒存在下，接触還元（第Ⅱ部 No. 53 参照）を

行うとジアステレオ面選択的な還元が進行し，アンチ体が生成する．本反応は，(**A**) に示したようにイミン部の不斉中心の立体的に最も小さい置換基である水素原子（青色）は，1,3 アリルひずみ（$A^{1,3}$ strain）を避けるためにケトン部由来のメチル基（青色）と同一平面上に位置するように配置され，ベンゼン環が平面の下部，メチル基が上部に位置するような配座をとる．その結果，水素還元は立体的により大きなベンゼン環が存在する下側よりも，より反発の少ないメチル基側，すなわち上側から起こるため，ジアステレオ面選択的に進行する．生成したアミン体を塩酸塩 (**8**) とした後，再結晶により精製しパラジウム触媒を用いた水素化分解により，不斉補助基に相当するベンジル基部を除去した後，炭酸カリウムで処理し，光学的に純粋なフェネチルアミン体 (**9**) へと導いた．ついで臭素体 (**10**) でアミノ基をアルキル化し，塩酸処理によりタムスロシン塩酸塩を合成した（図 9・12）[11]．

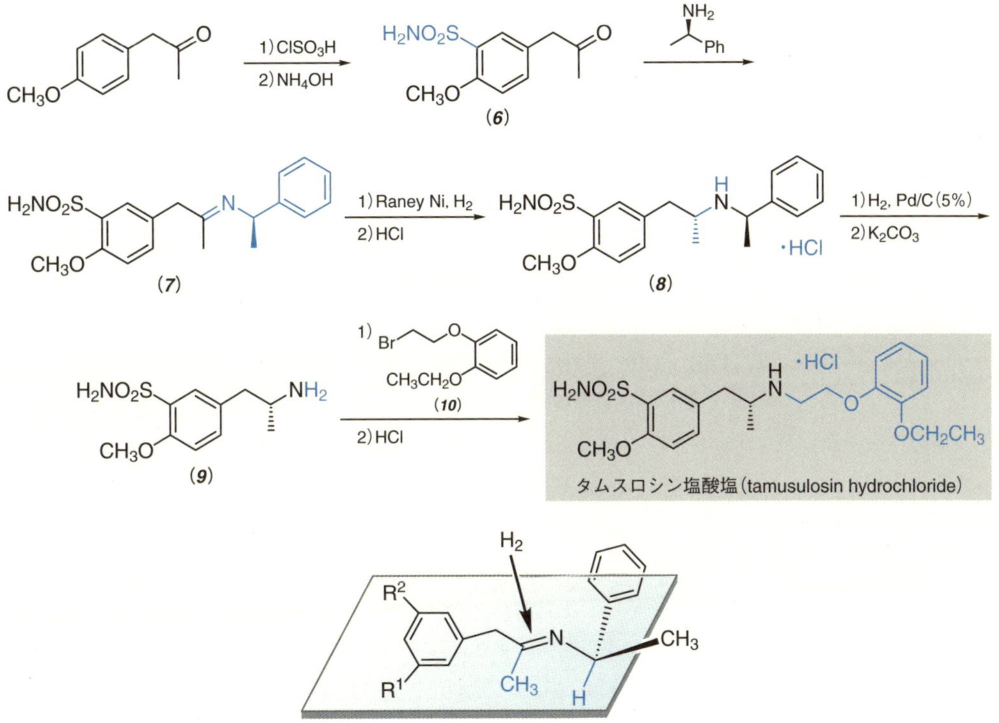

図 9・12 タムスロシン塩酸塩の合成法

引用文献

1) 本間之夫, 柿崎秀宏, 後藤百万, 武井実根雄, 山西友典, 林 邦彦, 日本排尿機能学会誌, **14**, 266 (2003).
2) 大竹昭良, 佐藤修一, 池田 賢, 笹又理央, 宮田桂司, 日本薬理学雑誌, **128**, 425 (2006).
3) R. M. Eglen, S. S. Hegde, N. Watson, *Pharmacol Rev.*, **48**, 531 (1996).
4) R. Naito, Y. Yonetoku, Y. Okamoto, A. Toyoshima, K. Ikeda, M. Takeuchi, *J. Med. Chem.*, **48**, 6597 (2005).
5) A. Ohtake, C. Saitoh, H. Yuyama, M. Ukai, H. Okutsu, Y. Noguchi, T. Hatanaka, M. Suzuki, S. Sato, M. Sasamata, K. Miyata, *Biol. Pharm. Bull.*, **30**, 54 (2007).
6) K. Honda, A. Miyata-Osawa, T. Takenaka, *Naunyn-Schmiedeberg's Arch.*, *Pharmacol.*, **330**, 16 (1985).
7) D. B. Bylund, D. C. Eikenberg, J. P. Hieble, S. Z. Langer, R. J. Lefkowitz, K. P. Minneman, P. B. Molinoff, R. R. Ruffolo, Jr., U. Trendelenburg, *Pharmacol. Rev.*, **46**, 121 (1994).
8) A. Scriabine, J. W. Constantine, H.-J. Hess, W. K. McShane, *Experientia*, **24**, 1150 (1968).
9) T. Takenaka, K. Honda, T. Fujikura, K. Niigata, S. Tachikawa, N. Inukai, *J. Pharm. Pharmcol.*, **36**, 539 (1984).
10) T. Fujikura, K. Niigata, S. Hashimoto, K. Imai, T. Takenaka, *Chem. Pharm. Bull.*, **30**, 4092 (1982).
11) 竹中登一, 藤倉 峻, 本田一男, 浅野雅晴, 新形邦宏, 薬学雑誌, **115**, 773 (1995).

10

抗 腫 瘍 薬

レチノイン酸型治療薬,
トポイソメラーゼI阻害薬,
チロシンキナーゼ阻害薬

10・1 はじめに

　20世紀半ば以降，治療薬は著しく発展し，優れた抗生物質，血圧降下薬，抗潰瘍薬，高脂血症治療薬等が相ついで市場に現れ，国民の健康向上，寿命延長に大きく貢献してきた．一方，抗がん剤については多種多様な薬が世の中に出現したが，部分的な成功のみで，その満足度，完成度はそれほど高くないのが現状である．一般的な薬と同様にがんの発生の原因を追及し，それを明らかにすれば，それを手がかりとして効率的な抗がん剤をつくれると長らく考えられてきた．そして，約50年前より20世紀の終わりまでにはがん治療の画期的新薬が発見されると多くの人々が予想し，期待もしていた．この間，がんは複数（多くの）遺伝子異常の蓄積による病気であることが判明した．すなわち，原因は大まかながら明らかになった．しかし，現実的には末期がんや転移したがんを治療できる特効薬は未だない．一部の血液がん（白血病）にはかなり有効な薬が開発されているが（§10・2参照），がん全体からいえばマイナーな部分にすぎない．すなわち，日本の現状は2人に1人ががんにかかり，そのうち約4割ががんで死亡する．がんでの死亡の90%が転移によるものである．

　結核菌が肺で定着，増殖すれば肺結核，インスリンが欠乏すれば1型糖尿病になるように一つの原因により一つの病気になる場合の特効薬の開発は現在ほぼ終了している．一方，がんの場合は紫外線に多くあたる，生体内で発生する活性酸素，喫煙，発がん物質の長期摂取，自身の体内にある性ホルモン，老化等多くの原因でがんという一つの病気が生じてくる．さらにがんの種類，その発生している臓器によりその原因，病状が異なり治療方法も異なる．すなわち一口にがんといってもその実態は千差万別で非常に複雑である．しかし科学的に表現すれば，がんは細胞の異常無限増殖としてとらえることができる．生物にはすべて寿命があり無限に生きることができないのは誰でも知っている．しかし，がん細胞だけは栄養条件さえ整えば無限に生き続けることが可能である．通常，細胞は異常が発生すれば，または必要な場合はアポトーシス（apoptosis）という細胞死が起こるようにデザインされている．しかしがんではこの機構が遺伝子異常で働かなくなっているので細胞死はない．このがん発生の原因とそのメカニズムを模式的に，簡単にまとめると図10・1のようになる．図に示したように，一つの遺伝子の異常ではがんにはならない．ヒト細胞では少なくとも三つの遺伝子を操作して初めてがん化が生じることがR. A. Winbergらの実験により証明された[1]．さらに，発がん遺伝子は100個以上，がん抑制遺伝子は数十個，がん転移関係遺伝子も10個以上同定されている．ちなみに，膵臓がんでは平均63個のDNA変異（12経路），脳腫瘍では47個のDNA変異（3経路）があり[2]，内情は非常に複雑である．このようなバックグランドのもとで図10・1を見れば，抗がん剤としての

特効薬開発がいかにむずかしいかが理解できるだろう．すなわち，合剤ではなく1剤でがん制圧が可能か否かの疑問も生じてくる．もちろん，現場の医師により通称カクテル療法といわれる2〜3剤の併用療法もなされてはいるが，その作用メカニズムの組合わせが適当か否かも確かではない．

```
正常細胞
  │ ←── 突然変異
  │ ←── 飲食物，環境物質等による遺伝子変異
  │ ←── 加齢
  │ ←── 発がん遺伝子（100個以上）
  │ ←── がん抑制遺伝子（数十個）
  ▼
遺伝子変異の蓄積
  │ ←── 実験的には少なくとも3種類以上の遺伝子変異が必要
  │ ←── 一つの遺伝子異常ではがんにはならない
  ▼
がん細胞の生成
```

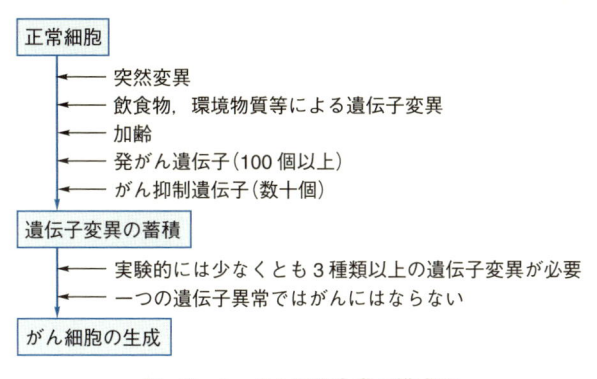

図 10・1　がん細胞生成の模式図

このような状況のもとに，過去に多くの輝かしいスター（化合物，治療概念）が現れ，一部は舞台からその姿が消えていったのが現実である．そのスターを列挙してみると，アルキル化薬，代謝拮抗薬，チューブリン調節剤，インターカレーター，免疫増強剤，生物応答修飾剤（biological response modifier: BRM），分化誘導剤，腫瘍壊死因子（tumor necrosis factor: TNF），アポトーシス誘導剤，細胞周期調節薬，血管新生阻害薬，テロメラーゼ阻害薬，がん転移防止薬等数多くのものがある．また近年話題となっているものに分子標的治療薬，RNAi（short interference RNA）等多くのものが存在している．この間に初期には化学発がん二段階（① initiator, ② promoter）仮説が提唱され，その後発がん遺伝子とがん抑制遺伝子の発見に至っている．治療法としてもミサイル療法（抗体に低分子抗がん剤をのせる），がんワクチン療法（ペプチドワクチンを含む），ホルモン療法，がん休眠療法（tumor dormancy therapy），温熱療法，免疫細胞療法〔リンパ球活性化，樹状細胞，NKT細胞（natural killer T cell，リンパ球の一種）利用等〕，放射線治療，陽子線治療，重粒子線治療，多剤併用療法（いわゆるカクテル療法），遺伝子治療等が出現した．この間，著効例を示す薬は少しずつは増えてはいるものの，手術後の末期転移がんでは一般的にいくばくかの延命効果を与えるにすぎず，死亡率の低下に画期的な効果を現したものはないのが現状である．このように，数えきれないほどの多様なメカニズムを有する薬と治療法が出現しながら手術，放射線療法以外にその治療目的をそれほど達成していない領域はがんのみである．したがってこの治療効果と薬の完成度が低い領域での研究開発は活発で世界の製薬会社，ベンチャー企業にはがん分野での候補化合物，治験中の化合物が現在数百は存在している．

以上，薬としては特異分野にあたる抗腫瘍薬の過去と現況に簡単にふれたが，次に将来展望を短く述べてみたい．かなり以前より"転移を制するものはがんを制する"といわれてきた．しかし，一口にがん転移防止薬といってもことはそう簡単ではない．けれども今後はかなりの年数を必要とするが，副作用の少ない抗がん剤，がん転移防止薬，3〜4種類のメカニズムの異なる抗がん剤の併用療法の発展等により，がん手術後20年以上の生存率が増加し天寿をまっとうする人が多くなるだろう．また，血液中の新しいがんマーカー（ある臓器のがんの存在を予想する生化学的分析値）の新種類の増加，遺伝子解析の進歩により初期がんでの発見，手術例が増えてがんの死亡率が将来減少に転じると思われる．日本，米国でも対がん政策10カ年計画・戦略等の国家プロジェクトが過去に数回繰返さ

れているがこの事業が今世紀中に終了することを期待してやまない．

次にわが国で開発された二つの抗腫瘍薬と日本で臨床開発された一つの抗腫瘍薬を解説する．

10・2 タミバロテン

タミバロテン（*1*，Am80）は薬としては非常にめずらしく大学発の新薬である．この化合物は東京大学の首藤紘一グループの長年にわたる研究から生まれ，急性前骨髄球性白血病（acute promyelocytic leukemia: APL）の特効薬として使用されている．特に再発・難治性のものについても著効を示す．

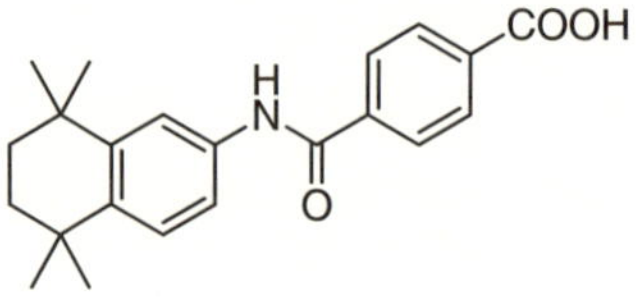

COOH
H
N
O

タミバロテン(tamibarotene)（*1*）

首藤グループは発がんプロモーターのテレオシジン（teleocidin，放線菌がつくるインドール系天然物）やホルボールエステルの研究を行っていたことなどからこれらの反対作用，すなわち発がん抑制作用をもつレチノイン酸（*3*）およびレチノイド化合物に興味を抱いていた．レチノイン酸（*3*）はビタミンA（*2*）の生体内代謝産物であり，上皮細胞の成長異常（角質の肥厚，増殖）による角化症に著効を示すことが知られている．また米国では，しわ，ニキビの治療薬として米国食品医薬品局（FDA）に認可されており，皮膚科領域では広く使用されている．細胞生物学的にいえば，レチノイン酸は“細胞増殖調節と分化誘導作用を有する”となる．このようなバックグラウンドのもとに首藤グループは1980年頃よりこのレチノイン酸をリード化合物として誘導体の合成研究を始めた．この時代にはまだstructure-based drug designとかfragment-based drug designという言葉はなかったが天然物の代謝物であるレチノイン酸をモデルとしたことは非常に賢明であった．なぜならば低分子化合物または薬物が作用する相手のタンパク質，受容体等の詳細構造が不明の場合は従来作用がある程度知られている天然物を手本とするのがベストの方法であるからである．合成された誘導体の第一次生物評価には前骨髄球性白血病細胞株HL-60という細胞が使用された．この細胞は未分化の血球が分化の途中の段階で停止しているが増殖能は保持したままの細胞である．

誘導体合成は図10・2に示すようにレチノイン酸（*3*）のトリメチルシクロヘキセン環と外側二重結合

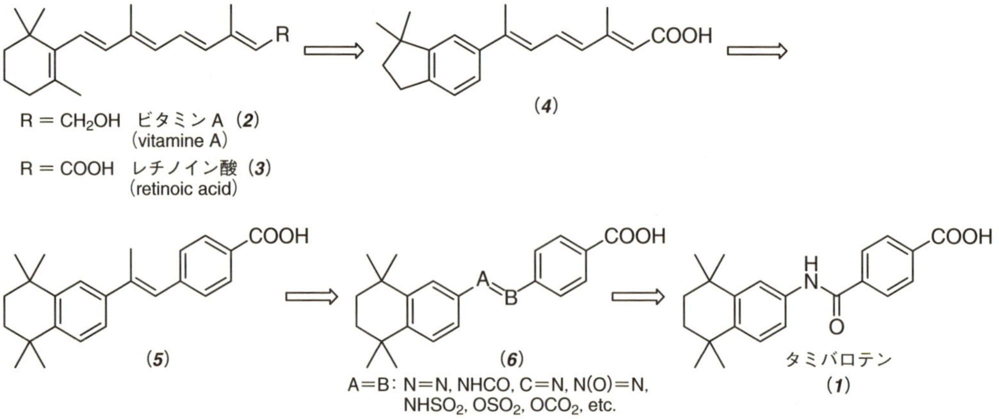

R
COOH
(4)
R = CH$_2$OH　ビタミンA（2）
(vitamine A)
R = COOH　レチノイン酸（3）
(retinoic acid)
COOH
(5)
COOH
A
B
(6)
A=B: N=N, NHCO, C=N, N(O)=N,
NHSO$_2$, OSO$_2$, OCO$_2$, etc.
COOH
H
N
O
タミバロテン
(1)

図 10・2　タミバロテンへの創薬経路

の一つを取込んだインダン環（**4**）への変換，テトラヒドロナフタレン環（**5**）へと進み，さらに末端のカルボン酸部分のみを残したスチルベン誘導体（**6**）へと変化した．このスチルベン芳香環に挟まれた二重結合部分 A=B を −N=N−，−NHCO−，−C=N−，−N(O)=N−，−NHSO$_2$−，−OSO$_2$−，−OCO$_2$− 等に変換した．その結論として二重結合部分が −NHCO− であるアミドが総合的にベストとの結果を得てタミバロテン（**1**）の誕生となった[3〜6]．基本となったレチノイン酸より化学的に安定で前骨髄球性白血病細胞に対して数倍の分化誘導作用を有するものとなった．

　この薬の細胞生物学的，分子生物学的な詳しい作用メカニズムは現在では不明の部分もあるが，あえてわかりやすく模式的に示すと図 10・3 のようになる．注意したいのは多くの薬が細胞膜を貫通している何百とある G タンパク質共役型受容体（G protein-coupled receptor）や細胞質内の多くのタンパク質に作用するものであるのに対して，タミバロテンは 50 種類くらいしかない細胞核内受容体（ヒトでは現在 48 種類とされている）に作用する薬であるという点である．図 10・3 から理解されるようにレチノイン酸受容体（RAR）はレチノイド X 受容体（RXR）と通常二量体を形成している．通常この二量体はさらにコリプレッサー（corepressor）という数種のタンパク質と複合体をつくり遺伝子転写を調節している．白血病ではこの複合体が不活性化されている．その理由の一つは，このコリプレッサーがヒストン脱アセチル化酵素（HDAC）をよび寄せ，プロモーター周辺の DNA が巻付いているヒストンを脱アセチル化しヌクレオソーム構造（ヒストンタンパク質に巻付いた DNA から構成されるビーズ状の鎖）を堅くしっかりとさせて転写を不活性化していると考えられている．白血病では染色体転座による遺伝子の再構成がみられている．また，APL ではレチノイン酸受容体 RAR-α での異常が起きている．その結果，細胞増殖の増大，アポトーシスの抑制，分化の阻害がひき起こされている．図 10・3 に示すように，タミバロテンが RAR-α と結合することによりこのコリプレッサーは異なるタンパク質と置き換わり，そこにヒストンアセチル化酵素（HTA）が加わりコアクチベーター（coactivator）となる．すなわち，ヒストンがアセチル化され，ヌクレオソームにおける DNA の巻付きをゆるめさせ，転写因子複合体が正常に働き始め転写を開始するというエピジェネ

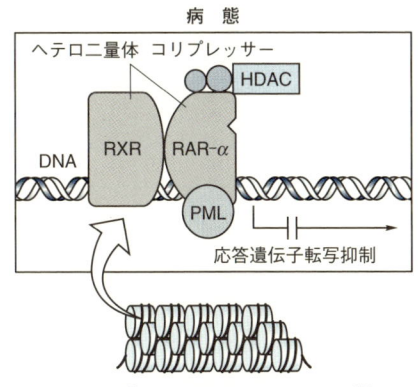

RXR：レチノイド X 受容体（retinoid X receptor）
RAR-α：レチノイン酸 α 受容体（retinoic acid α receptor）
PML：前骨髄球性白血病タンパク質または遺伝子〔promyelocytic leukemia protein (or gene)〕
HDAC：ヒストン脱アセチル化酵素（histone deacetylase）
HAT：ヒストンアセチル転移酵素（histone acetyl transferase）
Ac = COCH$_3$

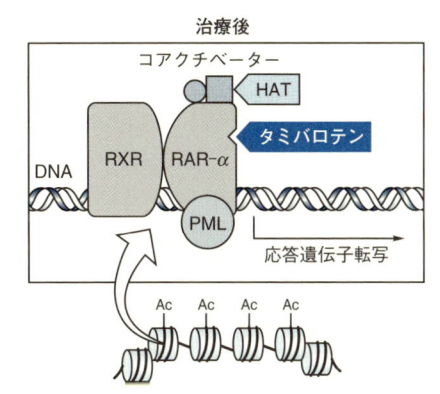

図 10・3　タミバロテンの概念的作用メカニズム

ティクス関連モデルが提唱されている[7].

次にタミバロテンの合成法を述べる．図 10・4 に示すようにタミバロテンはそれほど複雑な構造を有していないので合成法は数多くない．図 10・4 に代表的なものを示した．2,5-ジクロロ-2,5-ジメチルヘキサン（**7**）をアセトアニリド（**8**）と塩化アルミニウムの存在下 **Friedel-Crafts 反応**（第Ⅱ部 No. 17 参照）にふしてアセチルアミノテトラメチルテトラヒドロナフタレン（**9**）を得る．Friedel-Crafts 反応にはアシル化とアルキル化の 2 種類があるがここでは後者の反応である．メチル基がついた第三級ハライドが使用されておりカルボカチオンが第一級のそれと比較して生成しやすいのでアルキル化反応としては進行しやすいと考えられる．ノウハウ情報としてはこの反応においては微量の水分が必要とのことである．ついでアミノ基上のアセチル基をアルカリ加水分解しフリーアミノ体（**10**）として，テレフタル酸のハーフエステルの塩化物を作用させタミバロテンメチルエステル（**11**）に導く．最後にこのエステルをアルカリ加水分解しタミバロテン（**1**）を得る[8].

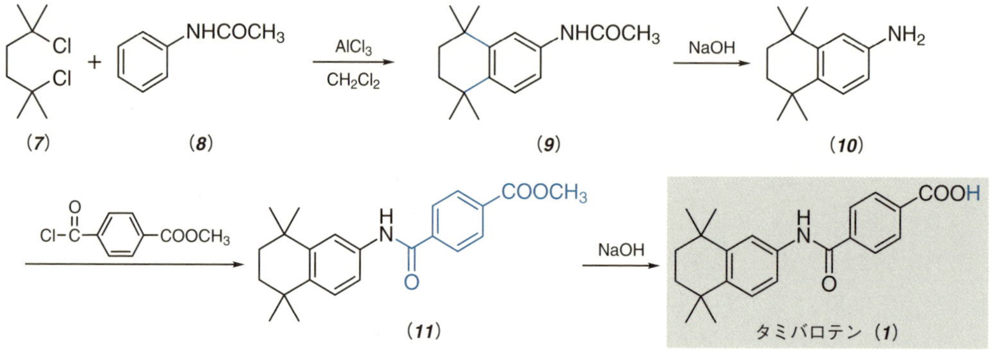

図 10・4 タミバロテンの合成法

なお，急性前骨髄球性白血病（APL）は患者数が少なく市場規模が小さいため，大手製薬会社での開発が困難であったが，東光薬品工業がそれを引受けた．1998 年に希少疾病医薬品の指定を受け，2005 年に再発・難治性 APL 治療剤としての製造販売承認をとり，日本新薬よりアムノレイクという商品名にて発売された．首藤がこの研究を開始してから 25 年の時が流れていた．またタミバロテンを含む多くのレチノイドは自己免疫疾患にも十分な効果があることが現在判明している[9]．さらに，首藤は現在このタミバロテンのアルツハイマー病への適用拡大に取組んでいる[9].

10・3 イリノテカン塩酸塩水和物

イリノテカン塩酸塩水和物（**12**）は植物生産天然物であるキノリン系アルカロイドに属するカンプトテシン（camptothecin，**13**）の水溶性誘導体である（図 10・6 参照）.

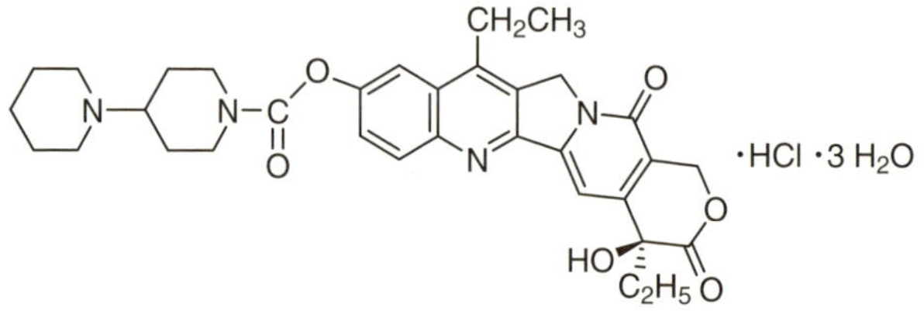

イリノテカン塩酸塩水和物（irinotecan hydrochloride hydrate）
(**12**)

M. E. Wall らは中国原生のヌマミズキ科カレンボク（*Camptotheca acuminata*, Nyssaceae, 喜樹）の樹皮と幹からカンプトテシン（**13**）を単離・精製しその構造とその制がん活性を 1966 年に発表した[10]．その間，この天然化合物は顕著な抗がん作用を示すことから多くの科学者の注目を集め 1960 年代に米国国立がん研究所で開発が進められた．しかし骨髄抑制と出血性膀胱炎の強い毒性を示したことから臨床試験中止となった．そこでこれらの難点を解消するため，かなり多くの誘導体が合成された．そのなかから昭和大学の宮坂貞らのグループとヤクルト中央研究所の澤田誠吾らが合成し，ヤクルトが初期研究開発を担当し，その後ヤクルトと第一製薬（現 第一三共）が共同開発に成功してイリノテカン（**17**）が誕生した（1994 年 1 月承認）[11]．

　抗がん剤イリノテカン（**17**）の作用メカニズムはトポイソメラーゼ I（topoisomerase I）の阻害である．トポイソメラーゼには大きくわけると I 型と II 型があり，前者は異常，損傷部分の DNA 鎖を 1 本だけ切断し，そのらせんを巻戻した後に二本鎖に戻す（図 10・5）．転写，複製，修復を行う場合は DNA の二重らせんがほどかれる必要があるが，このさいにもトポイソメラーゼが立体構造を調節している．したがってこのトポイソメラーゼを阻害すると正常細胞よりも急速に細胞分裂を行っているがん細胞の異常増殖抑制効果をもたらす．

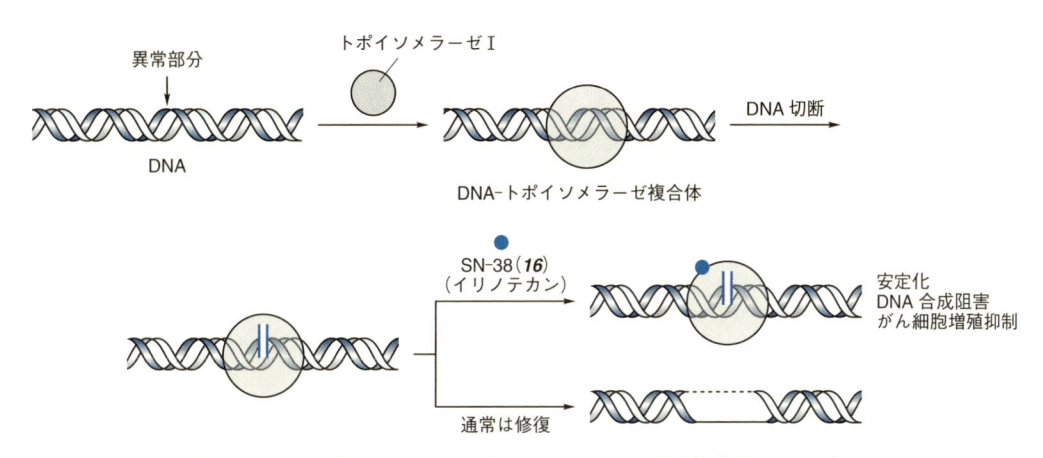

図 10・5　トポイソメラーゼ I とイリノテカンの概念的作用メカニズム

　イリノテカンはそれ自体でも抗腫瘍活性はあるが生体内（主として肝臓）でエステル分解酵素（カルボキシルエステラーゼ）により活性代謝物である化合物 SN-38（**16**，合成中間体でもある，図 10・6）に変換される．この SN-38 はイリノテカン塩酸塩水和物の約 100〜2000 倍もの活性を有するが水に難溶性である．したがってイリノテカン塩酸塩水和物は水溶性，吸収性と体内動態をよくしたプロドラッグである．化合物 SN-38 は A 環のフェノール性 OH 部分が肝臓でグルクロン酸抱合を受けておもに胆汁より腸管に排泄される．これがイリノテカンの副作用である下痢の発現と関係していると推測されている．この SN-38 のグルクロン酸抱合体は腸管内で β-グルクロニダーゼにより分解され SN-38 に戻り一部は再び肝臓へ移行する．

　イリノテカンは臨床的には主として大腸，肺，婦人科系のがんに適用される．白血球減少と下痢等の副作用が報告されており，医師による細心の注意のもとに使用されている．もちろん単独でも使用されているが，がんの多剤併用療法でも重要な役割を現在果たしている．

　イリノテカンの合成法を図 10・6 に示す[11]．本節の冒頭で述べた天然植物より得られたカンプトテシン（**13**）を硫酸水溶液中で硫酸鉄(II)と過酸化水素の存在下プロピオンアルデヒドと反応させる

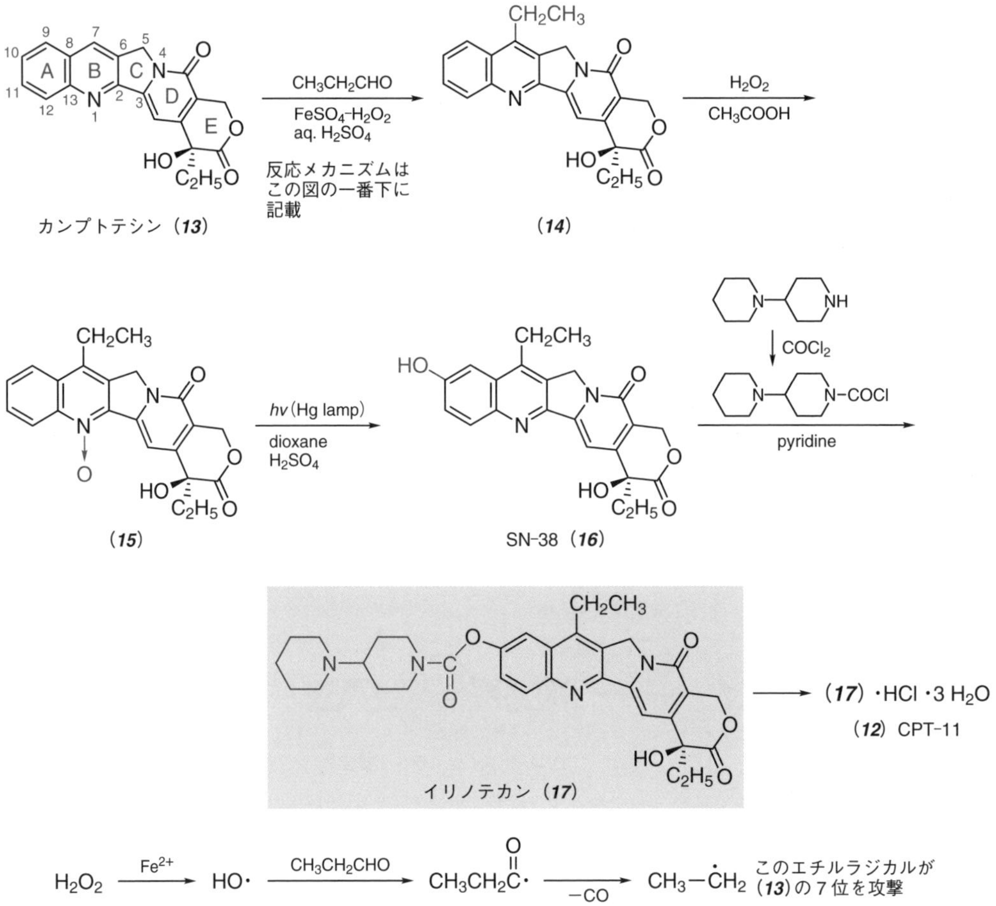

図 10・6 イリノテカンの合成法

と高収率でピリジン環部分がエチル化された化合物 (**14**) が得られる．この反応は一見すると反応剤として使用したプロピオンアルデヒドから炭素1個が失われており不思議に思われるが，反応メカニズムは図 10・6 の下に示すように推定される[12]．すなわち，プロピオンアルデヒドのアルデヒド部分から水素がラジカル的に引抜かれ生じたアシルラジカルから一酸化炭素が脱離し，エチルラジカル $CH_3-\dot{C}H_2$ が生成する．これが B 環窒素がプロトン化されて電子密度の低下したカンプトテシン (**13**) の7位を攻撃して化合物 (**14**) が得られる．ついでこの (**14**) を酢酸中過酸化水素と反応させ，N-オキシド体 (**15**) を得る．次にこの (**15**) をジオキサン中，当量の硫酸の存在下 Pyrex® フラスコ中高圧水銀ランプ (450 W) で照射する．この操作により A 環の10位に OH 基が導入された化合物 (**16**, SN-38) が 30～35% の収率で生成する．この化合物 (**16**) は難水溶性であり，生体内への吸収，代謝等に問題があるため，プロドラッグ化が適当と判断された．種々のファクターを考慮すると〔Lipinski の法則（薬が生体に吸収される程度を予測する経験則）[13]にあうようにすると〕この化合物はジアミンを有する低分子化合物とのエステルまたはアミド化がベターと推測された．そこで多くのジアミン系化合物のカルバマート系誘導体を合成し，吸収性，体内動態に優れた化合物 (**17**) が選択された．図 10・6 に示すように，ピペリジノピペリジンよりホスゲンの作用で得られる酸塩化物を (**16**) のフェノール部分に反応させ目的とするイリノテカン (**17**) を合成した．この化合物は

制がん剤としての種々の要求に十分に応える性能を有しており製品化にこぎつけることとなった．実際の商品は化合物（**17**）の結晶水を有する塩酸塩 HCl·3 H$_2$O（CPT-11 とよばれる）である．

10・4　イマチニブメシル酸塩

イマチニブメシル酸塩（**18**）はスイスの Novartis（ノバルティス）社で開発された経口抗がん剤である．日本法人であるノバルティスファーマが日本での臨床開発を担当し，販売するための許可取得に貢献した[14]．おもな対象患者は慢性骨髄性白血病（chronic myelogenous leukemia: CML）である．この CML では

イマチニブメシル酸塩（imatinib mesilate）
（**18**）

第9染色体上の *abl* 遺伝子と第22染色体上の *bcr* 遺伝子が部分的に組換えを起こし *bcr-abl* 遺伝子をもつフィラデルフィア染色体といわれる異常染色体が生じている．この遺伝子発現により大きく酵素活性が亢進した Bcr-Abl チロシンリン酸化酵素がつくられ異常細胞増殖につながり，白血病が発症する．また，急性リンパ芽球白血病（acute lymphoblastic leukemia: ALL）患者の約20％にも Abl チロシンリン酸化酵素の活性化がみられる．通常チロシンリン酸化酵素は ATP を利用して基質タンパク質のチロシン残基をリン酸化するがイマチニブは Bcr-Abl チロシンリン酸化酵素の ATP 結合部位で拮抗的に ATP に競合阻害を起こしてその活性を抑制する．その結果以降のシグナル伝達が抑えられ異常細胞増殖が止まり白血病治癒につながる．この過程を図 10・7 に示す．

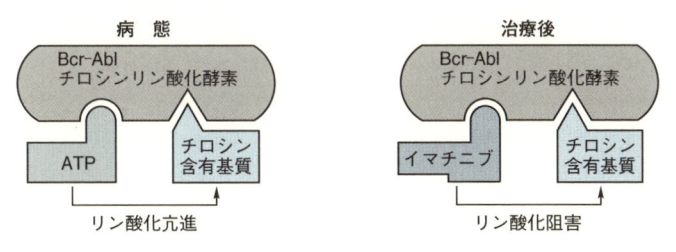

図 10・7　イマチニブの概念的作用メカニズム

イマチニブのもう一つの重要な適応症は消化管間質腫瘍（gastrointestinal stromal tumor: GIST（ジスト））である．ふつうの胃や腸のがんはその粘膜の細胞が異常増殖を起こして生成するのに対し，この GIST では粘膜層の下にある筋肉層に腫瘍ができる．この腫瘍生成のメカニズムは完全には解明されていないが *c-kit* 遺伝子が機能獲得性突然変異によりそのコードされた KIT チロシンリン酸化酵素が異常亢進しているのではないかと考えられている．したがってチロシンリン酸化酵素阻害薬のイマチニブがよく効く．

次にイマチニブの合成法を述べる（図 10・8）[15),16)]．3-アセチルピリジン（**19**）とジメチルホルムアミドのアセタール（**20**）を無溶媒（neat）で反応させて対応するエナミノン（**21**）を得る．別途シアナミド（**22**）と 3-アミノ-4-メチルニトロベンゼン（**23**）との反応で得たグアニジン誘導体（**24**）とエナミノン（**21**）をイソプロパノール中で縮合閉環させてピリミジン誘導体（**25**）に導く．一般に 1,3-ジカルボニル化合物とアミジンとの反応でピリミジン骨格を合成するものは Pinner 縮合

またはPinnerピリジミン合成（第Ⅱ部No.62参照）といわれる．ここでの反応は1,3-ジカルボニル体のかわりにエナミノン（**21**）が使用されているが（**21**）は1,3-ジカルボニル化合物と等価体なのでこの反応はPinnerピリジミン合成と解釈される．次にこの化合物のニトロ基を常法に従いパラジウム-炭素を触媒として水素添加反応に付してアミノ体（**26**）を得る．ついでピペラジン側鎖をもつ塩化ベンゾイル（**27**）でピリジンを塩基として用いアシル化して最終目的物イマチニブ（**28**）を得る．この反応においてアシル化剤の（**27**）では塩基性の強いピペラジンの二つの窒素原子は塩酸塩として保護されている．このイマチニブ（**28**）をメタンスルホン酸で塩としたものがイマチニブメシル酸塩として商品化されている．

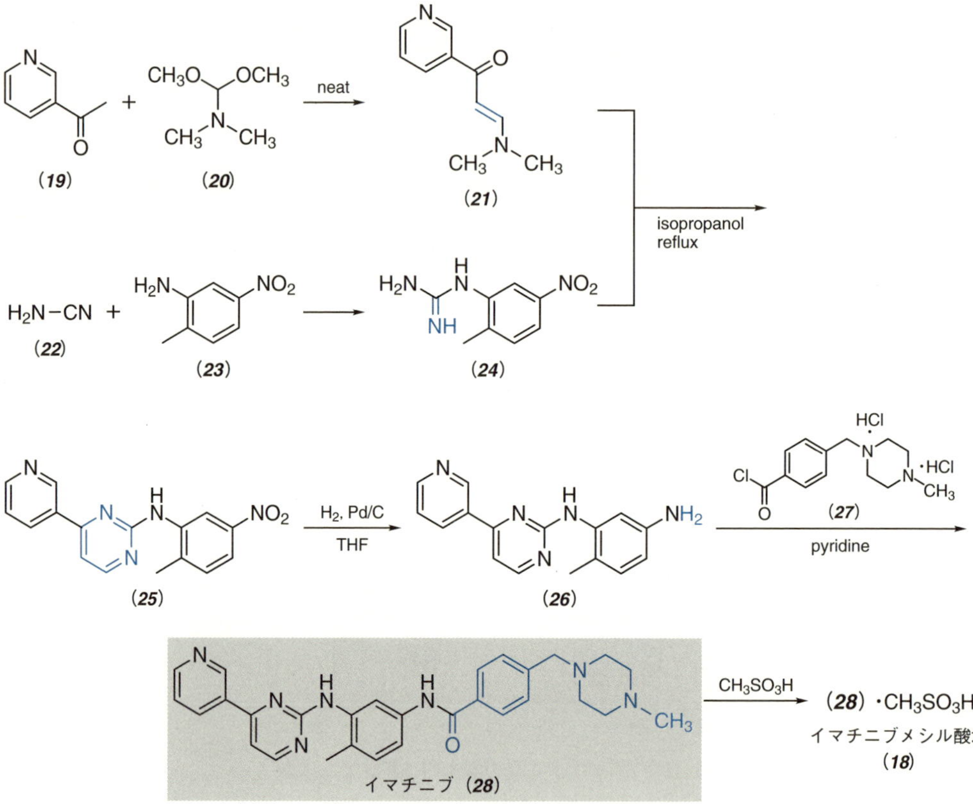

図 10・8　イマチニブの合成法

引用文献

1) W. C. Hahn, C. A. Counter, A. S. Lundberg, R. L. Beijersbergen, M. W. Brooks, R. A. Weinberg, *Nature*, **400**, 464 (1999).
2) E. C. Hayden, *Nature*, **455**, 148 (2008).
3) 吉岡宏輔，首藤紘一編，"生物活性物質の分子設計", p. 326, ソフトサイエンス社 (1986).
4) 首藤紘一，*MEDCHEM NEWS*, **2**, 19 (2006).
5) M. Ishido, H. Kagechika, *Drugs Today*, **43**, 563 (2007).
6) J. R. Prous, ed., *Drugs Future*, **30**, 688 (2005).
7) 横田 淳編，"癌化のメカニズムを解く"，p. 49, 羊土社 (2000).
8) PCT Int. Appl. WO 91 14, 673 03 Oct. 1991, JP Appl. 90/71, 433 20 Mar. 1990.
9) 首藤紘一，ファルマシア，**45**，1191 (2009).
10) M. E. Wall, M. C. Wani, C. E. Cook, K. H. Palmer, A. I. McPhail, G. A. Sim, *J. Am. Chem. Soc.*, **88**, 3888 (1966).

11) S. Sawada, S. Okajima, R. Aiyama, K. Nokata, T. Furuta, T. Yokokura, E. Sugino, K. Yamaguchi, T. Miyasaka, *Chem. Pharm. Bull.*, **39**, 1446 (1991).
12) S. Sawada, K. Nokata, T. Furuta, T. Yokokura, T. Miyasaka, *Chem. Pharm. Bull.*, **39**, 2574 (1991).
13) C. A. Lipinski, *Drug Del. Rev.*, **23**, 3 (1997).
14) 山崎挙央, ファルマシア, **38**, 526 (2002).
15) J. Zimmermann, E. Buchdunger, H. Mett, T. Meyer, N. B. Lydon, *Bioorg. Med. Chem. Lett*, **7**, 187 (1997).
16) J. R. Prous, ed., *Drugs Future*, **26**, 545 (2001).

11

ニューキノロン系合成抗菌薬
DNA ジャイレース/トポイソメラーゼ IV 阻害薬

11・1 はじめに

　キノロン系合成抗菌薬（キノロン），特にノルフロキサシン（NFLX）以降に発売されたニューキノロン系合成抗菌薬（ニューキノロン）は，呼吸器を含む各科領域の感染症治療において，β-ラクタム系抗菌薬とともに抗菌化学療法の一翼を担っている[1]．キノロンの歴史は，Sterling-Winthrop 社で抗マラリア薬クロロキンの製造副生成物に抗菌活性を確認し，その化学修飾を経て 1962 年にナリジクス酸（NA）を見いだしたことに始まる[2]．NA は，主として緑膿菌を除く腸内細菌科のグラム陰性菌に対して抗菌活性を示し，当時，多剤耐性菌の増加が問題化していた既存抗菌薬とは交差耐性を示さず注目された．しかしながら NA は，経口吸収性は良好であるが，ヒト体内で速やかに不活性な代謝物に変換され，さらに感染組織への薬剤の移行性が低いなどの特性から，腸管や尿路などの局所感染症の一部で使用されるにすぎなかった．

　NA の誕生から今日まで，抗菌力の向上に加え，薬物動態の改善および副作用の低減などを指向した，NA をリード化合物とする化学修飾が展開されてきた．1973 年，ピリドピリミジン母核の 7 位に塩基性ピペラジニル基を有するピペミド酸（PPA）が発表された．PPA は，3 位のカルボキシル基と 7 位のピペラジニル基により，両性イオン型の構造を形成し得る．この両性イオン型構造は，後のニューキノロン誕生に繋がるドラッグデザイン上のブレークスルーの一つである．PPA は，NA などの酸性型キノロンに比べ，両性イオン型構造に起因し，代謝安定性と組織移行性が向上した薬剤である．また，塩基性基の導入は，弱いながらも緑膿菌に対する抗菌活性の発現をもたらした．さらに，NA との交差耐性が成立せず，NA 耐性菌に対しても抗菌活性を示した．これは，将来にわたり，NA

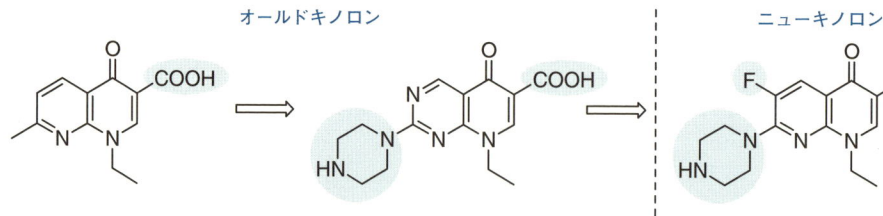

ナリジクス酸（nalidixic acid: NA）
酸性型
・腸内細菌に有効
・局所感染症（尿路・腸管）
・経口吸収性良好

ピペミド酸（pipemidic acid: PPA）
両性型
・抗緑膿菌活性
・代謝安定性向上
・高い組織移行性

ノルフロキサシン（norfloxacin: NFLX）
両性型フルオロキノロン
・抗菌スペクトル拡大
・グラム陽性菌およびグラム陰性菌に対する活性向上
・薬物動態改善
・上気道感染症に有効

図 11・1　ナリジクス酸（オールドキノロン）からノルフロキサシン（ニューキノロン）へ

耐性菌にも有効な新規キノロン創製の可能性を示唆するものであった．しかし，PPAを含め，NA以降に開発されたキノロン，いわゆる，オールドキノロン薬は，呼吸器感染症に適応を取得できなかった．1984年，杏林製薬から，キノリン環の6位にフッ素を有する両性イオン型キノロン，NFLXが発売された．NFLXは，広範なグラム陽性菌および緑膿菌を含むグラム陰性菌に対して強い抗菌活性を示し，薬剤の組織移行性がオールドキノロンより飛躍的に改善され，呼吸器で適応を取得した最初のキノロンである．NFLX以降のキノロンは，ニューキノロンまたは6位にフッ素を有することからフルオロキノロンと称され，オールドキノロンとは明確に異なる特徴を有する（図11・1）．

キノロンは，N^1-置換-4-オキソ-1,4-ジヒドロピリジン-3-カルボン酸を化学構造の基本骨格とする．これは，キノロンの作用機作にもとづく抗菌活性の発現に必須の単位と考えられている．母核構造として1,8-ナフチリジン環，キノリン環，およびピリドベンゾオキサジン環を主とし，おのおのの6位（ピリドベンゾオキサジン母核では9位に相当）にフッ素，7位（同10位に相当）に環状の塩基性置換基を有する16種類のニューキノロンが国内で開発された（欧米では2009年末までに17種類の薬剤が発売されたが，副作用などにより市場から撤退した薬剤もある，図11・2）．1980年代半ばから1990年代前半にかけて，NFLXに比べて抗菌力や薬物動態が大きく改善されたシプロフロキサシン（CPFX），オフロキサシン（OFLX），レボフロキサシン（LVFX）といった世界ブランドのニューキノロンが登場し，キノロンの臨床応用は本格化した．近年，特徴あるキノロンも開発されている．初期のニューキノロンに比べ，肺炎球菌，黄色ブドウ球菌，インフルエンザ菌などの呼吸器感染症の主要起因菌に強力な抗菌力を示し，薬剤の肺組織への移行性が高い，モキシフロキサシン（MFLX）に代表される呼吸器に特化したレスピラトリーキノロンである．また，ガレノキサシン（GRNX）は，7位の置換基（イソインドリニル基）が炭素−炭素結合により導入されたキノロンである．GRNXは6位にニューキノロンの特徴であるフッ素をもたないが，その活性はオールドキノロンをはるかに凌駕する（図11・3）[2]．

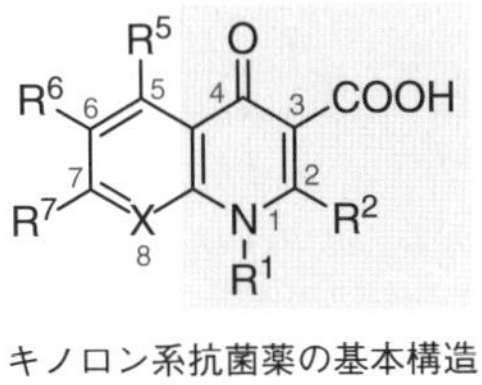

キノロン系抗菌薬の基本構造

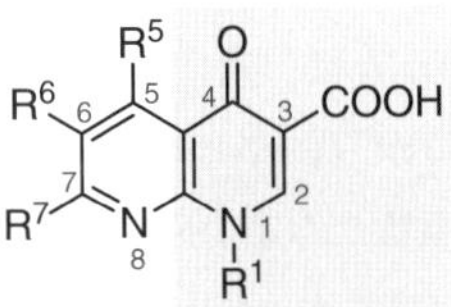

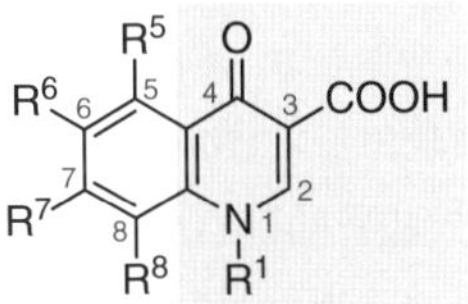

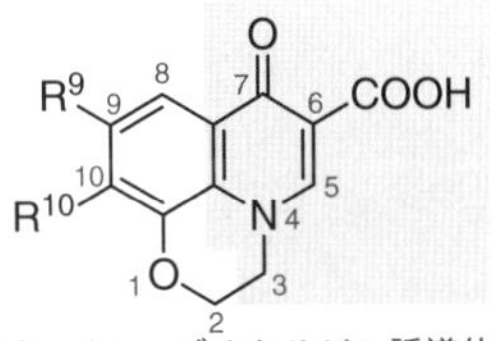

1,8-ナフチリジン誘導体　　キノリン誘導体　　ピリドベンゾオキサジン誘導体

図11・2　キノロン系抗菌薬の基本構造と各種母核構造

ニューキノロンは，好気性および嫌気性のグラム陽性菌からグラム陰性菌までをカバーする広範な抗菌スペクトルを有し，強力な殺菌作用を示す．薬剤によっては，マイコプラズマ，クラミジア，結核菌に対しても強い抗菌活性を示す．さらに良好な経口吸収性と組織移行性に由来する高い有効性を臨床で示す．今日では，経口剤を中心に，注射剤，点眼・点耳剤，皮膚外用剤など，広い感染症領域で臨床に供されている．従来，慢性呼吸器疾患の患者は，急性増悪時にβ-ラクタム系抗菌薬の注射剤による入院加療を必要としていた．しかし，OFLXおよびLVFXは，複雑性尿路感染症や慢性下気

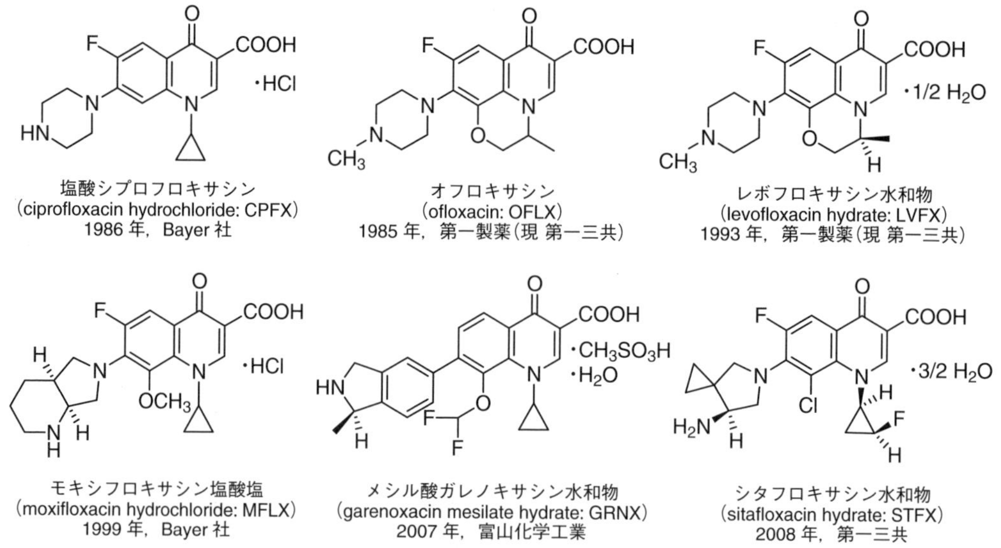

塩酸シプロフロキサシン
(ciprofloxacin hydrochloride: CPFX)
1986年, Bayer 社

オフロキサシン
(ofloxacin: OFLX)
1985年, 第一製薬(現 第一三共)

レボフロキサシン水和物
(levofloxacin hydrate: LVFX)
1993年, 第一製薬(現 第一三共)

モキシフロキサシン塩酸塩
(moxifloxacin hydrochloride: MFLX)
1999年, Bayer 社

メシル酸ガレノキサシン水和物
(garenoxacin mesilate hydrate: GRNX)
2007年, 富山化学工業

シタフロキサシン水和物
(sitafloxacin hydrate: STFX)
2008年, 第一三共

図 11・3 代表的なキノロン薬. 一般名および略号は, 各薬剤の医薬品添付文章から引用した. 年は発売年. 会社名は開発会社である.

道感染症の経口剤による外来治療を可能にし, 医療コスト削減の観点からも, これら薬剤の医療貢献度は非常に大きいと評価されている[1]).

一方, ニューキノロンの繁用に伴い, 従来から報告されている胃腸障害, 中枢作用, 非ステロイド系抗炎症薬などとの薬物相互作用, および光線過敏症に加えて, 低頻度ではあるが, 一部のニューキノロンで新たな副作用が明らかとなった. それらは, 肝毒性, 心電図 QT 延長作用, 血糖値変動(おもに低血糖), アナフィラキシー様症状などである. このような副作用発現状況下においても, LVFX は, 市販キノロンのなかで最も安全性が高い薬剤と評価されている[1), 3)].

キノロンは作用機作の違いから, 感染症治療において汎用されている β-ラクタム系やマクロライド系などの既存抗菌薬と交差耐性を示さない. キノロンは, 薬剤濃度依存的に短時間で強力な殺菌作用を示す, いわゆる, 殺菌的抗菌薬である. その作用機作は, 標的酵素である細菌の II 型トポイソメラーゼである DNA ジャイレースおよびトポイソメラーゼ IV(トポ IV) の酵素反応の阻害に基づく, 細菌の DNA 合成阻害である[3)]. これら二つの酵素は, サブユニット A とサブユニット B のおのおの 2 分子ずつから構成された四量体構造をとる. 細菌の二本鎖 DNA は, 通常超らせん構造をとったり, カテネーション (環状 DNA が鎖状になっている) しているが, DNA ジャイレースやトポイソメラーゼ IV によって, 二本鎖の両方を切断-再結合して単純な環状二本鎖 DNA にしないと複製できない. キノロンは, これら II 型トポイソメラーゼの作用により切断された DNA と酵素複合体に結合し, 細菌の DNA 複製過程を選択的に阻害する (図 11・4). その結果, 細菌細胞は死滅する. したがって, ヒトの DNA 複製には影響せず, 安全である. キノロンは, 機能の異なる上記 2 種類の II 型トポイソメラーゼを標的とするが, 抗菌作用はいずれかの, より感受性の高い酵素を阻害することによって発揮される (2 種の酵素の一方が一次標的となる). 一方, 哺乳動物を含む真核細胞においても, DNA 複製に重要な役割を果たす種々の酵素のなかに, 細菌の DNA ジャイレースに類似の機能を有するトポイソメラーゼ II(トポ II) が存在する. そのため, キノロンの開発においては, キノロンの真核細胞に対するトポ II 阻害活性と, DNA ジャイレースまたはトポ IV のうちの一次標的酵素に対する阻害活性との差, すなわち選択毒性が問題となる. ヒト胎盤由来トポ II に対するニューキノ

(a) キノロンの阻害様式

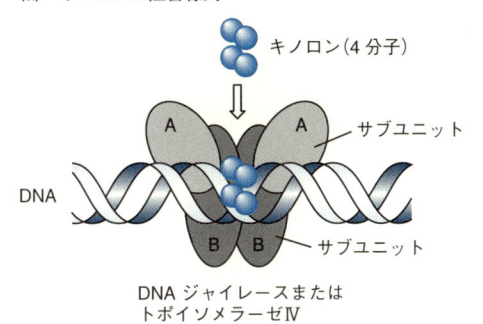

キノロン(4分子)
A サブユニット
DNA
B サブユニット
DNA ジャイレースまたはトポイソメラーゼⅣ

キノロンの標的酵素：
細菌のⅡ型トポイソメラーゼ(DNA ジャイレースおよびトポイソメラーゼⅣ)

キノロンの作用機作：
細菌のⅡ型トポイソメラーゼ由来 DNA 高次構造調節能(下記)を選択的に阻害
↓
細菌の DNA 複製過程を特異的に阻害

(b) キノロンによる DNA 高次構造調節阻害

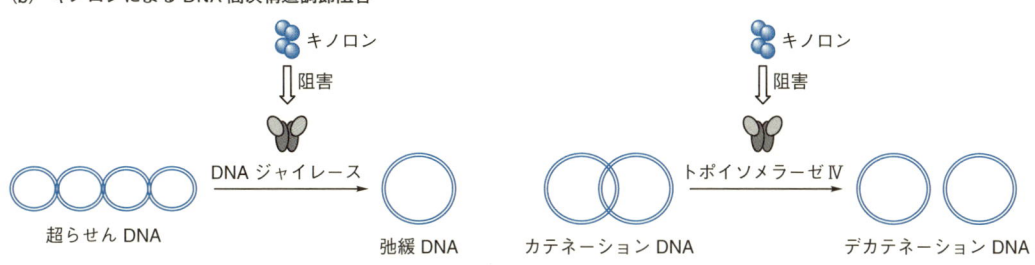

キノロン ⇓ 阻害　DNA ジャイレース
超らせん DNA → 弛緩 DNA

キノロン ⇓ 阻害　トポイソメラーゼⅣ
カテネーション DNA → デカテネーション DNA

図 11・4　キノロンの標的酵素と作用機作．(a) L. L. Shen, L. A. Mitscher, P. N. Sharma, T. J. O'Donnel, D. W. Chu, C. S. Cooper, T. Rosen, A. G. Pemet, *Biochemistry*, **28**, 3886(1989) を引用, 一部改変．(b) 小林宏行編, "ニューキノロン剤の臨床応用", p. 35, 医薬ジャーナル社 (2001) を引用, 一部改変．

ロンの阻害活性は, 大腸菌由来 DNA ジャイレースに対する阻害活性の 1/100～1/1000 以下と弱く, 臨床に用いられているニューキノロンは高い選択毒性を示す．

　ほかの抗菌薬と同様, キノロン耐性菌も世界的規模で増加しつつある. キノロンに対する細菌の耐性機序としては, 標的酵素の変異, 内膜上に存在する薬物排出ポンプの亢進, グラム陰性菌における外膜ポーリンの欠損, さらに, 標的酵素へのキノロンの結合を阻害するプラスミド性タンパク質の存在が知られている[3]．また, 呼吸器感染症においては, β-ラクタマーゼ非産生アンピシリン耐性インフルエンザ菌（BLNAR）, ペニシリンあるいはマクロライド系抗菌薬に耐性な多剤耐性肺炎球菌（MDRSP）の増加など, 治療の一次選択薬に対する耐性化が深刻化している. 近年, 高齢者を中心にキノロン耐性肺炎球菌および黄色ブドウ球菌の増加が進行しつつある. さらに, 複雑性尿路感染症においては, キノロン耐性大腸菌の急激な増加が, β-ラクタム系抗菌薬に耐性を示す基質拡張型 β-ラクタマーゼ（ESBL）産生菌の増加とともに問題となっている. シタフロキサシン（STFX, 2008 年発売, 第一三共開発）は, 上記の呼吸器感染症および複雑性尿路感染症の主要起因菌に対して, 市販のニューキノロンのなかで最強の活性を示す. LVFX 以降, 上記双方の領域において適応を取得した唯一のキノロンである. STFX は, 標的酵素である DNA ジャイレースとトポⅣの双方に対し, 同程度の強力な阻害活性を示すために, 既存ニューキノロンに比べて耐性菌が出にくいとされる[3]．

11・2　オフロキサシンとレボフロキサシン水和物

　第一製薬（現 第一三共）によって開発されたオフロキサシン（OFLX, 1985 年国内発売）は, Bayer（バイエル）社により開発された CPFX と並び, 第 1 世代ニューキノロンを代表する薬剤である. OFLX は, グラム陽性菌およびグラム陰性菌の双方に対してバランスのよい活性を示し, 良好な物性に由来

する優れた薬物動態，さらに高い安全性を兼ね備え，呼吸器を含む各種感染症に対して高い有効性を示す．OFLX は，キノリン環の 1 位と 8 位が酸素原子を介して架橋された 3 環性ピリドベンゾオキサジン骨格を有する化合物であり，10 位に N-メチルピペラジニル基を有するが，脂溶性はさほど高くない．これは，オキサジン環の酸素原子と 3 位のメチル基導入による水溶性の付与に起因し，この系統の化合物としてはきわめて高い水への溶解度を有する（図 11・7 参照）．OFLX は，分子全体の物性を重視した緻密なドラッグデザインにより創製された．今日では当たり前となった化合物の分配係数 P や水溶性等の物性値を指標とした医薬品分子設計の先駆けと評されている[2]．

次に，OFLX の初期合成法を述べる（図 11・5）．最初の鍵反応は，2,3,4-トリフルオロニトロベンゼン（**1**）を塩基処理し，2,3-ジフルオロ-6-ニトロフェノール（**2**）を得る工程である．この求核置換反応が，ニトロ基に対してきわめてオルト位選択的であることは，以後の OFLX および LVFX の工業的合成法の開発に大きく寄与した知見である．ついで，フェノール性 OH 基をクロロアセトンでアルキル化した後，接触還元条件下にてベンゾオキサジン閉環体（**3**）を合成する．（**3**）のアミン部分とエトキシメチレンマロン酸ジエチル（EMME）を縮合させ，ポリリン酸（PPA）によるキノロン閉環反応を経て 9,10-ジフルオロ体（**5**）とする．この（**5**）と N-メチルピペラジンとの求核置換反応はおもに 10 位選択的に進行し，OFLX を得るが，オキサジン環の酸素原子の影響により，9 位

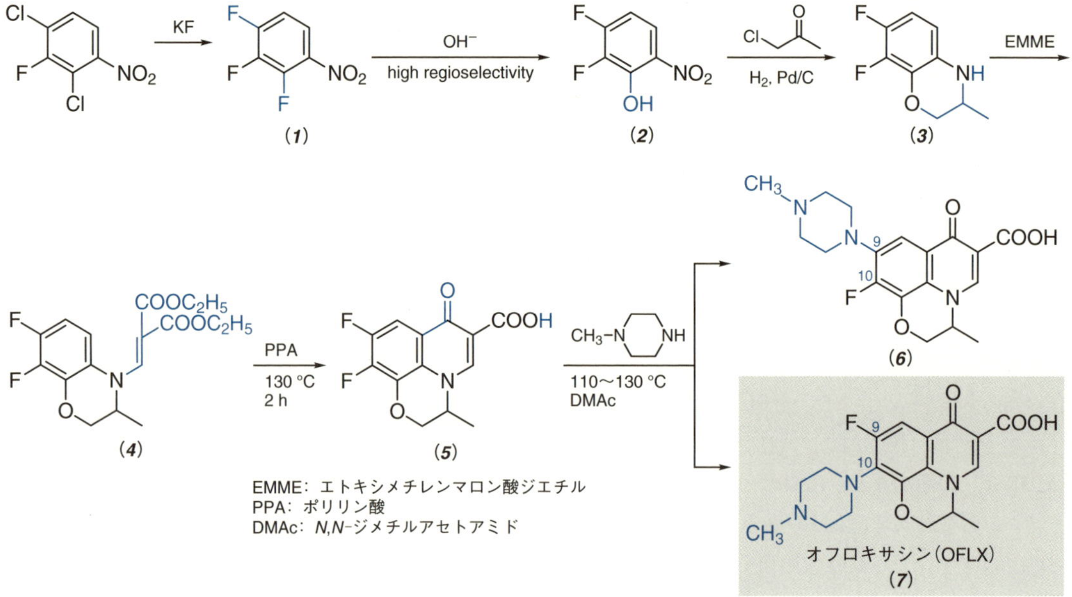

図 11・5 オフロキサシンの初期合成法

置換体（**6**）が副生する．合成法検討の結果，エチルエステル体（**8**）と三フッ化ホウ素エチルエーテル錯体 $BF_3 \cdot O(C_2H_5)_2$ の反応で得られるキレート体（**9**）の 10 位がきわめて活性化されることが見いだされた．（**9**）は，N-メチルピペラジンと室温下で簡単に反応が進行し，高選択的に 10 位置換体（**10**）を得る．さらに，含水メタノール中，トリエチルアミンを加えて加熱還流すると脱キレートし，高純度の OFLX が晶出する．さらなる検討から，ジエチルエステル体（**4**）の無水酢酸溶液に三フッ化ホウ素テトラヒドロフラン錯体 $BF_3 \cdot THF$ を滴下することにより，ただちに閉環反応が進行し，（**9**）を得る効率的合成法が見いだされ，OFLX の基本工業化プロセスが完成した（図 11・6）[4]．このキレート体を経由する閉環反応，N-メチルピペラジンの位置選択的置換反応と続く合成経路は，

LVFX の工業的合成法へ継承されることになる．

図 11・6　オフロキサシンの工業的合成法の基本経路（キレート法）

　第一製薬によって開発されたブロックバスター，レボフロキサシン（LVFX，1993 年国内発売）は，OFLX（ラセミ体）の 2 種の光学異性体のうちの (S)-(−) 体である．LVFX は，OFLX と同様の広範な抗菌スペクトルを有し，その抗菌力は OFLX の約 2 倍強い．一方，(R)-(+) 体の抗菌力は LVFX より非常に弱く，したがって，LVFX は OFLX の活性本体と考えられている．また，OFLX の優れたヒト薬物動態を受継ぎ，尿中には 90％ 近くが未変化体として排泄され，生体内での (R)-(+) 体への異性化は認められない．さらに，不眠やめまいなどの中枢作用は OFLX より弱く，他の副作用においても OFLX と同等以下である（図 11・7）．興味深いことに，中枢作用は抗菌力が弱い (R)-(+) 体のほうが LVFX より強く，LVFX は OFLX の抗菌活性と毒性が分離できた薬剤といえる[2]．このように，LVFX は，OFLX より 2 倍抗菌力が強く，かつ，薬物動態や安全性が OFLX に劣らないことから，OFLX の半量で同等の治療効果を示し，OFLX よりもさらに安全域が広がる長所がある．このような背景から，LVFX は，国内を初め，世界中で最も使用されているニューキノロンであり，本系統薬剤のゴールドスタンダードと高く評価されている．国内において，医療現場における本剤の抗

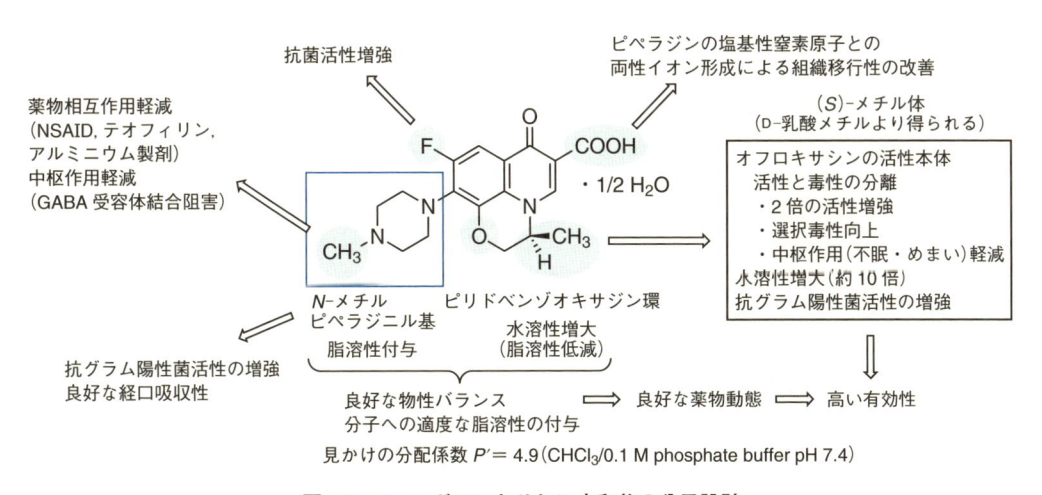

図 11・7　レボフロキサシン水和物の分子設計

菌薬としての高い有効性と市販後調査等の高い安全性評価に基づき，"治療効果の向上"と"耐性菌の出現抑制"を産学官の共同で掲げ，PK（薬物動態）/PD（薬力学）理論を根拠とする LVFX 高用量（グローバル処方である 500 mg 1 日 1 回投与）の開発が行われ，2009 年に発売された．500 mg 注射剤も国内開発中であり，さらなる抗細菌感染症医療への貢献が期待される[3]．またここで詳細は省くが，LVFX は OFLX をただ光学分割したものではなく，別途光学活性部分のメチル基を D-乳酸メチルを用いて工夫が施され合成されている[5]．

11・3 シタフロキサシン水和物

第一製薬によって開発されたシタフロキサシン水和物（STFX, 2008 年国内発売）は，キノリン環の 1 位に（$1R,2S$)-2-フルオロシクロプロピル基，7 位にアミノピロリジン誘導体，8 位に塩素原子を有するニューキノロンである．7 位に 3-アミノピロリジニル基を有するキノロンの多くは DNA 変異原性がある（小核試験陽性）が，($1R,2S$)-2-フルオロシクロプロピル基は，シクロプロピル基とは異なり DNA 変異原性がない．また STFX は，緑膿菌を含めたグラム陰性菌に対して強力な活性を示す．ちなみに，1 位トランス-フッ素置換体は，シス体より活性が弱い．1 位置換基上のフッ素は脂溶性を低減する効果を示すが，7 位のスピロ型の置換基と 8 位の塩素原子は，分子全体の脂溶性を増大させる．よって，STFX は脂溶性と水溶性のバランスに優れ，結果的に高い経口吸収性と尿中回収率を示す．一方，7 位置換基のスピロシクロプロパン環は隣接するアミノ基に対して立体的遮蔽効果を示し，高い代謝安定性，中枢作用と薬物相互作用の軽減をもたらす．8 位の塩素原子は抗菌スペクトルの拡大とグラム陽性菌に対する活性の増強，低い耐性獲得性をもたらす．その反面，光線過敏症が懸念されるが，実験動物での評価では同じく 8 位に塩素原子を有するクリナフロキサシン（開発中止）や 8 位にフッ素原子を有する市販ニューキノロンに比べて弱く，臨床用量において光線過敏症は報告されていない[2]．STFX は，キノロン耐性黄色ブドウ球菌や多剤耐性肺炎球菌を含むグラム陽性菌，緑膿菌やキノロン耐性大腸菌を含むグラム陰性菌，クラミジアなどの非定型菌，抗酸菌，および嫌気性菌に対し，既存ニューキノロン中で最強の抗菌力を示す（図 11・8）．さらに良好な薬物動態と安全性をあわせもち，重症例，再発・再燃例，他剤耐性菌による感染が疑われる症例に対して優れた臨床効果をもつ次世代ニューキノロンとして期待されている[3]．

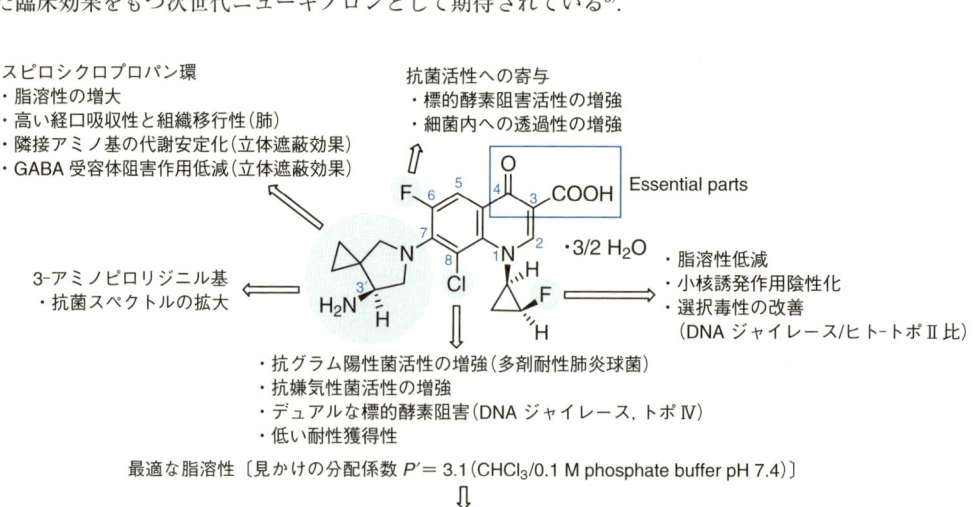

図 11・8　シタフロキサシン水和物の分子設計

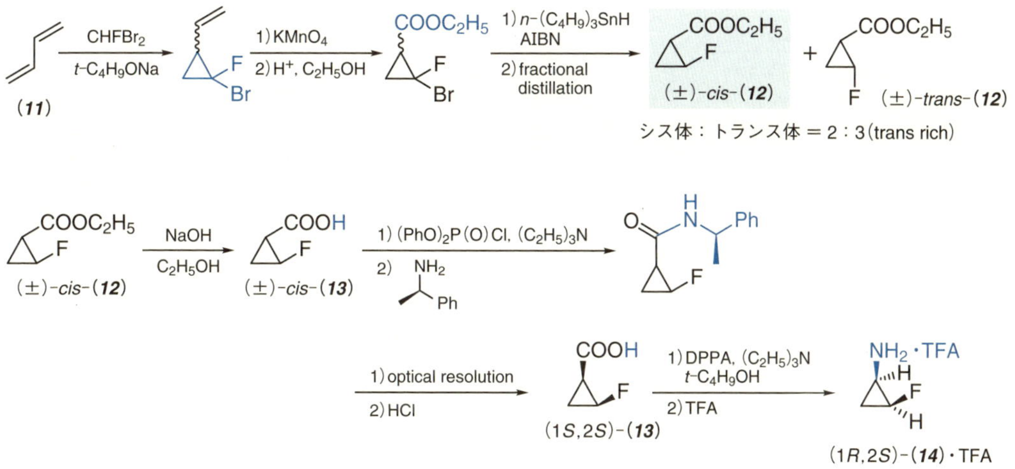

図 11・9 シタフロキサシン水和物の1位置換基の初期合成法

　STFX は，3個の不斉炭素に由来する8種の光学異性体の一つであり，開発当初から，その工業的合成法の開発が懸案となった．特に，(1R,2S)-2-フルオロシクロプロピルアミン (1R,2S)-(**14**) の合成法が最大の懸案であった．その初期合成法は，ブタジエン (**11**) を出発原料とし，ブロモフルオロカルベンによるシクロプロパン環の構築，過マンガン酸カリウムを用いるビニル基の酸化反応，トリブチルスタンナンによる還元的脱臭素化，シス-トランス異性体の蒸留による分離を経て，cis-2-フルオロシクロプロパンカルボン酸 (±)-cis-(**13**) を得る．この鍵中間体 (±)-cis-(**13**) は，ジアステレオマー誘導による光学分割，ジフェニルリン酸アジド (DPPA) を用いる **Curtius 転位** (第Ⅱ部 No. 29 参照) を経て，(1R,2S)-(**14**) のトリフルオロ酢酸塩に変換される (図 11・9)．特に (±)-cis-(**13**) 合成の各工程の反応剤や反応条件は，大量合成には不適であり，効率的な合成法の開発が検討された．その結果，クロロフルオロエチレン (**15**) とジアゾ酢酸エチルを用いる，ロジウム錯体を触媒とする効率的シクロプロパン化反応が見いだされた．その後，ジアゾ酢酸エチルを用いるシクロプロパン化反応の工業化で実績のあった住友化学との共同研究の結果，本工程が大量合成法として確立された．ついで，エステルの加水分解，還元的脱塩素化，分別蒸留，光学分割を経て，(1S,2S)-(**13**) を得る．最後に，DPPA を用いる Curtius 転位を経て，(1R,2S)-(**14**) の p-トルエンスルホン酸塩を安定晶として得る基本経路が完成した (図 11・10)．

　7位置換基 (7S)-(**19**) の合成は，ジケテン (**16**) から β-ケトアミド誘導体へと導き，その活性メチレン部分のシクロプロピル化により (**17**) とし，ケトンの保護，塩素化後，閉環反応を経て，ジオキソピロリジン体 (**18**) を得る．(**18**) のケトンをオキシムへ変換し，オキシムとピロリドン部分を還元した後，光学分割し，脱保護を経て合成される (図 11・11)．

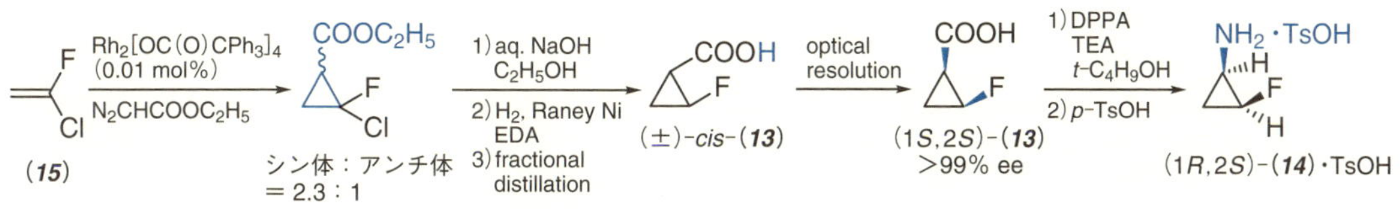

図 11・10 シタフロキサシン水和物の1位置換基の改良合成法 (工業的合成法の基本経路)

11．ニューキノロン系合成抗菌薬

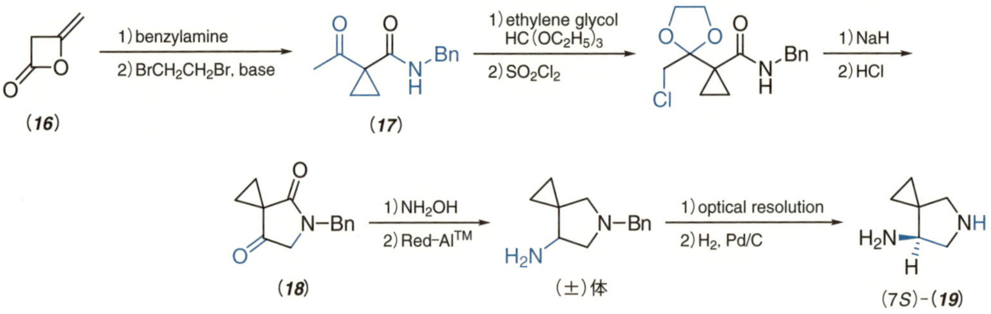

図 11・11 シタフロキサシン水和物の7位置換基の工業的合成法の基本経路

　キノロン骨格の合成は，エチル-2,4,5-トリフルオロベンゾイルアセテート（**20**）を出発原料とし，活性メチレン部分をオルトギ酸エチルでエトキシメチレン化し，1位置換基（1R,2S）-（**14**）を導入し，塩基で処理してキノロン閉環体（**21**）を得る．（**21**）のエステルを加水分解後，7位置換基（7S）-（**19**）を導入して（**22**）を得る．ついで，8位の塩素化によりSTFXへと導き，工業的合成法の基本経路が完成した（図11・12）[6]．

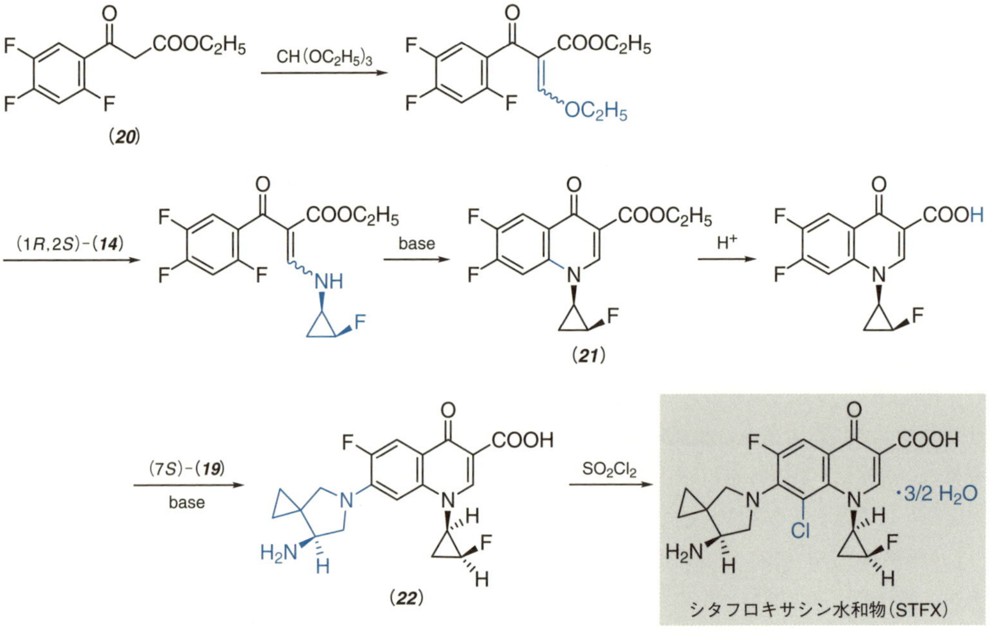

図 11・12 シタフロキサシン水和物の工業的合成法の基本経路

引用文献
1) 小林宏行編，"ニューキノロン剤の臨床応用"，医薬ジャーナル社(2001).
2) 高橋 寿，早川勇夫，秋元 健，薬史学雑誌，**38**, 161(2003).
3) 二木芳人編，"レスピラトリーキノロン薬―その理解と適正使用―"，医薬ジャーナル社(2007).
4) L. L. Shen, L. A. Mitscher, P. N. Sharma, T. J. O'Donnel, D. W. Chu, C. S. Cooper, T. Rosen, A. G. Pemet, *Biochemistry*, **28**, 3886(1989).
5) 早川勇夫，藤原敏洋，江幡 勉，有機合成化学協会誌，**54**, 62(1996).
6) M. Takemura, I. Hayakawa, *IL Farmaco*, **56**, 37(2001).

12

抗 生 物 質
β-ラクタム系抗菌薬

12・1 はじめに

 抗生物質第1号であるペニシリンに始まり,抗生物質のなかで最も実りが多く次々と開発された β-ラクタム系抗菌薬は1940年代半ば以降,優れた抗菌活性に加え安全性面でも優れていることから細菌感染症治療で多大な貢献を果たしてきた."風邪でも何でも抗生物質"との風潮の下,抗生物質の生産額が1970年には日本の医薬品生産額の1位にのぼりつめたが,その主役が β-ラクタム系抗菌薬であった.乱用,過剰投与による耐性菌問題が社会問題として取扱われるなど負のイメージが先行した時期もあったが,その後の反省期を経て論理的な耐性菌対策,適正使用などが進められ,現在でも抗菌薬の切札としての重責を担っている.
 β-ラクタム系抗菌薬の研究開発の歴史は耐性菌出現との際限なき戦いとの論評をよく耳にするが,社会環境の変化に伴う起炎菌の変遷に対する対応という観点での評価も忘れてはならない.その研究開発は天然からの新規 β-ラクタム誘導体の精力的な探索研究に加え,発酵,酵素化学,合成化学など β-ラクタム製造技術の進歩に支えられ,本来の抗生物質に当たる微生物の二次代謝物を起源とする天然型ペニシリン,セフェム(セファロスポリン,セファマイシン),モノバクタム,カルバペネム骨格を有する誘導体に加え,非天然型基本骨格オキサセフェム,ペネム誘導体など構造的にも多種多様な β-ラクタム系抗菌薬が開発された.それらは多様な工夫によって製造されていることから,その製造法の違いによって天然品,半合成品,全合成品などと分類されて論じられることも多い.多様な基本骨格に加え,注射剤が主流とはいえ経口剤もあり,その開発の歴史は複雑な様相を示している.
 1929年の A. Fleming による発見につぐ1940年の S. A. Waksman らによる再発見報告が本格的なペニシリン研究開発の起点となった.当時の天然物として見いだされたペニシリンはペニシリンGやペニシリンKなど,数種類のペニシリン化合物の混合物であった.また,それら初期のペニシリンは,グラム陽性菌と一部のグラム陰性菌に限られた抗菌スペクトルであったことから,他のグラム陰性菌へのスペクトル拡大が重要な研究課題の一つと捉えられた.
 1959年から1960年にかけて半合成ペニシリンの出発原料として有用な 6-アミノペニシラン酸(6-APA)の改良された培養,分離,酵素分解技術による効率的製造法が開発されたのを契機に,新たなペニシリンの誘導体研究が活発に行われるようになった[1].水溶性を高め,多くのグラム陰性菌にも抗菌スペクトルが一定レベルまで拡大されたアンピシリン〔1961年発見,Beecham 社(現 GlaxoSmithKline 社)〕やカルベニシリン〔1963年発見,Beecham 社(現 GlaxoSmithKline 社)〕が医薬品として登場したのに並行して,わが国でも誘導体研究が進められ,多くの国産ペニシリン薬が開発された.わが国で開発された注射用のペニシリン薬はいずれも緑膿菌にまで抗菌スペクトルを広げており,その一つが単剤開発に加え,§12・3で後述するタゾバクタム(β-ラクタマーゼ阻害剤)と

の合剤として開発されたピペラシリンで（図12・1），タゾバクタム/ピペラシリンとして世界で最も繁用されている注射用ペニシリン系抗菌薬の一つである．

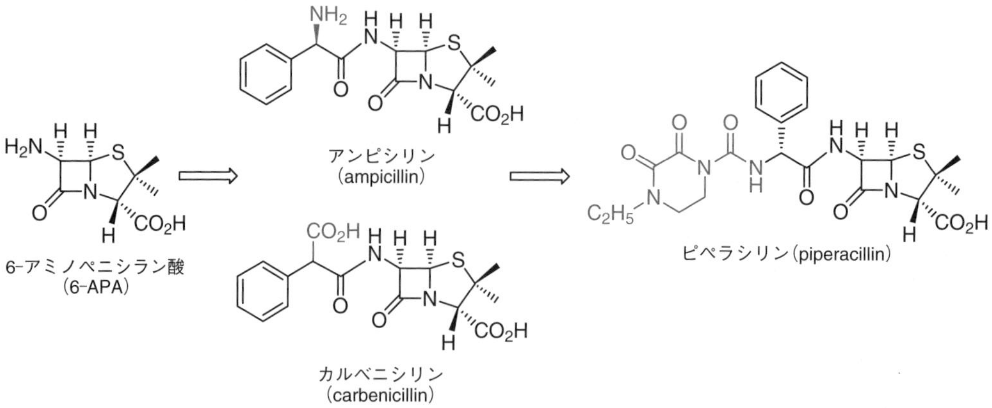

図 12・1　ペニシリン系抗菌薬

1951年にH. S. Burtonらによる数種の天然物（セファロスポリンP1，P2など）の発見に端を発するセフェム系抗菌薬の研究開発は天然物自身は医薬品となり得なかったが，半合成セファロスポリンの出発原料となる7-アミノセファロスポラン酸（7-ACA）の有用な製造法の開発（1961～1962年）に伴って活発化した[1]．特にわが国では，数多くの企業で開発研究が進められ，多くのセファロスポリン注射剤および経口剤が創製された（図12・2）[2]．

最初に開発されたのは，第1世代セファロスポリンとよばれる一群であり，注射剤としては，セファロチンおよびセファロリジン（ともに1962年開発，Eli Lilly社），経口剤としてはセファログリシン（1965年開発，Eli Lilly社）が世界で最初に開発され，その後，わが国においても注射剤としてセファゾリンなどが開発された．第2世代のセファロスポリンとしては，海外では，セファマンドール（1972年開発，Eli Lilly社）およびセフロキシム〔1975年開発，Glaxo社（現 GlaxoSmithKline社）〕が注射剤として開発され，わが国においては，注射剤としてセフォチアムが，経口剤としてセフォチアムヘキセチルが開発されている．第3，第4世代の注射用セファロスポリンとしては，世界ではセフォタキシム〔1977年に学会での初報，Hoechst社（現 Sanofi-Aventis社）およびRussell社〕が最初に開発され，わが国では，セフォペラゾン，セフォゾプランなどが開発された．経口用の第3世代セファロスポリンとしては，§12・2で製造法を取上げるセフジニルを始めとして，多くの薬剤が開発されている．セフジニルは第3世代経口セファロスポリンのなかでも，グラム陰性菌に対する抗菌力を維持したままで黄色ブドウ球菌を含めたグラム陽性菌に対する抗菌力の改善がなされ，その広域性と安全性の高さから，小児を含めた各種細菌感染症の標準的治療薬として繁用されている．

7-ACAの7位にメトキシ基をもつセファマイシン系抗生物質も天然物であるセファマイシンC（1971年発見）が創薬研究の開始点であるが，これをリード化合物とした半合成セファマイシンとしてセフォキシチン（1972年開発，Merck社）が世界初のセファマイシン系抗生物質として開発された．その後，わが国ではセフメタゾールなどが合成，開発されている（図12・3）．また，セファマイシンの基本骨格変換の研究もわが国で進められ，その成果としてセフェム骨格のS原子をO原子に置換したオキサセフェムを基本骨格とするセファマイシンとして，ラタモキセフ（別名モキサラクタム）およびフロモキセフが合成され，医薬品となっている（図12・4）．

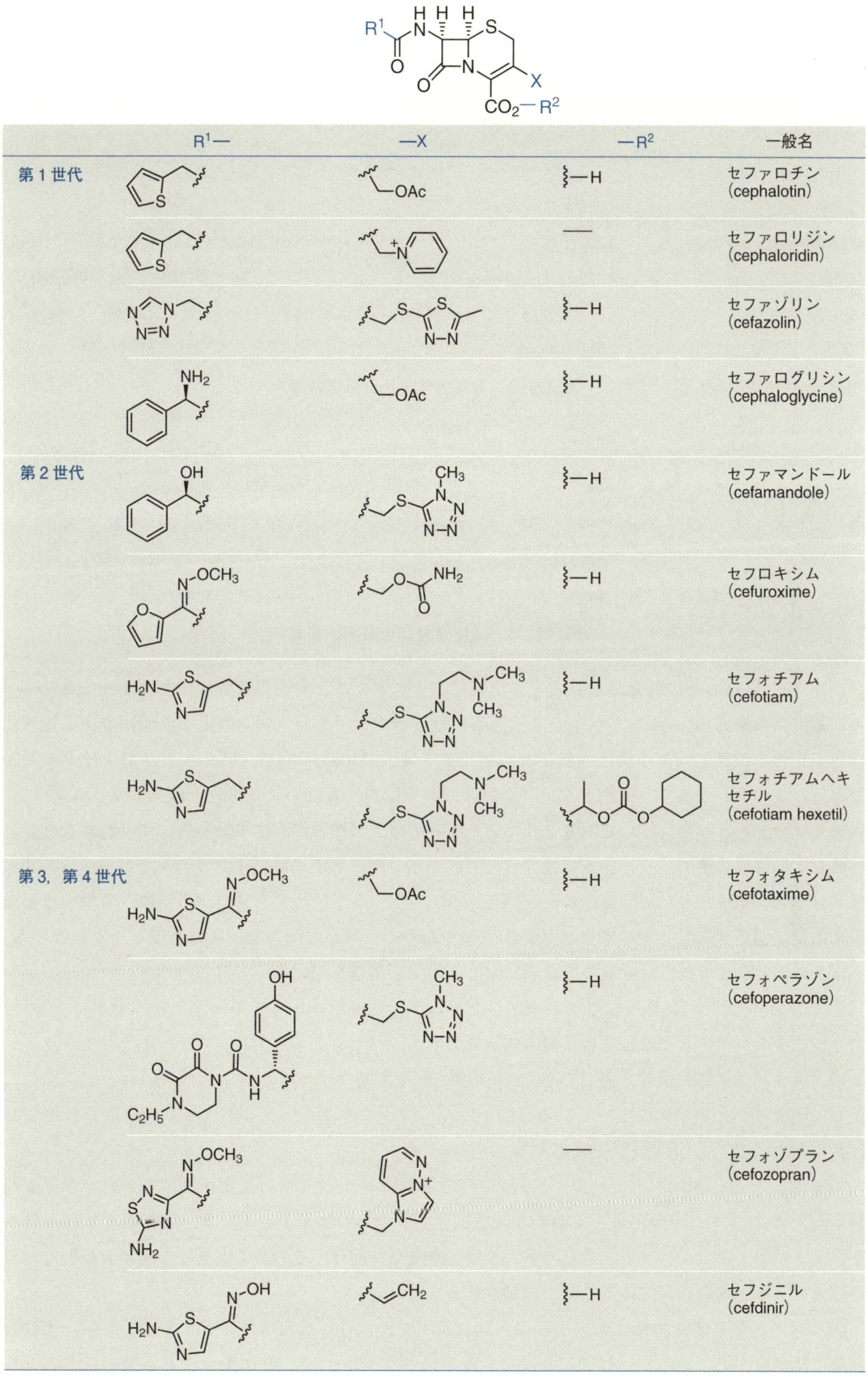

	R^1-	$-X$	$-R^2$	一般名
第1世代	2-チエニル-CH2-	-CH2-OAc	-H	セファロチン (cephalotin)
	2-チエニル-CH2-	-CH2-ピリジニウム	—	セファロリジン (cephaloridin)
	テトラゾリル-CH2-	-CH2-S-(5-メチル-1,3,4-チアジアゾール-2-イル)	-H	セファゾリン (cefazolin)
	フェニル-CH(NH2)-	-CH2-OAc	-H	セファログリシン (cephaloglycine)
第2世代	フェニル-CH(OH)-	-CH2-S-(1-メチルテトラゾール-5-イル)	-H	セファマンドール (cefamandole)
	2-フリル-C(=NOCH3)-	-CH2-O-C(=O)-NH2	-H	セフロキシム (cefuroxime)
	2-アミノチアゾール-5-イル-CH2-	-CH2-S-(1-(2-ジメチルアミノエチル)テトラゾール-5-イル)	-H	セフォチアム (cefotiam)
	2-アミノチアゾール-5-イル-CH2-	-CH2-S-(1-(2-ジメチルアミノエチル)テトラゾール-5-イル)	-CH(CH3)-O-C(=O)-O-シクロヘキシル	セフォチアムヘキセチル (cefotiam hexetil)
第3, 第4世代	2-アミノチアゾール-4-イル-C(=NOCH3)-	-CH2-OAc	-H	セフォタキシム (cefotaxime)
	4-ヒドロキシフェニル-CH(NH-CO-N(-C2H5)(ピペラジンジオン))-	-CH2-S-(1-メチルテトラゾール-5-イル)	-H	セフォペラゾン (cefoperazone)
	2-アミノ-1,2,4-チアジアゾール-3-イル-C(=NOCH3)-	-CH2-イミダゾ[1,2-b]ピリダジニウム	—	セフォゾプラン (cefozopran)
	2-アミノチアゾール-4-イル-C(=NOH)-	-CH2-CH=CH2	-H	セフジニル (cefdinir)

図 12・2 セファロスポリン系抗菌薬

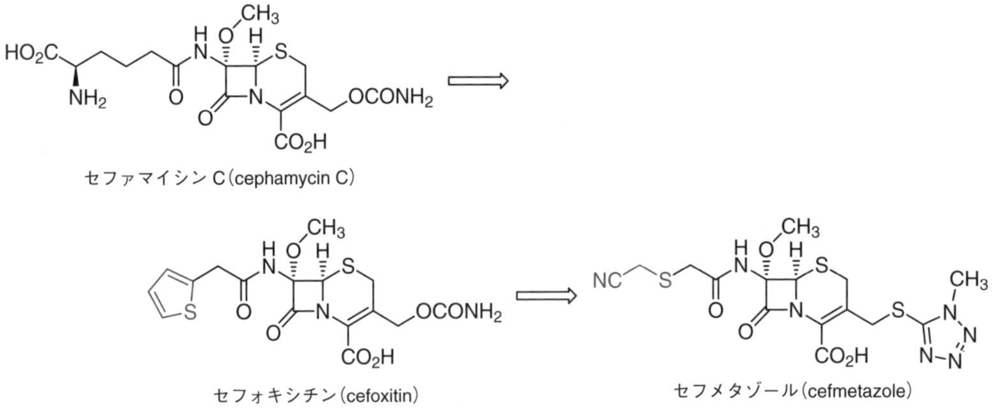

セファマイシン C (cephamycin C)

セフォキシチン (cefoxitin)

セフメタゾール (cefmetazole)

図 12・3　セファマイシン系抗菌薬

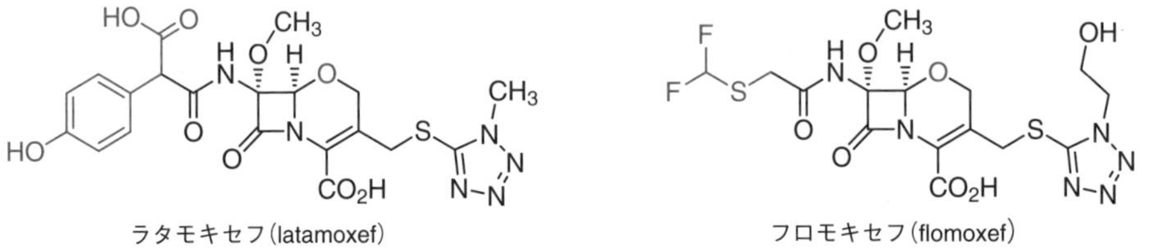

ラタモキセフ (latamoxef)

フロモキセフ (flomoxef)

図 12・4　オキサセフェム系抗菌薬

　1976 年に Merck 社の研究陣が見いだした天然物チエナマイシンから発展したものとしてカルバペネム系抗菌薬がある[3]．カルバペネム系抗菌薬には，チエナマイシンの物性面での問題である物理化学的安定性を改善した第 1 世代の薬剤としてイミペネム（1981 年開発，Merck 社）およびその類縁誘導体パニペネムがあり，両剤ともに腎毒性の問題を改善するために腎毒性軽減剤（シラスタチン，ベタミプロン）との合剤として開発されている．その後，天然物が有する腎毒性，中枢毒性など安全性面および物理化学的，生体内安定性面での諸問題が一挙に解決された 1β-メチルカルバペネム誘導体メロペネムが単剤として開発された（図 12・5）．§12・5 で後述するメロペネムは，各種の重症細菌感染症の治療薬として世界的な標準薬の一つであり，広域かつ強力な抗菌力と優れた安全性から，小児から高齢者まで幅広い背景の患者層に対して臨床応用されている．

　その他の β-ラクタム薬としては，モノバクタム系（注射用）としてわが国で初（世界で 2 番目）のカルモナム，ペネム系として世界初のファロペネム，ペニシラニックスルフォン系としてクラブラン酸，スルバクタムに次ぐ 3 番目の β-ラクタマーゼ阻害剤タゾバクタムがおのおのわが国において発見，開発され，実用化に至っている（図 12・6）．ファロペネム，タゾバクタムの特徴等に関してはおのおの §12・4，§12・3 で後述する．

　以上のように，わが国では，非常に多岐にわたる系統の β-ラクタム薬が研究開発され，世界で開発された β-ラクタム薬の半数近くがわが国で開発されたとの観を呈している．特にわが国におけるセフェム系およびカルバペネム系での多大な優れた成果に加え，その多くが高度な技術を駆使した製造技術によって達成されていることが特記される．

　β-ラクタム薬の研究開発は天然から得られた基本骨格自身が抗菌活性を有することから，比較的容易に思われがちであるが，目的にかなった抗菌スペクトルを有しかつ β-ラクタム薬の最大の特長である切れ味のよい臨床効果と優れた安全性の確保の達成は容易ではない．成熟した分野であるがゆ

図 12・5　カルバペネム系抗菌薬

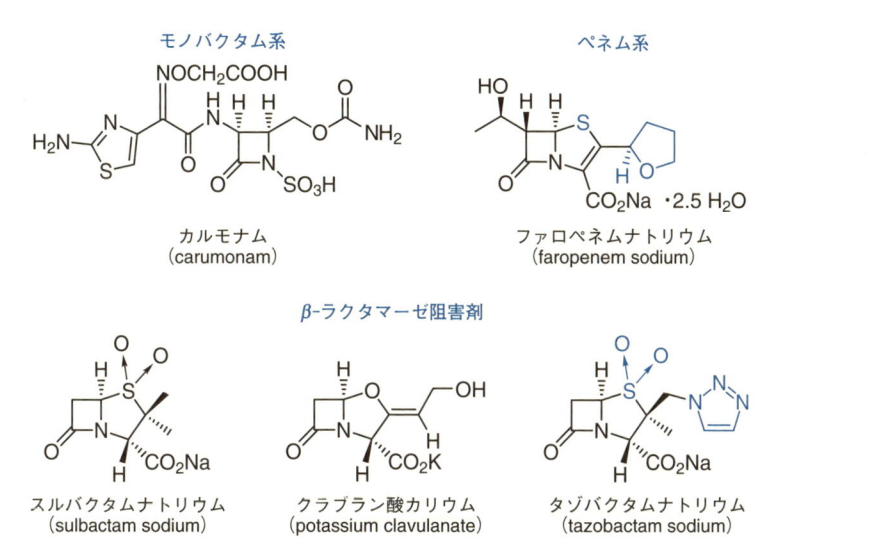

図 12・6　その他の β-ラクタム系抗菌薬

えに何らかのブレークスルーなしでの開発成功はむずかしく，いずれも抗菌力，抗菌スペクトル，体内動態など有効性にかかわる各種項目に加え，安全性にかかわる緻密な構造活性相関研究によって到達された成果である．

　研究開発において鍵となる構造活性相関研究および製造プロセス構築で合成化学の果たした役割はきわめて大きい．ペニシリンに始まる β-ラクタム化合物の化学は，最終物およびその中間体ともに反応性の高い，すなわち化学的安定性が低い β-ラクタム環を有し，かつ多くの最終物が水溶性であることなどを克服する工夫が精力的に検討されてきた結果，一種特有の β-ラクタム化学を形成している．特に，製造プロセス構築においては，公開されている反応経路とは別に，各反応間のつなぎあるいは後処理プロセスなどにこそ，多くの独自の工夫がなされており，反応および反応条件，保護基の選択などに加え，後処理でのノウハウなど膨大な知見が蓄積あるいは秘蔵されている．

　また，上記のように開発された多くの β-ラクタム薬に加え，キノロン系，マクロライド系など各種抗菌薬がそろえられており，わが国での抗菌化学療法は，軽症患者から重症患者に至るまで，安全かつ有効な非常に充実した治療薬群に支えられてきたといえる．その一方で，抗生物質の乱用に対す

る反省の意見が，過去，現在ともにあるのもまた事実であり，その代表的な例が1980年代の第3世代広域セフェム薬の多用に伴うメチシリン耐性黄色ブドウ球菌（MRSA）の増加の歴史である[4]．その後の院内感染対策や抗菌薬の適正使用の推進により，一定の改善を認め，現在ではほぼ定常状態にあるものの，抗菌薬の不適切な使用によりもたらされた苦い経験として忘れてはならない．一方，薬剤開発の観点からの過去の反省として，たとえば，セフェム薬の場合，注射剤と経口剤の両方に構造，物性，抗菌スペクトルなどが類似した化合物が数多く開発されたことも，セフェム耐性菌の増加を招いた原因の一つと考えられ，開発当時は耐性菌出現に関する関心がまだ薄かったことをあげることができる．今後の抗菌薬開発においては，その使用目的，使用方法などへの最適化に加え，耐性菌出現のリスクの回避あるいは低減に十分配慮した薬物設計が要求される．

前述のとおり，β-ラクタム薬は，ペニシリン系，セフェム系，モノバクタム系，ペネム系，カルバペネム系などに分類されるが，このような細かな系統を問わず，いずれも細菌の細胞壁合成（厳密には，細胞壁合成の最終段階のトランスペプチダーゼ，トランスグリコシラーゼ，D-アラニンカルボキシペプチダーゼによるペプチドグリカンの架橋反応）を阻害することにより抗菌力を示す．その分子レベルでの作用メカニズムは，β-ラクタム環の立体構造が，細菌細胞壁ペプチドグリカン前駆体のペンタペプチドの末端（D-Ala-D-Ala）の立体構造に類似するため（図 12・7），細菌の細胞壁合成酵素〔機能的には上記の3種類が知られ，一般にペニシリン結合タンパク質（penicillin-binding proteins: PBPs）と総称される酵素群〕がβ-ラクタム薬を本来の基質（ペプチドグリカン前駆体）と誤認識して結合し，その結果，競合的に細胞壁合成が阻害されることによる（図 12・8）．細菌は，

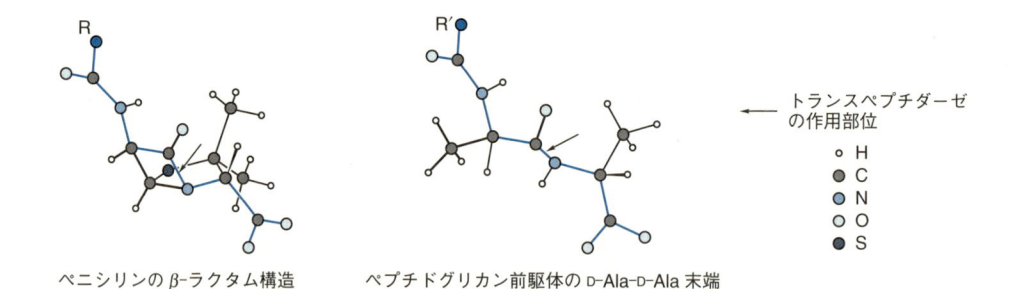

図 12・7　ペニシリンとペプチドグリカン D-Ala-D-Ala 末端の構造の類似性．［田中信男，中村昭四郎，"抗生物質大要―化学と生物活性"，第4版，p. 280，東京大学出版会（1992）を引用，一部改変］

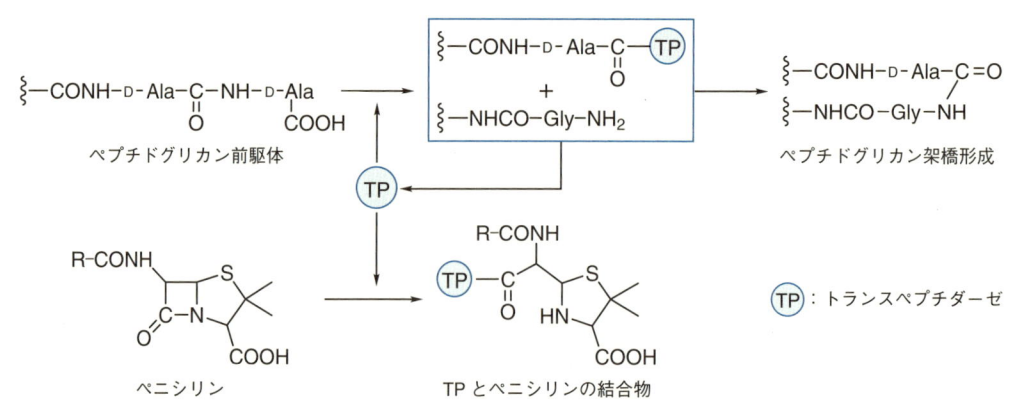

図 12・8　ペニシリンによる細胞壁ペプチドグリカントランスペプチダーゼ（TP）の競合阻害機構．［田中信男，中村昭四郎，"抗生物質大要―化学と生物活性"，第4版，p. 280，東京大学出版会（1992）を引用，一部改変］

その種ごと（厳密には菌株ごと）に異なったPBPsを有しており，またβ-ラクタム薬も系統ごと，さらには薬剤ごとに異なった化学構造，物理化学的性質を有するがゆえにβ-ラクタム環の歪みすなわち反応性，および立体障害なども異なり，異なったPBPs結合阻害活性を有する．このPBPs結合阻害活性に細菌外膜の透過性（グラム陰性菌の場合のみ），β-ラクタマーゼに対する安定性などの要素が加わり，その総合的な特性として各β-ラクタム薬の抗菌力および抗菌スペクトルが決定される．薬剤によって強弱の差はあるものの，β-ラクタム薬全般に作用した菌を速やかに溶菌に導き，殺菌的な効果を示すことが知られている．すなわち，細胞壁合成阻害により脆弱となった細菌細胞壁が菌体内圧に耐えられずに崩壊することにより，細胞死に至る．各β-ラクタム薬のPBPs結合阻害活性および抗菌特性に関しては，薬剤数の多さから非常に多岐にわたるため，ここでは詳細を述べず，すでに数多くある他書に委ねたい[3),5)]．

また，β-ラクタム系の薬剤のなかでも特殊なものとして，β-ラクタマーゼ阻害剤として知られるクラブラン酸，スルバクタム，タゾバクタムの3剤が実用化されており，これらは，PBPsに対する結合親和性は低いが，PBPsをルーツとしたβ-ラクタム加水分解酵素であるセリン型β-ラクタマーゼに対する結合力が強く，セリン型β-ラクタマーゼの活性部位のセリン残基に共有結合して，不可逆的にその酵素活性を阻害する[6)]．菌体内に流入したβ-ラクタム薬が細菌の産生するβ-ラクタマーゼにより加水分解される前にβ-ラクタマーゼ阻害剤が加水分解活性を不活化することにより，主剤であるβ-ラクタム薬が効率的に標的酵素であるPBPsに到達し，抗菌力が増強されることになる（図12・9）．

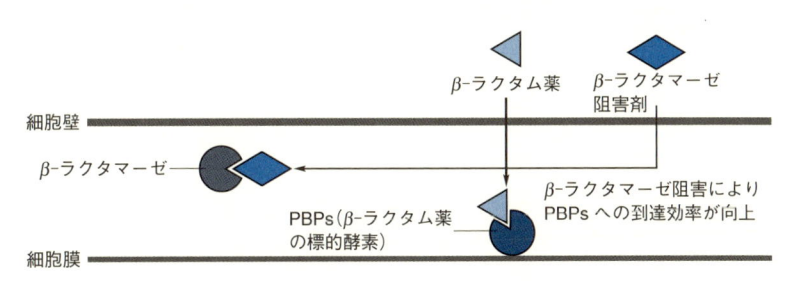

図12・9 β-ラクタマーゼ阻害剤によるβ-ラクタム薬の薬効増強のメカニズム

細菌のβ-ラクタマーゼは，種々の分類法があるなかで最近では酵素タンパク質のアミノ酸配列の相同性をもとにクラスA，B，C，Dの4種類，さらに酵素の機能に応じて細かく分類されており，このうち，クラスB（メタロ型β-ラクタマーゼ）を除く三つのクラスがセリン型β-ラクタマーゼである．上記の三つのβ-ラクタマーゼ阻害剤は，おのおのの阻害特性をいかし，ペニシリン薬（クラブラン酸/アモキシシリン，クラブラン酸/チカルシリン，スルバクタム/アンピシリン，タゾバクタム/ピペラシリン）あるいはセフェム薬（スルバクタム/セフォペラゾン）との合剤として臨床応用されている．

12・2 セフジニル

セフジニルは1980年代に藤沢薬品工業（現 アステラス製薬）で創製された第3世代の経口セファロスポリン系抗菌薬である．本剤は，グラム陽性菌およびグラム陰性菌にバランスよく優れた抗菌力，特に当時のほかの第3世代経口セファロスポリン系抗菌薬の弱点であった黄色ブドウ球菌を含むグラム陽性菌に対する優れた抗菌活性を獲得したことが，広域抗菌スペクトルを重んじる経口抗菌薬

の理想的薬剤として臨床的に高く評価,繁用された.

化学構造は,藤沢薬品工業の得意とするアミノチアゾール環を有するセファロスポリン誘導体である.これまでに蓄積した多くの有用な知見を基盤に,経口吸収性および特にグラム陽性菌に対する抗菌活性向上に焦点を絞った緻密な構造活性相関研究を展開し,7位側鎖内への弱酸性のヒドロキシム基導入効果を追及することによって目標に到達している.藤沢薬品工業の先行開発品で,世界初の第3世代セファロスポリン系抗菌薬であるセフィキシムと同様に7位アシル基末端にはアミノチアゾール基を有し,3位にはビニル基を有する.セフィキシムとの構造的差異は,7位アシル基の中間部位の構造であり,セフィキシムのオキシム置換基部分を弱酸性のヒドロキシム基に置換したのがセフジニルである[7,8].

7-アミノセファロスポラン酸(7-ACA)を出発物質としたいわゆる典型的な半合成セファロスポリン系抗菌薬の製造法であり,3位のエテニル基への化学変換,7位アミノ基のアシル化,その後のアシル基の化学修飾などを効率よく組入れている[7].

7-ACA をアセトキシ基のアルカリ加水分解,アミノ基のサリチルアルデヒドによる保護,カルボキシル基の保護など数工程を経て3位ヒドロキシメチル部位のホスホニウム塩(**1**)に誘導する.(**1**)とホルムアルデヒドとの Wittig 反応(第II部 No.9 参照)と酸処理によるアミノ保護基の脱離によって鍵中間体(**2**)が得られる.次に,ジケテンのハロゲン化によって得られるアセト酢酸誘導体により7位アミノ基をアシル化しアミド化合物(**3**)とする.ニトロソ化によって立体選択的にヒドロキシイミノ基を導入した後,ハロメチルカルボニル基とチオ尿素によってアミノチアゾール環を形成して前駆体(**4**)とする.最後に脱エステル化することによってセフジニルの合成が完了する(図 12・10).

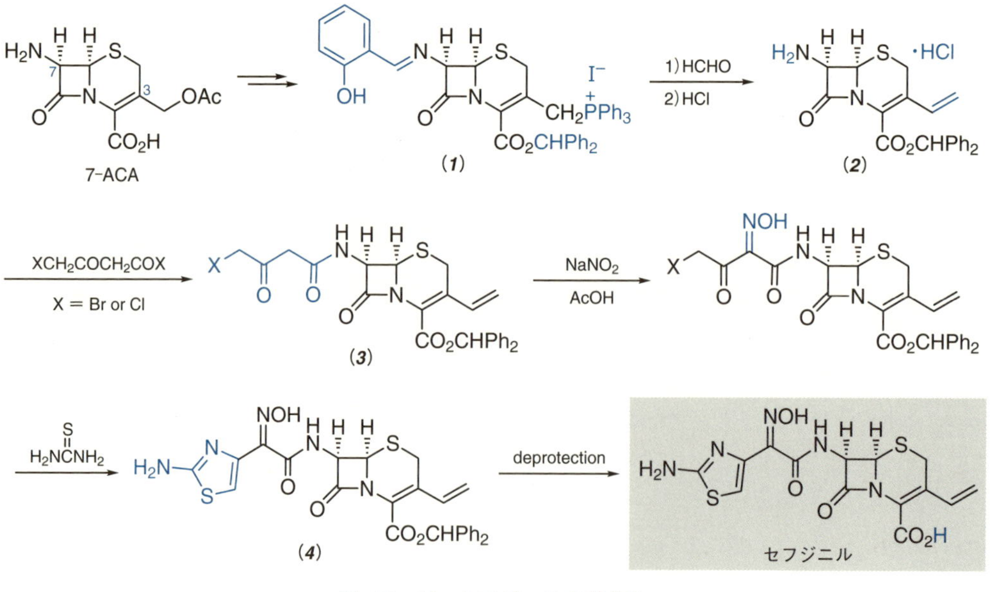

図 12・10 セフジニルの製造法

12・3 タゾバクタムナトリウム

タゾバクタムは 1983 年に大鵬薬品工業で創製された国産初の注射用 β-ラクタマーゼ阻害剤である.本剤は,各種細菌が産生するペニシリナーゼ,セファロスポリナーゼおよび基質拡張型 β-ラク

タマーゼ (ESBL) などのβ-ラクタマーゼを不可逆的に阻害する.

先行するクラブラン酸とは異なり，ペニシリン骨格を有する新しい阻害剤の開発を目指し，硫黄原子の酸化体（ペナムスルホン）が比較的強い阻害活性を示したことから，その2β-メチル基に複素環を導入した．結果として，スルバクタムの2β-メチル基にトリアゾール環が置換した世界2番目のペナムスルホン骨格を有するタゾバクタムの誕生に至っている.

先行のβ-ラクタマーゼ阻害剤であるクラブラン酸およびスルバクタムに比べた本剤の利点は，その酵素阻害活性の強さと幅広さにあり，臨床での合剤のパートナーであるピペラシリンの抗菌力および広域性を効果的に高め，タゾバクタム/ピペラシリン（図12・1）として世界的な注射用広域抗菌薬の誕生に寄与した.

製造法は5員環の開環，再閉環を経るペニシリン誘導体特有の反応を含むプロセスである．さらなる多くの改良，工夫が加えられていると考えられるが，製造に関する報告が少なく，文献[9),10)]による製造経路を示す.

出発物質はいわゆる半合成ペニシリン系抗菌薬の共通原料6-アミノペニシラン酸 (6-APA) である．広く知られているアミノ基のジアゾ化を用いた臭素原子への変換，亜鉛還元による脱臭素化および硫黄原子の酸化など数工程を経て脱アミノ誘導体 (**5**) に誘導する．ついで，2-メルカプトベンゾチアゾールを用いた環開裂反応（Morin 反応）により化合物 (**6**) とする．開環体 (**6**) を塩化銅(II) で処理することによって閉環されたクロロ体 (**7**) を得る．次のアジド化では目的物 (**8**) とともに6員環に閉環したジヒドロセファロスポリン骨格を有する異性体 (**10a**) が副生するが，混合物のまま過マンガン酸カリウムで酸化後，スルホン体 (**9**)，(**10b**) の混合物から結晶化によってスルホン体 (**9**) を単離精製する．(**9**) のアジド基とトリメチルシリルアセチレンあるいは酢酸ビニルとの [3+2] 環化反応によってトリアゾール環（第II部 No.58 参照）を構築し，最後に脱保護，ナトリウム塩化

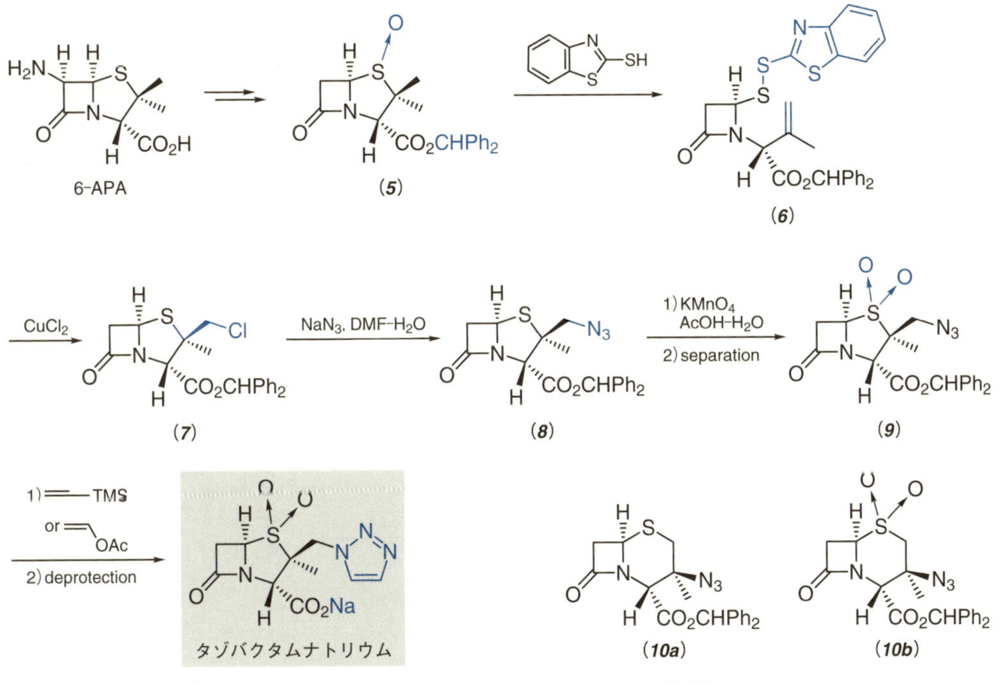

図 12・11 タゾバクタムナトリウムの製造法

することによってタゾバクタムナトリウムの合成が完了する（図12・11）.

12・4 ファロペネムナトリウム

ファロペネムは，1985年にサントリーで創製された世界初かつ現在までに実用化された世界で唯一の経口ペネム系抗菌薬である．本剤は，グラム陽性菌，グラム陰性菌（ブドウ糖非発酵菌を除く），嫌気性菌に対して幅広い抗菌スペクトルを有し，各種のβ-ラクタマーゼ（メタロ型β-ラクタマーゼを除く）に対してもきわめて安定である．臨床的に本剤が最も評価されているのは，その優れた抗肺炎球菌活性にあり，特に近年臨床で問題となっているペニシリン耐性肺炎球菌（PRSP）の治療薬としては，経口β-ラクタム薬のなかでも高い評価を得ている．

基本骨格はペニシリンとセフェムのハイブリッド構造としてデザインされた非天然型のペネム骨格である．加えて，β-ラクタム環のα位にカルバペネムとのハイブリッドともいえる天然カルバペネム系抗生物質であるチエナマイシンにならったヒドロキシエチル基を有する6-ヒドロキシエチルペネム誘導体である．6-ヒドロキシエチルペネム自身の有する抗菌活性，化学的安定性に着目した経口剤創製という明確な目標のもと，経口吸収性および抗菌活性向上を目指した2位置換基の見事な分子設計でファロペネムに到達している．

製造法はペネム，カルバペネム両化合物の共通中間体（14）の独自に開発した製造プロセスにおける［2+2］環化反応によるβ-ラクタム環形成と分子内Wittig-Horner型反応によるペネム骨格形成を特徴とする全合成プロセスである[11), 12)].

光学活性な（R）-1,3-ブタンジオール（11）から第一級アルコールのスルフィド化，Pummerer転位，脱HClなど数工程を経て誘導されるビニルスルフィド（12）とN-クロロスルホニルイソシアナートとのヒドロキシ基の置換した不斉炭素によって新たに生じる二つの不斉炭素を立体制御した付加環化反応でβ-ラクタム化合物（13）を構築する．ついで，4位のフェニルチオ基をアセトキシ基へ変換することによって光学活性な鍵中間体4-アセトキシ-2-アゼチジノン（14）に誘導する．（14）

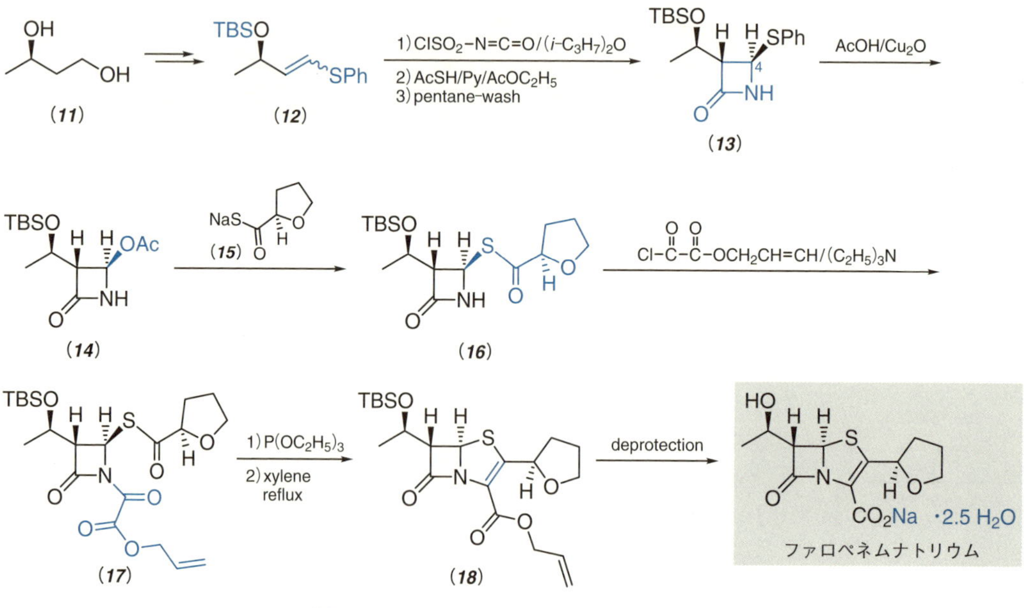

図12・12　ファロペネムナトリウムの製造法

の4位アセトキシ基の光学活性な2-テトラヒドロフランカルボン酸から誘導されるアシルチオラート（**15**）による置換反応によって化合物（**16**）とする．次に窒素上にアシル修飾を施した N-アシル誘導体（**17**）とし，トリエチルホスファイトと処理後加熱することによってペネム骨格が構築された前駆体（**18**）とする．最後に脱保護，ナトリウム塩化することによってファロペネムナトリウムの合成が完了する（図12・12）．

12・5 メロペネム三水和物

メロペネムは1983年に住友化学において創製された世界初の単剤投与可能（腎毒性軽減剤の配合が不要）な1β-メチルカルバペネム系注射用抗菌薬である．本剤の特長としては，腎毒性および中枢毒性の低さ，ヒト腎デヒドロペプチダーゼ-I（DHP-I）に対する安定性の高さ，従来のカルバペネム系抗生物質を上回る抗グラム陰性菌活性（特に抗緑膿菌活性，抗インフルエンザ菌活性）の強さがあげられる．これらの優れた特長から，本剤はカルバペネム薬の世界的な標準薬に成長した．特筆すべきは本剤の優れた安全性にもとづいた投与量上限の高さであり，難治性重症感染症である化膿性髄膜炎や囊胞性線維症の患者にはカルバペネム系抗菌薬では最大の1日6g投与（海外）が可能となっており，これらの感染症治療において本剤が果たしている役割は特に大きい．

抗菌活性，腎毒性および中枢毒性など副作用，化学的安定性，生体内安定性などの詳細な構造活性相関研究のなかで，副作用の低減につながる弱塩基性アミノ基を有する3位プロリン誘導体側鎖と生体内安定性向上に寄与する1β-メチル基の組合わせが緑膿菌などに対する抗菌活性向上に結びつくという予想外の効果が，本剤創製の鍵となった．

製造法は古典的な Dieckmann 型5員環閉環反応（第Ⅱ部 No. 31 参照）をカルバペネム骨格形成に

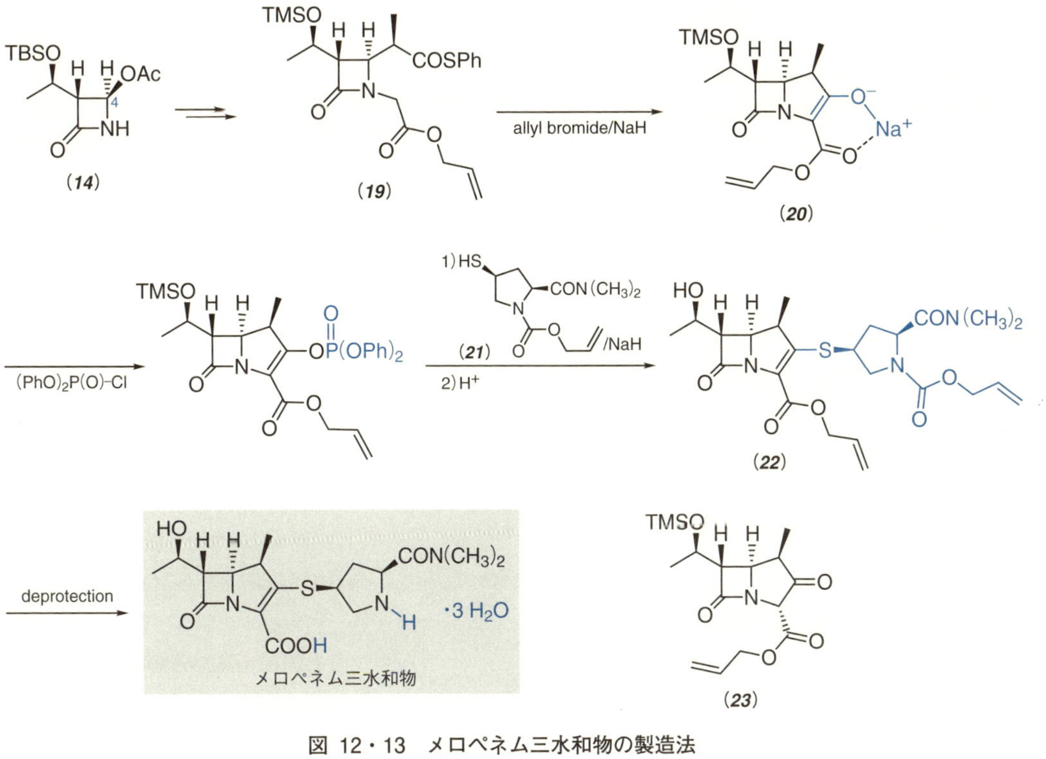

図 12・13 メロペネム三水和物の製造法

用い，しかも 1β-メチル基の異性化の回避などを目的に閉環反応で生じるナトリウムエノラート体（**20**）をケトエステル体（**23**）を経ることなくそのまま次反応に供することを特徴とする[13]．

ペネム誘導体の製造にも用いられている 4-アセトキシ-2-アゼチジノン（**14**）を出発原料とし，2-ブロモプロピオン酸誘導体を用いた立体選択的な Reformatsky 型反応（第Ⅱ部 No.5 参照）による 4 位炭素－炭素結合の形成[14]，窒素上へのアルキル化反応による酢酸残基導入など数工程を経て化合物（**19**）に誘導する．臭化アリル存在下（**19**）の NaH 処理による閉環反応，副生するフェニルチオラートのアリル化による不活性化，次にナトリウムエノラート（**20**）のホスファート化，チオール（**21**）による置換反応をワンポットで行い，前駆体（**22**）とする．最後に脱保護，結晶化によってメロペネム三水和物の合成が完了する（図 12・13）．

引用文献

1) 田中信男，中村昭四郎，"抗生物質大要—化学と生物活性"，第 4 版，p.31，東京大学出版会（1992）．
2) 橋本 一，"セフェム系抗生物質"，松本慶蔵編，p.27，医薬ジャーナル社（1991）．
3) 原 耕平編，"カルバペネム系抗生物質"，医薬ジャーナル社（1995）．
4) 小林寛伊，"MRSA 基礎・臨床・対策"，河野 茂編，p.31，医薬ジャーナル社（2006）．
5) 松本慶蔵編，"ペニシリン系抗生物質—正しい理論と臨床応用を求めて"，医薬ジャーナル社（1988）；松本慶蔵編，"セフェム系抗生物質"，医薬ジャーナル社（1991）；S. Mitsuhashi, G. Franceschi, "Penem Antibiotics" Japan Scientific Societies Press, Tokyo, Springer-Verlag（1991）；上田 泰，清水喜八郎編，"β-ラクタム系薬"，南江堂（1987）．
6) 井上松久，岡本了一，化学療法の領域，**11**（S-1），195（1995）．
7) 坂根和夫，川端浩二，稲本美子，山中秀昭，高谷隆男，薬学雑誌，**113**，605（1993）．
8) K. Sakane, Y. Inamoto, H. Yamanaka, *Jpn. J. antibiot.*, **45**, 909（1992）．
9) T. W. Hall, S. N. Maiti, R. G. Micetich, P. Spevak, S. Yamabe, N. Ishida, M. Kajitani, M.Tanaka, T. Yamasaki, "Recent Advances in the Chemistry of β-Lactam Antibiotics", Eds., S. M. Roberts, A. G. Brown, p. 242, Royal Society of Chemistry, London（1985）．
10) R. G. Micetich, S. N. Maiti, P. Spevak, M. Tanaka, T. Yamazaki, K. Ogawa, *Synthesis*, **1986**, 292.
11) 石黒正路，西原達郎，田中里枝，薬学雑誌，**121**，915（2001）．
12) 中塚 隆，金子 彰，ファルマシア，**38**，219（2002）．
13) M. Sunagawa, A. Sasaki, H. Matsumura, K. Goda, K. Tamoto, *Chem. Pharm. Bull.*, **42**, 1381（1994）．
14) Y. Ito, A. Sasaki, K.Tamoto, M. Sunagawa, S. Terashima, *Tetrahedron*, **47**, 2801（1991）．

第II部

知っておくと役立つ
有機合成反応66

第 II 部 の 見 方

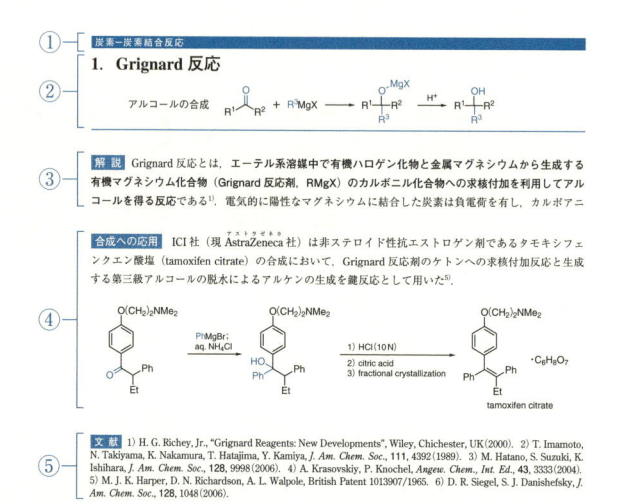

① 反応の分類. 創薬に有用な有機合成反応 66 項目を六つ（炭素−炭素結合反応，転位反応，縮合反応，炭素−ヘテロ原子結合反応，酸化反応，還元反応，複素環合成）に分類した.
② **反応名**と代表的な**一般式**.
③ 反応の解説. 太字は**反応の定義**.
④ 天然物，医薬品の合成に使われた実際の反応例.
⑤ 引用文献

炭素−炭素結合反応

1. Grignard 反応

アルコールの合成

$$R^1COR^2 + R^3MgX \longrightarrow R^1C(O^-MgX)(R^3)R^2 \xrightarrow{H^+} R^1C(OH)(R^3)R^2$$

解説 Grignard 反応とは，エーテル系溶媒中で有機ハロゲン化物と金属マグネシウムから生成する有機マグネシウム化合物（Grignard 反応剤，RMgX）のカルボニル化合物への求核付加を利用してアルコールを得る反応である[1]．電気的に陽性なマグネシウムに結合した炭素は負電荷を有し，カルボアニオン活性種としての性質を示すため，Grignard 反応剤の有機基は強い求核性および塩基性を示す．この塩基性が原因で，カルボニル化合物の自己アルドール反応（No. 2 参照）などの副反応がしばしば問題になる．種々の金属塩を添加剤として用いることで，これらの副反応は抑制可能である．たとえば，塩化セリウム[2]や触媒量の塩化亜鉛[3]を添加することで，Grignard 反応剤のケトンへの求核付加が選択的に進行し，対応するアルコールを高収率で得ることができる．また近年，求核付加に対して高い反応性を示す官能基を有する Grignard 反応剤が注目を集めている．金属−ハロゲン交換反応を用いることで，エステルやニトリルなどの官能基や複素環を有する Grignard 反応剤の調製ができる．なかでも P. Knochel らが開発した i-PrMgCl·LiCl 反応剤は有効性が高く，市販されている[4]．

合成への応用 ICI 社（現 AstraZeneca 社）は非ステロイド性抗エストロゲン剤であるタモキシフェンクエン酸塩（tamoxifen citrate）の合成において，Grignard 反応剤のケトンへの求核付加反応と生成する第三級アルコールの脱水によるアルケンの生成を鍵反応として用いた[5]．

S. J. Danishefsky らは α-ハロケトン中間体の橋頭位炭素上での金属−ハロゲン交換により調製した Grignard 反応剤のアルデヒドへの求核付加により橋頭位に第四級炭素を構築し，コリンアセチル転移酵素の亢進作用がある（±）-ガルスベリン A（garsubellin A）の全合成を達成している[6]．

文献 1) H. G. Richey, Jr., "Grignard Reagents: New Developments", Wiley, Chichester, UK (2000). 2) T. Imamoto, N. Takiyama, K. Nakamura, T. Hatajima, Y. Kamiya, *J. Am. Chem. Soc.*, **111**, 4392 (1989). 3) M. Hatano, S. Suzuki, K. Ishihara, *J. Am. Chem. Soc.*, **128**, 9998 (2006). 4) A. Krasovskiy, P. Knochel, *Angew. Chem., Int. Ed.*, **43**, 3333 (2004). 5) M. J. K. Harper, D. N. Richardson, A. L. Walpole, British Patent 1013907/1965. 6) D. R. Siegel, S. J. Danishefsky, *J. Am. Chem. Soc.*, **128**, 1048 (2006).

炭素−炭素結合反応

2. アルドール反応

β-ヒドロキシカルボニル化合物の合成

解説

アルドール反応とは，カルボニル化合物のα位から脱プロトン化して生じるエノラートイオンをほかのカルボニル化合物に付加させ，β-ヒドロキシカルボニル化合物（アルドール）を得る反応である．求核剤の脱プロトン化にはプロトンの酸性度にあわせた適切な塩基を用いる必要があり，ケトンやアルデヒド等の場合は比較的弱い塩基で反応が進行する．エステルやアミドの脱プロトン化を行う際には金属アミド等の強塩基を作用させてエノラートイオンを発生させる．また，金属トリフラートとアミンを併用することでカルボニル化合物の脱プロトン化を進行させる方法も開発されている[1]．求電子剤としては一般にアルデヒドが用いられるが，ケトンやα-ケトエステルを求電子剤とすることもできる．反応条件が過酷な場合にはカルボニル基のβ位ヒドロキシ基が脱離することで直接α,β-不飽和カルボニル化合物へと導かれる（**アルドール縮合**）．求核剤の置換基R^2が脱離基として働く場合にはエポキシ環の形成が連続的に進行し，対応するエポキシドが得られる（**Darzens反応**）．反応剤と条件を適切に選ぶことにより，R^2と3位ヒドロキシ基の相対立体配置の違いによる異性体（シン体とアンチ体）およびそれらの鏡像異性体のつくり分けを行うことができる．

第二級アミンとエナミンを形成しうるカルボニル化合物の場合には，**エナミン中間体を求核剤とするアルドール反応**が進行することも知られている．プロリン等の不斉有機触媒を用いることで，分子内環化や分子間アルドール反応が促進され，対応する生成物がエナンチオ選択的に得られる[2]．

エノラートイオン等価体として，単離可能なシリルエノールエーテルやケテンシリルアセタールを求核剤として用い，Lewis酸触媒の存在下でこれらをカルボニル化合物に付加させる反応を**向山アルドール反応**とよぶ[3]．向山アルドール反応は塩基を用いるアルドール反応とは異なる立体選択性を示すことが多いため，両者を相補的に使い分けることで複雑な構造の化合物が合成されている．また，向山アルドール反応では，アセタールを求電子剤に用いることもできる．

合成への応用

α-クロロ酢酸エステルと芳香族ケトンとのDarzens反応により得られるエポキシドを中間体とし，脱炭酸を経て非ステロイド性解熱消炎鎮痛剤イブプロフェン（ibuprofen）が合成されて

いる.

D. A. Evans らは，不斉補助基を導入したオキサゾリジノンのホウ素エノラートを発生させ，これをアルデヒドに付加させるジアステレオ選択的アルドール反応（**Evans アルドール反応**）を開発している[4]．中間体であるホウ素エノラートはZ形の幾何異性をとり，対応するアルドール体のα位とβ位の立体配置はシン形に規制される．A. B. Smith らは Evans アルドール反応により8箇所の不斉中心を構築することで（−）-ジスコデルモライド（discodermolide）の不斉全合成を達成した[5]．

林雄二郎らはプロリンに修飾を施し有機溶媒への溶解性を高めた触媒を用い，プロピオンアルデヒドとフルフラールの不斉アルドール反応を実施し，その還元体を中間体とする（+）-シトトリエニン A（cytotrienin A）の不斉全合成を達成している[6]．

椎名勇らは，四置換ケテンシリルアセタールとクロトンアルデヒドの不斉向山アルドール反応をキラルなスズ(II)触媒の存在下で進行させ，第四級不斉炭素を含むアルドール体の調製に成功している．この中間体を利用して（+）-ブエルゲリニン G（buergerinin G）の不斉全合成が短工程で達成されている[7]．

文献 1) T. Inoue, T. Mukaiyama, *Bull. Chem. Soc. Jpn.*, **53**, 174 (1980). 2) W. Notz, B. List, *J. Am. Chem. Soc.*, **122**, 7386 (2000). 3) T. Mukaiyama, K. Banno, K. Narasaka, *J. Am. Chem. Soc.*, **96**, 7503 (1974). 4) D. A. Evans, J. Bartroli, T. L. Shih, *J. Am. Chem. Soc.*, **103**, 2127 (1981). 5) A. B. Smith, III, Y. Qiu, D. R. Jones, K. Kobayashi, *J. Am. Chem. Soc.*, **117**, 12011 (1995). 6) Y. Hayashi, M. Shoji, H. Ishikawa, J. Yamaguchi, T. Tamura, H. Imai, Y. Nishigaya, K. Takabe, H. Kakeya, H. Osada, *Angew. Chem. Int. Ed.*, **47**, 6657 (2008). 7) I. Shiina, T. Iizumi, Y. Yamai, Y. Kawakita, K. Yokoyama, Y. Yamada, *Synthesis*, **2009**, 2915.

炭素−炭素結合反応

3. Mannich 反応

β-アミノカルボニル化合物の合成

解説 Mannich 反応とは，α 位に活性な水素をもつケトンまたはアルデヒドと，第一級または第二級アミンと，エノール化しないアルデヒドまたはケトンとの縮合反応により β-アミノカルボニル化合物を得る反応である．古典的には，ケトン，ホルムアルデヒド，およびアミンまたはアンモニウム塩を用いる 3 成分型の Mannich 反応が用いられてきたが，あらかじめイミンまたはイミニウム塩を調製した後に反応を行う方法も開発されている．近年，プロリンあるいはプロリン誘導体等の有機触媒を用いた不斉 Mannich 反応が活発に研究されている．また，エステルは Mannich 反応を起こさないため，シリルエノラートへと変換して求核剤として用いる Mannich 型反応等も報告されており，β-アミノ酸誘導体が合成でき，キラルな触媒を用いた不斉触媒反応への展開もなされている．

合成への応用 福山透，徳山英利らは，系中でケトンの脱保護，Ns 基の脱保護を行い，粗生成物をシリカゲルで処理することにより分子内 Mannich 付加体である含窒素の 3 環性のケトンを得，数段階で (+)-ハプロフィチン（haplophytine）の不斉合成に成功している[1]．

M. D. Shair らは，熱反応によるレトロアルドール反応，渡環 Mannich 反応により 5 環性の化合物とした後，数段階を経て，(+)-ファスティギアチン（fastigiatine）を合成している[2]．

(S)-プロリンを触媒としてアルデヒドと α-イミノエステルとのエナンチオ選択的 Mannich 反応により得られたシン体の α-アミノアルデヒドを $NaBH_4$ により還元しアミノアルコールとした後，数段階を経て，DPP-IV 阻害薬（第 I 部 §5・1 参照）の前駆体が合成されている[3]．

文献 1) H. Ueda, H. Satoh, K. Matsumoto, K. Sugimoto, T. Fukuyama, H. Tokuyama, *Angew. Chem. Int. Ed.*, **48**, 7600 (2009). 2) B. B. Liau, M. D. Shair, *J. Am. Chem. Soc.*, **132**, 9594 (2010). 3) J. M. Janey, Y. Hsiao, J. D. Armstrong III, *J. Org. Chem.*, **71**, 390 (2006).

炭素–炭素結合反応

4. Henry 反応（ニトロアルドール反応）

β-ニトロアルコールの合成

解説 Henry 反応とは，ニトロアルカン由来の炭素求核剤のカルボニル化合物への1,2付加であり，β-ニトロアルコールを与える反応である．比較的穏和な塩基触媒で進行することから，不斉塩基触媒反応への数多くの展開がなされている．生成物の β-ニトロアルコールは合成的に有用であり，ニトロ基を還元することによって，β-アミノアルコールへと変換できる．また，Nef 反応によってカルボニル化合物へと変換することも可能である．さらに，β-ニトロアルコールの脱水によって得られるニトロアルケンは，Michael 反応のための求電子剤やジエノフィルとして利用することができる．

合成への応用 柴﨑正勝らは，ランタンとリチウム，BINOL からなる酸塩基不斉触媒である LLB を用いることで，ジアステレオ選択的に β-ニトロアルコールを得ることに成功している．本反応は，HIV-プロテアーゼ阻害剤（+)-GRL-06579A の触媒的不斉合成の初期段階で利用された[1]．

D. J. Pardo, J. Cossy らは不斉有機触媒を用いて，ニューロキニン（NK2, NK3）受容体拮抗作用を示す SSR-241586 の第四級不斉炭素を高エナンチオ選択的に構築した[2]．

文献 1) H. Mihara, Y. Sohtome, S. Matsunaga, M. Shibasaki, *Chem. Asian. J.*, **3**, 359 (2008). 2) T.-X. Metro, A. Cochi, D. G. Pardo, J. Cossy, *J. Org. Chem.*, **76**, 2594 (2011).

5. Reformatsky 反応

β-ヒドロキシエステルの合成

解説 Reformatsky 反応とは，α-ハロエステルに亜鉛 Zn を作用させて調製する亜鉛エノラート（Reformatsky 反応剤）とカルボニル化合物との反応によりアルドール型付加体を与える反応である．エステルとは反応しないので，自己縮合の心配はない．亜鉛源として Rieke 亜鉛，Zn(Cu)，ジアルキル亜鉛の利用により穏和な条件下，均一系で亜鉛エノラートの発生が可能であり，亜鉛以外にも SmI_2，$CrCl_2$，In など還元力を有する金属反応剤を用いる手法も報告されている．α-ハロエステル以外に，α-ハロアミド，α-ハロケトンなどでも同様の反応を行うことができる[1]．

合成への応用 シリルエーテル，β-ラクタム，フッ素原子やさまざまな官能基をもつ化合物でも反応を行うことができ，カルバペネム系抗菌薬，ヌクレオシド型抗腫瘍薬の合成に有用である[2),3)]．

向山光昭らは，(−)-パクリタキセル（paclitaxel，商品名タキソール）の B 環合成において，SmI_2 を還元剤として用いる分子内 Reformatsky 型反応により 8 員環骨格を巧みに合成している[4]．

P. G. Cozzi らは，ジメチル亜鉛を還元剤として用いるとラジカル機構で亜鉛エノラートが生成することを明らかにし，アルデヒドやケトンばかりでなく，イミンへの触媒的不斉反応を実現している[5]．

文献 1) R. Ocampo, W. R. Dolbier, Jr., *Tetrahedron*, **60**, 9325 (2004).　2) K. Kondo, M. Seki, T. Kuroda, T. Yamanaka, T. Iwasaki, *J. Org. Chem.*, **62**, 2877 (1997).　3) L. W. Hertel, J. S. Kroin, J. W. Misner, J. M. Tustin, *J. Org. Chem.*, **53**, 2406 (1988).　4) I. Shiina, J. Shibata, R. Ibuka, Y. Imai, T. Mukaiyama, *Bull. Chem. Soc. Jpn.*, **74**, 113 (2001).　5) P. G. Cozzi, A. Mignogna, P. Vicennati, *Adv. Synth. Catal.*, **350**, 975 (2008); P. G. Cozzi, A. Mignogna, L. Zoli, *Pure Appl. Chem.*, **80**, 891 (2008).

6. Michael 反応

新たな結合の形成

解 説 Michael 反応とは，電子求引基により**活性化された π 電子系に求核剤が共役付加する反応**である．電子求引基としておもにカルボニル基のほか，シアノ基，ニトロ基，スルホニル基やホスホリル基などが用いられる．一方，活性 C–H 結合を有する化合物，ヘテロ元素化合物の脱プロトン化によって生じたアニオンやアルキル金属反応剤などが求核剤として使用される．プロトン性溶媒と非プロトン性溶媒のいずれも用いることができる．不斉触媒を用いることで不斉反応を行うことも可能である．

合成への応用 柴﨑正勝らは（−)-ストリキニーネ（strychnine）の合成において，ALB 触媒を用いた触媒的不斉 Michael 反応により，シクロヘキサン上の不斉中心を高い選択性にて構築している[1]．

山本尚らはプロリンを用いた分子内 Michael 反応と続くジアステレオ選択的 Robinson 環化反応により，(−)-プラテンシマイシン（platensimycin）の中心骨格の合成を達成している[2]．

林雄二郎らは不斉有機触媒を用いたワンポットでの多段階反応により，(−)-オセルタミビルリン酸塩（商品名タミフル）の骨格を一挙に構築している[3]．本反応では 3 回の Michael 反応と分子内 Horner-Wadsworth-Emmons 反応により，5 個の立体化学の完全な制御を達成している．

文 献 1) T. Ohshima, Y. Xu, R. Takita, M. Shibasaki, *Tetrahedron*, **60**, 9569 (2004). 2) P. Li, J. N. Payette, H. Yamamoto, *J. Am. Chem. Soc.*, **129**, 9534 (2007). 3) H. Ishikawa, T. Suzuki, H. Orita, T. Uchimaru, Y. Hayashi, *Chem. Eur. J.*, **16**, 12616 (2010).

炭素−炭素結合反応

7. 有機銅反応剤（共役付加）

エノール誘導体の合成

解 説 有機銅反応剤を用いる共役付加とは，α,β-不飽和カルボニル化合物に対し有機銅反応剤を反応させることでエノール誘導体または α,β-置換カルボニル化合物を与える反応である．

有機銅反応剤は軟らかい求核剤であるため，カルボニル部位に優先してアルケン部位への付加反応が進行し，選択的に 1,4 付加生成物を与える．有機銅反応剤は化学量論または触媒量の銅塩とほかの有機金属反応剤との金属交換によって系中で調製して用いられる．また，本反応はクロロトリメチルシランやフッ化ホウ素などの Lewis 酸を添加することで加速される．生成したエノラートアニオンは硬い求電子剤で捕捉することでエノール誘導体を与え（*O*-trapping），軟らかい求電子剤で捕捉することで α,β-二置換カルボニル化合物を与える（*C*-trapping）．計算化学的にも[1]また実験化学的にも銅(I)から銅(III)への形式酸化数の変化を伴う反応機構が提唱されている．S. H. Bertz らは Rapid Injection 法を用いた −100 ℃ での NMR 解析の結果から，α,β-不飽和カルボニル化合物の β 炭素への有機銅反応剤の銅原子の求核攻撃によって，エノラート型 3 価有機銅中間体が生成することを示した[2]．

合成への応用 野依良治らは 3 成分カップリング反応によるプロスタグランジン類（prostaglandins）の効率的な合成方法を報告した[3]．ビニルリチウムと等量のヨウ化銅から調製したビニル銅の共役付加および引続く求電子剤での捕捉を鍵反応としている．トリブチルホスフィンの添加により中性型ビニル銅反応剤の反応性を高めている．

三置換 α,β-不飽和カルボニル化合物に対する共役付加はしばしば困難が伴うが，F. E. Ziegler らは，より反応性の高い高次クプラート〔実際は Gilman 反応剤とシアン化リチウムからなる錯体（$R_2CuLi\cdot LiCN$）[4]〕に $BF_3\cdot OEt_2$ を組合わせて用いることで目的の反応を達成し，($\pm$)-フォルスコリン（forskolin）の合成に成功した[5]．

文 献 1) E. Nakamura, S. Mori, *Angew. Chem. Int. Ed.*, **39**, 3750 (2000). 2) S. H. Bertz, S. Cope, M. Murphy, C. A. Ogle, B. J. Taylor, *J. Am. Chem. Soc.*, **129**, 7208 (2007); E. R. Barholomew, S. H. Bertz, S. Cope, M. Murphy, C. A. Ogle, *J. Am. Chem. Soc.*, **130**, 11244 (2008). 3) M. Suzuki, A. Yanagisawa, R. Noyori, *J. Am. Chem. Soc.*, **107**, 3348 (1985). 4) E. Nakamura, N. Yoshikai, *Bull. Chem. Soc. Jpn.*, **77**, 1 (2004). 5) F. E. Ziegler, B. H. Jaynes, *Tetrahedron Lett.*, **29**, 2031 (1988).

炭素−炭素結合反応

8. マロン酸エステル合成

エステルの合成   RO$_2$C—CO$_2$R + R^1–X / R^2–X → RO$_2$C–C(R^1)(R^2)–CO$_2$R 1) $^-$OH 2) H$^+$ → RO$_2$C–CH(R^1)(R^2)

解説　マロン酸エステル合成とは**マロン酸エステルから酢酸（エステル）誘導体を得る反応**である．マロン酸エステルに対して塩基存在下ハロゲン化アルキル R–X を作用させると活性メチレン部位がアルキル化される．続いて，一方のエステルを塩基により加水分解した後，酸性条件にすると脱炭酸が進行し酢酸エステル誘導体が得られる．マロン酸エステルのかわりにアセト酢酸エステルを用いれば対応するケトン誘導体が得られる．塩基やハロゲン化アルキルの量を調整すれば異なるアルキル基 R^1, R^2 を導入することができる．酢酸エチルに塩基とハロゲン化アルキルを作用させれば同様の化合物が得られるが，Claisen 縮合（No. 30 参照）などの副反応を併発する可能性があり，活性メチレン化合物に弱塩基でアルキル化を行う本合成法は有用である．ジハロゲン化アルキルを用いれば環状化合物を合成することが可能である．

合成への応用　多様な生物活性を有する 5-アミノレブリン酸（5-aminolevulinic acid）の合成において，マロン酸エステルをモノアルキル化した後，臭化水素によりエステルをカルボン酸へ変換し，脱炭酸を経てモノカルボン酸を合成している[1]．

β-ラクタム系抗菌薬である（±）-チエナマイシン（thienamycin）の合成の際，Merck 社（メルク）の研究陣はMeldrum 酸とハロゲン化アルキルのかわりに酸塩化物を作用させた．続いて，アルコールを作用させることにより，脱炭酸を経て β-ケトエステルを合成している[2]．

文献　1) D. P. Tschudy, A. Collins, *J. Org. Chem.*, **24**, 556 (1959).   2) D. G. Melillo, I. Shinkai, T. Liu, K. Ryan, M. Sletzinger, *Tetrahedron Lett.*, **21**, 2783 (1980).

炭素−炭素結合反応

9. Wittig 反応

アルケンの合成

phosphonium salt → ylide

oxaphosphetane

解説 Wittig 反応とは，ホスホニウムイリドを用いるカルボニル化合物のアルケンへの変換反応である．トリフェニルホスフィンをハロアルカンと反応させ，ホスホニウム塩を生成させた後，強塩基を作用させると，脱プロトン化が進行し，ホスホニウムイリドが生成する．（イリドとは正電荷をもつヘテロ原子と負電荷をもつカルボアニオンが結合した形の有機化合物の総称である．）ホスホニウムイリドはカルボニル化合物と反応して，4員環のオキサホスフェタンを生成する．オキサホスフェタンからシン脱離が進行し，トリフェニルホスフィンオキシドを生成すると同時に，アルケンを与える．

Wittig 反応は，イリドにおいて R^1, R^2 がカルボニル基やシアノ基といった電子求引基をもつ場合と，そうでない場合に分けられる．前者は，負電荷をリン原子上だけでなく，隣接する官能基においても安定化しており，場合によっては水とも反応しないくらい安定であり，安定イリドとよばれる．これに対し，R^1, R^2 に電子求引基をもたない場合は，隣接基の安定化の寄与がなく，不安定イリドとよばれる．不安定イリドではシスアルケンを，安定イリドはトランスアルケンを優先して与える．次にこの立体選択性に関して説明する．

不安定イリドの場合 イリドがカルボニル化合物と反応する際に，次式に示したように立体反発を避けるようにイリドとカルボニル化合物が反応するため，シスのオキサホスフェタンが優先して生成する（速度支配）．シスのオキサホスフェタンから速やかに脱離反応が進行するために，シスアルケンが優先して得られる．用いる塩基の対カチオンによって，シス/トランス選択性が変わる．また DMSO や DMF のような極性溶媒を用いると一般にシス選択性が向上する．

不安定イリドはシスアルケンを優先して与えるが，M. Schlosser らは不安定イリドからトランス体を優先して合成する方法を開発した（Schlosser の改良 Wittig 反応）[1]．不安定イリドとカルボニル化合物を低温で反応させ，シスのオキサホスフェタンを系内で生成させる．低温でリンのα位をアルキルリチウムでリチオ化した後に，アルコールを加え，プロトン化を行い，トランスのオキサホスフェタンに変換する．その後，温度を上昇させることにより，シン脱離が進行し，トランスアルケンが優先して生

成するという反応である.

安定イリドの場合 イリドとカルボニル化合物が反応してオキサホスフェタンが生成するが，イリドが安定化されており，オキサホスフェタンの生成が可逆になる．この可逆反応がオキサホスフェタンからのアルケンの脱離よりも速い．したがって，シスのオキサホスフェタンはより立体反発の少ないトランスのオキサホスフェタンに異性化してから脱離反応が進行するので，トランスアルケンが優先して生成する．

Wittig 反応ではホスホニウム塩を用いるが，ホスホン酸エステルを用いる方法が報告されており，**Horner-Wadsworth-Emmons 反応**（No. 10 参照）とよばれる．

合成への応用　Wittig 反応はカルボニル化合物からアルケンを合成する優れた方法であり，多くの天然物合成，医薬品の合成に用いられている．E. J. Corey らはプロスタグランジン（prostaglandin）の合成において，Horner-Wadsworth-Emmons 反応と Wittig 反応を用いて側鎖のアルケン部位を構築している．トランス α,β-不飽和ケトンの導入には Horner-Wadsworth-Emmons 反応を用い，シスアルケン部位の構築には不安定イリドの Wittig 反応を用いている[2]．

W. S. Johnson らのプロゲステロン（progesterone）の合成では二つのユニットを連結させながらトランスアルケンを合成する反応に Schlosser の改良 Wittig 反応を用いている．高いトランス選択性が得られている[3]．

文献　1) M. Schlosser, K. F. Christmann, *Angew. Chem., Int. Ed.*, **5**, 126 (1966). 2) E. J. Corey, N. M. Weinshenker, T. K. Schaaf, W. Huber, *J. Am. Chem. Soc.*, **91**, 5675 (1969). 3) W. S. Johnson, M. B. Gravestock, B. E. McCarry, *J. Am. Chem. Soc.*, **93**, 4332 (1971).

炭素−炭素結合反応

10. Horner-Wadsworth-Emmons 反応

アルケンの合成

解 説 ホスホン酸エステルのカルボアニオンとカルボニル化合物からアルケンを合成する反応は，トリフェニルホスホニウムイリドの Wittig 反応（No. 9 参照）の重要な改良合成法である．特に，α,β-不飽和エステルを与えるホスホノ酢酸誘導体との反応は Horner-Wadsworth-Emmons (HWE) 反応とよばれている．アルキルホスホン酸エステル誘導体は，下図のようにハロゲン化アルキルとホスホン酸エステルとの Arbuzov 反応にて合成する．また，ホスホン酸エステルのカルボアニオンは，トリフェニルホスホニウムイリドより求核性が高いために，Wittig 反応では困難な立体障害の大きなケトンでも反応する．さらに，副生成物であるジアルキルホスホン酸は水溶性のため，生成物のアルケンとの分離が容易な特徴も有している．また，強塩基に不安定な基質の場合には金属塩（LiCl）と塩基（DBU）との組合わせによってもアニオンの発生が可能である[1]．通常，HWE 反応では E 体のアルケンを与えるが，リン酸エステルの置換基を $-CH_2CF_3$ や $-Ph$ にすることで，Z 体選択的な合成も可能になる[2]．

合成への応用 強力なインテグリン拮抗薬の合成原料として以下のケイ皮酸誘導体がパイロットスケールにて生産されている[3]．

M. J. Miller らは，3-ヒドロキシメチルカルバセファロスポリンの合成で，不飽和6員環を HWE 反応にて構築し，全合成を達成している[4]．

K. C. Nicolaou らは，HWE 反応が大員環の構築にも有効であることを見いだし，カルボマイシン類の全合成を達成した．本反応では，通常必要とされる高希釈条件を必要としない[5]．

文 献 1) M. A. Blanchette, W. Choy, J. T. Davis, A. P. Essenfeld, S. Masamune, W. R. Roush, T. Sakai, *Tetrahedron Lett.*, **25**, 2183 (1984). 2) W. C. Still, C. Gennari, *Tetrahedron Lett.*, **24**, 4405 (1983); K. Ando, *J. Org. Chem.*, **62**, 1934 (1997). 3) J. D. Clark, G. A. Weisenburger, D. K. Anderson, P.-J. Colson, A. D. Edney, D. J. Gallagher, H. P. Kleine, C. M. Knable, M. K. Lantz, C. M. V. Moore, J. B. Murphy, T. E. Rogers, P. G. Ruminski, A. S. Shah, N. Storer, B. E. Wise, *Org. Proc. Res. Dev.*, **8**, 51 (2004). 4) M. G. Stocksdale, S. Ramurthy, M. J. Miller, *J. Org. Chem.*, **63**, 1221 (1998). 5) K. C. Nicolaou, S. P. Seitz, M. R. Pavis, N. A. Petasis, *J. Org. Chem.*, **44**, 4010 (1979).

炭素−炭素結合反応

11. Julia 反応

アルケンの合成

解説 Julia 反応とは，α-メタルスルホンのアルデヒドまたはケトンへの付加反応と引続く脱離反応により，アルケンを与える反応である．古典的な方法では，付加体のアルコールを単離しアシル化後，金属還元剤により脱離反応を行っていた．しかし，近年になり，ヘテロアリールスルホンを用いることで1段階でのアルケン形成が可能となった．特にフェニルテトラゾール（PT）スルホンを用いた反応は Julia-Kocienski（JK）反応とよばれている．脱離反応の反応機構は以下が提唱されている．カルボニルに付加した後に生じるアルコキシドがヘテロアリールスルホンのα位を攻撃し，さらに Smiles 転位が進行し中間体（**1**）を与える．このスルフィン酸塩が（**2**）のような中間体を経由して SO_2 とオキソフェニルテトラゾールへと分解し，*E* 体のアルケンを与える．JK 反応は官能基共存性に優れているのが特徴であり，PT 基の導入が中性条件の光延反応により達成できることも大きな利点である．

合成への応用 P. J. Kocienski らは，除草剤ハーボキシジエン（herboxidiene）の合成の際，終盤に JK 反応を達成している．スルホン体は，光延反応による PTSH の導入と硫黄原子の酸化，続くエポキシ化とヒドロキシ基の立体反転を経て合成している．そして，JK 反応は反応性の高いエステル，エポキシ環存在下においても円滑に進行し，*E* 体アルケンを高立体選択的に得ている[1]．

E. M. Carreira らは，抗腫瘍薬として期待される（−)-スピロトリプロスタチン B（spirotriprostatin B）の合成の際に，アミノ酸構造を含む多くの官能基を有するアルデヒドにも反応が高収率で進行することを明らかにした[2]．この反応では一切のエピマー化や分解が観測されなかったことも特徴である．

文献 1) P. R. Blackmore, P. J. Kocienski, A. Morley, K. Muir, *J. Chem. Soc., Perkin Trans. 1*, 955 (1999). 2) C. Marti, E. M. Carreira, *J. Am. Chem. Soc.*, **127**, 11505 (2005).

炭素−炭素結合反応

12. オレフィンメタセシス

アルケンの合成 $R^1{=}\!\!=\!\!+\!\!=\!\!R^2 \xrightarrow{\text{cat. M=}} R^1{\sim}\!\!\!\sim\!\!R^2 + {=}\!\!=$

解説 オレフィンメタセシス（アルケンメタセシス）とは，2種のアルケンが結合の組替えを経て新たに2種のアルケンを与える反応である．タングステン，モリブデンやルテニウムなどの後周期遷移金属アルキリデン錯体によって触媒され，配位子によって触媒活性や反応様式が大きく変化する．反応は，アルケンと金属アルキリデン錯体との間でメタロシクロブタン中間体が形成された後に，アルケンの結合の組替えが起こることにより進行する．オレフィンメタセシスは一般的に可逆反応であるが，反応条件を適切に選ぶことにより収率よく単一の生成物を得ることができる．閉環メタセシス，開環メタセシス，エンインメタセシスやクロスメタセシスなどさまざまな応用例が報告されている．

合成への応用 (+)-ニューロキニン（NK1）受容体拮抗に選択的作用を示す1-オキソ-7-アザスピロデカン（1-oxo-7-azaspirodecane）のスピロ環も閉環メタセシスによって構築されている[1]．第一世代Grubbs触媒（**A**）が4種のアルケンを有する化合物のダブル閉環メタセシスを進行させ，5, 6員環を有するスピロ構造が生成する．スピロ環構築の際のジアステレオ選択性はフェニル基の立体化学によって制御されている．

S. J. Danishefsky らは抗腫瘍活性を有する (+)-エポチロン 490（epothilone 490）の合成経路の開発において閉環メタセシスを利用している[2]．テトラエンを有する化合物に対して，高希釈条件下，（**B**）を作用させることで，(E)-アルケンを有する16員環マクロラクトンを選択的に構築している．

アルケンとアルキンとの組替え反応はエンインメタセシスとよばれる．分子内反応でよく用いられ，生成物として1,3-ジエンを与える．森美和子らは（**A**）を用いて，ピロリドン誘導体から（−)-ステモアミド（stemoamide）の7員環構造を合成している[3]．

佐々木誠らは (+)-ネオペルトリド (neopeltolide) の全合成において，(**B**) を用いたクロスメタセシスと閉環メタセシスを利用している[4]．メタセシスにおいてフェニル基が結合したアルケンの反応性が低いことを利用し，分子内閉環メタセシスよりもクロスメタセシスを優先させた．その後，14員環マクロラクトン構築において，閉環メタセシスを成功させている．

メタセシスは閉環反応による環状分子形成のみならず，開環反応による鎖状分子形成にも用いられる．A. H. Hoveyda らは不斉リガンドを有するルテニウム錯体 (**C**) を開環メタセシスに用いることでメソ体化合物からキラルなジエンを 88% ee の光学純度で得ることに成功している[5]．

通常，クロスメタセシスでは (*E*)-アルケンが生成物として得られる．A. H. Hoveyda らは独自に開発した不斉リガンドを有するモリブデン錯体 (**D**) を用いることで，*Z* 選択的なクロスメタセシスを実現している[6]．

文献 1) D. J. Wallace, J. M. Goodman, D. J. Kennedy, A. J. Davies, C. J. Cowden, M. S. Ashwood, I. F. Cottrell, U.-H. Dolling, P. J. Reider, *Org. Lett.*, **3**, 671 (2001). 2) K. Biswas, H. Lin, J. T. Njardarson, M. D. Chappell, T.-C. Chou, Y. Guan, W. P. Tong, L. He, S. B. Horwitz, S. J. Danishefsky, *J. Am. Chem. Soc.*, **124**, 9825 (2002). 3) A. Kinoshita, M. Mori, *J. Org Chem.*, **61**, 8356 (1996). 4) H. Fuwa, A. Saito, M. Sasaki, *Angew. Chem. Int. Ed.*, **49**, 3041 (2010). 5) D. G. Gillingham, A. H. Hoveyda, *Angew. Chem. Int. Ed.*, **46**, 3860 (2007). 6) S. J. Meek, R. V. O'Brien, J. Llaveria, R. R. Schrock, A. H. Hoveyda, *Nature*, **471**, 461 (2011).

炭素—炭素結合反応

13. Diels-Alder 反応

シクロヘキセンの合成

解説 Diels-Alder 反応とは，ジエン（4π）とジエノフィル（2π）の反応によりシクロヘキセン誘導体を与える反応である．一般に電子供与基をもつジエンと電子求引基をもつジエノフィルとの反応が進行しやすい．また，エンド体が優先して得られる．これらの反応性，選択性はフロンティア軌道論によって説明される．用いるジエン，ジエノフィルの立体化学が生成物に反映される．熱的に反応が進行するだけでなく，Lewis 酸により反応が加速され，さらに Lewis 酸は反応の選択性を向上させることが知られている．キラルな Lewis 酸による不斉 Diels-Alder 反応が報告されている．またキラルな有機触媒も不斉 Diels-Alder 反応を促進し，高い不斉収率で付加体を与える．アルデヒド，イミンなどをジエノフィルとするヘテロ Diels-Alder 反応，ジエンが電子不足で，ジエノフィルが電子豊富な逆電子要請型の Diels-Alder 反応，分子内 Diels-Alder 反応などの変法があり，有機合成で最も用いられている反応の一つである．

合成への応用 E. J. Corey は，不斉 Diels-Alder 反応に広い一般性を有するキラルな Lewis 酸触媒を開発している．ブタジエンとアクリル酸エステルとの反応に，本触媒を適用し，高い光学純度を有するシクロヘキセン誘導体を得た．この化合物を出発物質としてオセルタミビルリン酸塩（oseltamivir phosphate, 商品名タミフル）の立体選択的な合成法を開発した[1]．

官能基化されたジエンは天然物，医薬品の合成に有用であり，なかでも S. Danishefsky と北原武によって開発されたジエン（Danishefsky-Kitahara diene）は多くの合成で用いられている．西田篤司らはこのジエンを用いた Diels-Alder 反応により，多官能基化された 2 環性化合物を得，(−)-ナカドマリン A (nakadomarin A) の全合成を行っている[2]．また本ジエンとアルデヒドをジエノフィルとするヘテロ Diels-Alder 反応により多くの糖質化合物が合成されている．

竜田邦明らは (+)-ツベラクトマイシン A (tubelactomicin A) の合成において，分子内にジエンとジエノフィルを有する基質をラジカル捕捉剤存在下 130 °C に加熱することにより，分子内 Diels-Alder 反応が進行し，第四級不斉炭素を有する 2 環性化合物を構築している．望みの立体を有する化合物のみが選択的に得られている．分子内の不斉中心を利用し，一挙に四つの連続する不斉中心の制御を行って

いる．このように Diels-Alder 反応は立体制御および第四級不斉炭素の構築に有効である[3]．

通常エキソ選択的な反応は困難であるが，林雄二郎らはジアリールプロリノールシリルエーテルを用いてエキソ選択的不斉 Diels-Alder 反応を開発している．また本反応は水中で進行し，水による加速効果，エナンチオ選択性の向上が観測されている[4]．C. Fehr らはこの反応をクロトンアルデヒドとシクロペンタジエンの反応に適用し，高い不斉収率でエキソ体を優先して得ている．本反応は（−）-β-サンタロール（β-santalol）という香料の効率的不斉合成に用いられている[5]．

D. L. Boger らはニンガリン D（ningalin D）の全合成において，電子不足の 1,2,4,5-テトラジンをジエン，電子豊富な対称型アルキンをジエノフィルとして用いた逆電子要請型ヘテロ Diels-Alder 反応を鍵工程とし，高収率で 1,2-ジアジン中間体へと誘導している[6]．本反応ではヘテロ Diels-Alder 反応が進行した後，窒素の脱離に伴う再芳香環化反応により，1,2-ジアジンが生成する．このようにして得られる 1,2-ジアジンは還元反応に付すことでピロール環へ変換することができる．また，1,2-ジアジンはそれ自体が逆電子要請型ヘテロ Diels-Alder 反応におけるジエノフィルとして用いることができるため，再芳香環化反応との組合わせにより，多官能基化された芳香環に簡便に導ける．

文献 1) Y.-Y. Yeung, S. Hong, E. J. Corey, *J. Am. Chem. Soc.*, **128**, 6310 (2006). 2) K. Ono, M. Nakagawa, A. Nishida, *Angew. Chem. Int. Ed.*, **43** 2020 (2004). 3) S. Hosokawa, M. Seki, H. Fukuda, K. Tatsuta, *Tetrahedron Lett.*, **47**, 2439 (2006). 4) Y. Hayashi, S. Samanta, H. Gotoh, H. Ishikawa, *Angew. Chem. Int. Ed.*, **47**, 6634 (2008). 5) C. Fehr, I. Magpantay, J. Arpagaus, X. Marquet, M. Vuagnoux, *Angew. Chem. Int. Ed.*, **48**, 7221 (2009). 6) A. Hamasaki, J. M. Zimpleman, I. Hwang, D. L. Boger, *J. Am. Chem. Soc.*, **127**, 10767 (2005).

炭素−炭素結合反応

14. ［2＋2］付加環化

シクロブタンの合成　∥ ＋ ∥ ⟶ □

解説　［2＋2］付加環化とは，アルケン（2π）とアルケン（2π）の反応によりシクロブタン誘導体を与える反応である．一般に［2＋2］付加環化は軌道の対称性から禁制であり，光による活性化，あるいは熱的にはケテンを用いる［2＋2］付加環化，電子豊富アルケンと電子不足アルケン間の段階的な反応が知られている．またアルケンのかわりにアルデヒド，イミンを用いたヘテロ［2＋2］付加環化により，β-ラクトン，β-ラクタムが合成できる．

合成への応用　(+)-ペンタシクロアナモキシック酸（pentacycloanammoxic acid）はシクロブタンが五つ連続した興味深い構造を有する化合物である．E. J. Corey らは五つのシクロブタン環の構築に際し，2回の光［2＋2］付加環化と2回のWolff転位を用いて，その合成を達成した．(**1**)と(**2**)との反応，および，(**3**)と光学活性なシクロペンテノン誘導体(**4**)との光［2＋2］付加環化はジアステレオ選択的に進行している[1)]．

電子豊富なアルケンと電子不足アルケン間の［2＋2］付加環化にキラルなLewis酸触媒が効果的に作用する．奈良坂紘一，林雄二郎らは電子豊富アルケンとしてケテンチオアセタールを用い，キラルなチタン触媒存在下，不斉［2＋2］付加環化によって，高い不斉収率を有するシクロブタン誘導体を得[2)]，オキセタノシン（oxetanocin）の炭素誘導体の合成に成功している．

ケテンとイミンのヘテロ［2＋2］付加環化はβ-ラクタムを与える重要な方法であり，不斉触媒により反応が活性化される．S. Ye らはキラルなカルベン錯体を用いる触媒的不斉反応を報告している[3)]．

文献　1) V. Mascitti, E. J. Corey, *J. Am. Chem. Soc.*, **128**, 3118 (2006). 2) K. Narasaka, Y. Hayashi, H. Shimadzu, S. Niihata, *J. Am. Chem. Soc.*, **114**, 8869 (1992). 3) Y.-R. Zhang, L. He, X. Wu, P.-L. Shao, S. Ye, *Org. Lett.*, **10**, 277 (2008).

炭素−炭素結合反応

15. 1,3 双極子付加環化

複素 5 員環の合成

解説 1,3 双極子付加環化とは，1,3 双極子（4π）と求1,3 双極子剤となるアルケン（またはアルキン，2π）との反応により複素 5 員環を与える反応である．オゾン分解のオゾン，クリック反応のアジド[1]を始めとして多くの1,3 双極子が合成反応に用いられている．1,3 双極子と求1,3 双極子剤のHOMO と LUMO のエネルギー準位の関係により，電子豊富および電子不足アルケンいずれとも反応する協奏的反応であるが，電子不足アルケンへの段階的付加環化と考えられる場合もある．従来，金属への配位により1,3 双極子の性質が失われると考えられていたが，金政修司らによるマグネシウム塩を用いるアリルアルコールへの1,3 双極子付加環化を始めとして[2]，金属への配位により活性化される例が多く見いだされ，ジアステレオおよびエナンチオ選択的合成反応が実現されている．

合成への応用 ニトリルオキシドの付加環化は，生成物である 2-イソオキサゾリンが β-ヒドロキシケトンへ容易に変換できることから，保護された β-ヒドロキシケトンの合成法として有用である．鈴木啓介らはこの特徴を利用して（−)-セラガキノン A（seragakinone A）の全合成を達成している．E. M. Carreira らは，金政の手法を利用して（−)-エリスロノリド A（erythronolide A）を合成している[3]．

丸岡啓二らはジアゾ酢酸エステルの不斉付加環化を（−)-マンザシジン A(manzacidin A)の合成[4]に，橋本俊一らはカルボニルイリドの不斉付加環化を漢方薬成分の合成[5]に，それぞれ応用している．

文献 1) R. K. Iha, K. L. Wooley, A. M. Nyström, D. J. Burke, M. J. Kade, C. J. Hawker, *Chem. Rev.*, **109**, 5620 (2009). 2) S. Kanemasa, M. Nishiuchi, A. Kamimura, K. Hori, *J. Am. Chem. Soc.*, **116**, 2324 (1994). 3) A. Takada, Y. Hashimoto, H. Takikawa, K. Hikita, K. Suzuki, *Angew. Chem. Int. Ed.*, **50**, 2297 (2011); D. Muri, E. M. Carreira, *J. Org. Chem.*, **74**, 8695 (2009). 4) T. Kano, T. Hashimoto, K. Maruoka, *J. Am. Chem. Soc.*, **128**, 2174 (2006); 5) N. Shimada, T. Hanari, Y. Kurosaki, K. Takeda, M. Anada, H. Nambu, M. Shiro, S. Hashimoto, *J. Org. Chem.*, **75**, 6039 (2010).

炭素−炭素結合反応

16. Simmons-Smith 反応

シクロプロパンの合成   ‖ + :CH$_2$ ⟶ △

解説 Simmons-Smith 反応とは，アルケンにジヨードメタン CH$_2$I$_2$ と亜鉛-銅合金 Zn(Cu) を反応させ，対応するシクロプロパン誘導体を与える反応である．亜鉛に配位できるヒドロキシ基により反応が加速され，ヒドロキシ基側からシクロプロパン化が進行するという特徴をもつ．亜鉛の購入先，合金の調製法によって再現性に問題があったが，ジアルキル亜鉛を還元剤として用いる手法（古川法）が開発され，1) 活性種が穏やかな条件で速やかに生成すること，2) 反応剤の量関係を調節しやすいこと，3) 基質適応性，使用可能溶媒の範囲が広いこと，などの特徴が見いだされた．2 当量のジヨードメタンと 1 当量のジエチル亜鉛から Zn(CH$_2$I)$_2$ を系内で調製して用いることも多い．ジアルキル亜鉛以外にも金属サマリウムや有機アルミニウム反応剤を用いてもシクロプロパン化反応が進行するが，反応性に多少の違いがある[1]．また，ジヨードメタン以外にもクロロヨードメタンを用いることもできるほか，種々のジハロアルカンを用いることにより置換シクロプロパンの合成も可能である[1]．

合成への応用 桑嶋功らは，(−)-パクリタキセル（paclitaxel，商品名タキソール）の全合成における橋頭部 19 位へのメチル基導入の解決策として，近接するヒドロキシ基を利用したジアステレオ選択的 Simmons-Smith 反応を用いている[2]．

A. B. Charette らは，酒石酸由来のキラルジオキサボロラン（CDB）を不斉配位子とする不斉 Simmons-Smith 反応を開発した[1]．A. G. M. Barrett らは，この方法を利用してすべてのシクロプロパン環を構築する経路で，(−)-FR-900848 の全合成を達成している[3]．

Y. Shi らは，ジペプチドを不斉源として用い，単純アルケンへの不斉反応を報告している[4]．

文献 1) A. B. Charette, A. Beauchemin, *Org. React.*, **58**, 1 (2001). 2) H. Kusama, R. Hara, S. Kawahara, T. Nishimori, H. Kashima, N. Nakamura, K. Morihira, I. Kuwajima, *J. Am. Chem. Soc.*, **122**, 3811 (2000). 3) A. G. M. Barrett, K. Kasdorf, *J. Am. Chem. Soc.*, **118**, 11030 (1996). 4) J. Long, H. Du, K. Li, Y. Shi, *Tetrahedron Lett.*, **46**, 2737 (2005).

17. Friedel–Crafts 反応

置換ベンゼンの合成

Y–C₆H₅ + RX →(acid) Y–C₆H₄–R

解説 Friedel–Crafts アルキル化とは，ベンゼン誘導体とハロゲン化アルキルの反応によりアルキル置換ベンゼンを与える反応である．また，Friedel–Crafts アシル化とは，ベンゼン誘導体とハロゲン化アシルとの反応によりアシルベンゼン誘導体を与える反応である．一般に $AlCl_3$, BF_3 などの Lewis 酸が過剰量用いられるが，近年，触媒的な Friedel–Crafts 反応も報告されている．

合成への応用 福山透，徳山英利らは，NIS を作用させることにより，インドールの 3 位をヨウ素化した後，単離することなく AgOTf 共存下アニリン誘導体を作用させることにより，3-アリール体を得，数段階で (+)-ハプロフィチン (haplophytine) の不斉合成に成功している[1]．

Merck 社の研究陣は，ピロールカルボン酸エステルの 4 位をアシル化した後，Brønsted 酸による分子内 Friedel–Crafts 環化反応により，アザインドール骨格を収率よく得，プロスタグランジン D_2 受容体拮抗作用を示す化合物の大量合成法を報告している[2]．

D. W. C. MacMillan らは，MacMillan 触媒を用いたインドールとアクリルアルデヒドとの Friedel–Crafts アルキル化を経て，カリウムチャネル阻害作用のある (−)-フルストラミン B (flustramine B) を得た[3]．

文献 1) H. Ueda, H. Satoh, K. Matsumoto, K. Sugimoto, T. Fukuyama, H. Tokuyama, *Angew. Chem. Int. Ed.*, **48**, 7600 (2009). 2) M. Tudge, C. G. Savarin, K. DiFelice, P. Maligres, G. Humphrey, B. Reamer, D. M. Tellers, D. Hughes, *Org. Process Res. Dev.*, **14**, 787 (2010). 3) J. F. Austin, S.-G. Kim, C. J. Sinz, W.-J. Xiao, D. W. C. MacMillan, *Proc. Natl. Acad. Sci. U.S.A.*, **101**, 5482 (2004).

炭素−炭素結合反応

18. 極性転換

カルボニル化合物の合成

$$R-CHO \xrightarrow{base} R-\overset{O}{\underset{}{C}}{}^- \xrightarrow{El^+} R-CO-El$$

acyl anion equivalent

解説 極性転換（umpolung）とは，**通常は炭素求電子剤として挙動する官能基を変換して炭素求核剤として用いる方法**，または逆に，**通常は炭素求核剤となる官能基を炭素求電子剤に変換して用いる方法**である．有機合成的には前者がより重要であり，カルボニル化合物を極性転換してアシルアニオン等価体として用いる事例が多い．

代表的な極性転換の例として，強塩基の存在下で1,3-ジチアンから調製されるカルボアニオンがあげられる[1]．炭素求電子剤との反応で生じる1,3-ジチアン誘導体は，加水分解によりアルデヒドを与えるため，このアニオンはホルミルアニオン等価体とみなされる．逆に，対応するアルデヒドと1,3-プロパンジチオールの縮合によって2位が置換された1,3-ジチアン誘導体を合成することができる．このものから調製されるカルボアニオンは，アシルアニオン等価体として利用され，炭素求電子剤との反応および加水分解を経てケトンが合成できる．

一方，ベンゾイン縮合においては，アルデヒドが直接的にアシルアニオン等価体として用いられる．この場合には，反応系中で生じる α-シアノカルボアニオンが求核剤となり，シアン化物イオンは触媒として働く．チアゾリウム塩やイミダゾリウム塩に塩基を作用させて生じるカルベンも，ベンゾイン縮合を触媒する[2]．これらの有機触媒は，α,β-不飽和カルボニル化合物に対するアルデヒドの共役付加（Stetter 反応）にも有効であり，不斉中心を導入した触媒の開発も行われている．

合成への応用 柴﨑正勝らは，(−)-ハレナキノン (halenaquinone) の全合成において，アルデヒドをシアノヒドリン誘導体に変換し，アシルアニオン等価体として用いている[3]．アルキルトリフラートとのカップリング生成物は，NaF 処理してシリル基とシアノ基を除去することにより，ケトンに変換される．

シアノヒドリン誘導体から調製されるアニオンのアルキル化は，分子内環化にも有効である．土井隆行，高橋孝志らは，(±)-バッカチン III (baccatin III) の全合成において，アルデヒドを極性転換して分子内アルキル化を行い，8 員環を構築している．得られた環化体は，酸性条件でエトキシエチル基を除去した後，塩基処理を行うことでケトンに変換される[4]．

鈴木啓介らは，(−)-カシアロイン (cassialoin) の全合成において，チアゾリウム塩を用いるケトアルデヒドの分子内ベンゾイン縮合を行い，4 環性ケトールを定量的に得ている[5]．

文献 1) A. B. Smith, III, C. M. Adams, *Acc. Chem. Res.*, **37**, 365 (2004). 2) D. Enders, O. Niemeier, A. Henseler, *Chem. Rev.*, **107**, 5606 (2007). 3) A. Kojima, T. Takemoto, M. Sodeoka, M. Shibasaki, *J. Org. Chem.*, **61**, 4876 (1996). 4) T. Doi, S. Fuse, S. Miyamoto, K. Nakai, D. Sasuga, T. Takahashi, *Chem. Asia. J.*, **1**, 370 (2006). 5) Y. Koyama, R. Yamaguchi, K. Suzuki, *Angew. Chem. Int. Ed.*, **47**, 1084 (2008).

炭素—炭素結合反応

19. Heck 反応

アルケンの合成　R^1-X + CH(R^3)=C(R^2)(R^4) $\xrightarrow{\text{cat. Pd}^0, \text{ligand, base}}$ R^1(R^2)C=C(R^3)(R^4)

解説　Heck 反応とは，パラジウム触媒存在下，ハロゲン化アリールやハロゲン化アルケニル等の有機ハロゲン化物（またはトリフラート）とアルケンを反応させることで，置換アルケンを与える反応である．左図に，Heck 反応の一般的な触媒サイクルを示す．まず，有機ハロゲン化物が Pd^0 に酸化的付加し(1)，その後 Pd に配位して活性化されたアルケンが $Pd^{II}-R^1$ 結合に挿入される(2)．挿入は，アルケンに対して Pd と R^1 がシンの位置関係になるように起こる．次に，β水素脱離により，生成物のアルケンが放出される(4)．β水素脱離が進行するためには，Pd と脱離する水素とがシンの位置にあることが必須であり，そのために結合の回転が必要である(3)．最後に，塩基存在下に還元的脱離(5)が進行し，パラジウム触媒が再生される．一般に反応の律速段階は，酸化的付加(1)の段階である．同様の反応は R. F. Heck に先んじて，溝呂木勉らにより報告されていることから[1]，溝呂木-Heck 反応ともよばれる．

合成への応用　L. E. Overman らは (−)-モルヒネ (morphine) の合成において Heck 反応を用いることで，橋頭位の第四級炭素を構築することに成功した[2]．

DBS = dibenzosuberyl

R = Me　(−)-codeine
R = H　(−)-morphine

柴﨑正勝らは (−)-カプネレン (capnellene) の合成において，触媒的分子内不斉 Heck 反応を行い，良好な収率，エナンチオ選択性で目的物を得ることに成功した[3]．

77%, 87% ee　　(−)-capnellene

文献　1) T. Mizoroki, K. Mori, A. Ozaki, *Bull. Chem. Soc. Jpn.*, **44**, 581 (1971).　2) C. Y. Hong, N. Kado, L. E. Overman, *J. Am Chem. Soc.*, **115**, 11028 (1993).　3) T. Ohshima, K. Kagechika, M. Adachi, M. Sodeoka, M. Shibasaki, *J. Am Chem. Soc.*, **118**, 7108 (1996).

炭素−炭素結合反応

20. Stille カップリング

アルケンの合成　　$R^1\text{–}SnR_3 + R^2\text{–}X \xrightarrow[\text{ligand}]{\text{cat. Pd}^0} R^1\text{–}R^2 + R_3Sn\text{–}X$

解説 Stille カップリングとは，パラジウム触媒を用いた有機スズ化合物と有機ハロゲン化物（またはトリフラート）とのクロスカップリング反応である．一般に有機スズ化合物は金属交換やヒドロスタニル化等の簡便な操作で合成できる上に，保存できるほど安定で官能基選択性が高く，カップリング反応は穏和な条件にて進行するため，合成終盤における収束的カップリングに好んで用いられている．有害なスズ化合物が等量必要であることと，スズ由来の副生成物の除去がむずかしいことが最大の欠点である．同様の反応は J. K. Stille に先んじて，小杉正紀，右田俊彦らにより報告されていることから[1]，右田-小杉-Stille カップリングともよばれる．

反応機構は，Pd^0 に対する有機ハロゲン化物の酸化的付加，有機スズ化合物との金属交換，還元的脱離という3段階からなるサイクルを経る．スズ上のアルキル基は金属交換しにくい傾向にあり，アリール，アルケニル，アリル基などが優先してパラジウム上に転位する．一般に金属交換が律速段階であり，この段階を促進する LiCl などの添加によって反応速度が向上することが知られている．また一酸化炭素雰囲気下では，遅い金属交換の前に一酸化炭素の挿入が起こるため，カルボニル基が導入されたカップリング体を与える．

合成への応用 S. J. Danishefsky らはタンデム型 Stille カップリングによって，(±)-ダイネマイシン（dynemicin）の 10 員環エンジイン骨格構築に成功している[2]．

E. N. Jacobsen らは (+)-ホストリエシン（fostriecin）の合成終盤にて，配位子を用いない条件下で Stille カップリングを用い，アルケンを異性化させることなく Z,Z,E-共役トリエンを形成している[3]．

文献 1) M. Kosugi, K. Sasazawa, Y. Shimizu, T. Migita, *Chem. Lett.*, **301** (1977). 2) M. D. Shair, T.-Y. Yoon, K. K. Mosny, T. C. Chou, S. J. Danishefsky, *J. Am. Chem. Soc.*, **118**, 9509 (1996). 3) D. E. Chaves, E. N. Jacobsen, *Angew. Chem. Int. Ed.*, **40**, 3667 (2001).

炭素-炭素結合反応

21. 鈴木-宮浦反応

アルケン, アルカンの合成　$R-BY_2 + R'-X \xrightarrow[\text{base}]{\text{cat. Pd}} R-R'$

R = aryl, vinyl, alkyl
X = halide, triflate, phosphate, etc

解説　鈴木-宮浦反応とは，有機ホウ素化合物をパラジウム触媒と塩基の存在下，有機ハロゲン化物などの求電子剤と反応させるものであり，現在最も広く用いられているクロスカップリング反応である．有機ホウ素化合物の合成が容易であり，高い反応性と官能基許容性をあわせもち，しかも反応条件が比較的穏和であるなどの多くの優れた特徴を有しており，複雑な天然有機化合物の全合成から医薬，農薬，機能性材料等の製造に至る幅広い領域で利用されている．もともとsp^2炭素どうしのカップリング法として報告されたが，その後各種の炭素－炭素結合形成反応として利用可能であることが明らかにされている．最近ではアルキルボランの鈴木-宮浦反応が複雑な天然物の合成に汎用されている．

合成への応用　佐々木誠らはラクトン由来の環状エノールトリフラートあるいはホスファートが鈴木-宮浦反応の基質として利用できることを初めて見いだし[1]，本反応を基盤とした汎用性の高い収束的ポリエーテル骨格構築法を開発している．これまでに，(−)-ガンビエロール (gambierol)，(+)-ギムノシン A (gymnocin A)，(−)-ブレベナール (brevenal) などの複雑な海産ポリエーテル天然物の効率的な全合成を達成している[2]．また，酢酸エステルから容易に調製できる鎖状のエノールホスファートも鈴木-宮浦反応の基質として利用できる．

Merck 社の研究陣は，高血圧治療に用いられているアンギオテンシン II 受容体拮抗薬ロサルタン (losartan) の製造に鈴木-宮浦反応を利用している[3]．

文献　1) M. Sasaki, H. Fuwa, *Nat. Prod. Rep.*, **25**, 401 (2008). 2) M. Ebine, H. Fuwa, M. Sasaki, *Chem. Eur. J.*, **17**, 13754 (2011). 3) R. D. Larsen, A. O. King, C. Y. Chen, E. G. Corley, B. S. Foster, F. E. Roberts, C. Yang, D. R. Lieberman, R. A. Reamer, D. M. Tschaen, T. R. Verhoeven, P. J. Reider, Y. S. Lo, L. T. Rossano, A. S. Brookes, D. Meloni, J. R. Moore, J. F. Arnett, *J. Org. Chem.*, **59**, 6391 (1994).

転位反応

22. ピナコール転位

ケトンの合成

解説 ピナコール転位（ピナコール-ピナコロン転位ともよばれる）とは，酸触媒の存在下で，**1,2-ジオールからカルボカチオンを経てケトンを与える反応**である．硫酸等のプロトン酸が一般的に用いられるが，Lewis 酸を用いる方法も知られている．

プロトン酸を用いるピナコール転位では，まずヒドロキシ基のプロトン化が起こり，続いて水の脱離によるカルボカチオン中間体の生成とともに隣接する置換基の1,2転位が速やかに進行して，より安定なオキソニウムイオン中間体を生じ，最終的にケトンとして生成物が得られる．

電子不足な炭素原子上への転位反応であるため，電子密度の高い置換基ほど転位反応を起こしやすく，アリール，アルケニル，第三級アルキル，第二級アルキル，ヒドリドなどの転位が効率よく進行する．出発物質が非対称な1,2-ジオールである場合，より安定なカルボカチオンを生成するように反応は進行する．この反応では，カルボカチオンの生成と隣接置換基の1,2転位が協奏的に進行する場合が多く，ヒドロキシ基が置換していた炭素の立体化学は反転する．また転位基の立体化学は，ほかの電子不足原子上への転位反応と同様に立体保持で進行する．

また非対称な1,2-ジオールを用いる場合，ジオールの一方のヒドロキシ基を選択的にスルホナート等の脱離基に変換することで転位の位置選択性を制御する方法がよく用いられている．

合成への応用 E. J. Corey らは（±）-ロンギホレン（longifolene）の合成において，デカリン型骨格をもつ1,2-ジオールの第二級ヒドロキシ基を脱離基へと変換することで，位置選択的なピナコール転位による環拡大反応を実現している[1]．

鈴木啓介らはイソオキサゾール部位の強力なカチオン安定化効果を利用して，スルホナートを経由する位置および立体選択的なピナコール転位を行い，(−)-セラガキノン A（seragakinone A）の全合成を達成している[2]．

文献 1) E. J. Corey, M. Ohno, P. A. Vatakencherry, R. B. Mitra, *J. Am. Chem. Soc.*, **83**, 1251 (1961). 2) A. Takada, Y. Hashimoto, H. Takikawa, K. Hikita, K. Suzuki, *Angew. Chem. Int. Ed.*, **50**, 2297 (2011).

転位反応

23. Baeyer-Villiger 反応

エステル（ラクトン）の合成

解説 Baeyer-Villiger 反応とは，ケトンと過酸との反応によりエステル（ラクトン）を与える反応である．本反応ではメタクロロ過安息香酸が最も一般的に用いられるほか，電子求引基の置換した過安息香酸類や過酢酸などが利用される．カルボン酸類とアルコールとの縮合によらないエステル（ラクトン）の合成法として，利用価値は高い．

Baeyer-Villiger 反応では，まずケトンのカルボニル酸素の過酸によるプロトン化を契機として，ケトンと過酸との付加体が生じる．続いて O–O 結合の開裂とケトン由来の置換基の 1,2 転位が協奏的に進行してエステル（ラクトン）とカルボン酸が生成する．1,2 転位の段階は，O–O 結合と転位する C–R 結合とがアンチペリプラナーとなる配座から，O–O 結合の反結合性軌道と C–R 結合の結合性軌道との相互作用により進行する．この転位の段階において転位基の立体化学は完全に保持される．

電子不足な酸素原子上への転位反応であるため，電子密度の高い置換基ほど転位反応を起こしやすい．第三級アルキル，第二級アルキル，アリール，アルケニル基の転位が効率よく進行し，第一級アルキル基の転位は一般に進行しづらい．ただし，転位に必要な立体配座をとることができない場合は，転位能の高い置換基でも反応は進行しない．

合成への応用 千田憲孝らは（＋）-ポリオキシン J（polyoxin J）の全合成において，*myo*-イノシトールから合成したシクロヘキサノン誘導体の Baeyer-Villiger 反応により 7 員環ラクトンを合成している．この反応ではより電子豊富なベンジルオキシ基の置換した炭素が位置選択的かつ立体保持で反応が進行している[1]．

K. C. Nicolaou らはメチルケトン誘導体の位置選択的な Baeyer-Villiger 反応により，（±）-エングレリン A（englerin A）の 9 位に相当する酸素官能基を導入し，全合成を達成している[2]．

文献 1) N. Chida, K. Koizumi, Y. Kitada, C. Yokoyama, S. Ogawa, *J. Chem. Soc., Chem. Commun.*, **1994**, 111. 2) K. C. Nicolaou, Q. Kang, S. Y. Ng, D. Y.-K. Chen, *J. Am. Chem. Soc.*, **132**, 8219（2010）.

転位反応

24. Beckmann 転位

アミドの合成

$$R^1R^2C=N-X \xrightarrow{(H^+)} R^1-NH-C(=O)-R^2 \quad X = OTs, OMs, Cl, OH$$

解説 Beckmann 転位とは，オキシムからの第二級アミドへの変換反応である．本転位反応は硫酸やリン酸等のプロトン酸によって促進される．また，オキシムのヒドロキシ基をスルホナート等の脱離基へと変換すると反応が容易に進行する．プロトン酸条件の反応は一般に過酷な反応条件を必要とするため，酸性条件に不安定な官能基を有するオキシムを用いる場合は，後者の方法を用いるのが一般的である．オキシムは，弱塩基性条件にて対応するケトンとヒドロキシルアミン塩酸塩とから容易に合成することができる．

プロトン酸を用いた条件下の Beckmann 転位では，まずヒドロキシ基がプロトン化された後，水の脱離に伴ってヒドロキシ基のアンチに位置する置換基の窒素原子上への 1,2 転位が協奏的かつ選択的に進行する．これは窒素−酸素結合の反結合性軌道とオキシム炭素−置換基 R^1 の結合性軌道との相互作用に基づく．転位によって生じるニトリリウムイオンは水の付加によりアミドへと変換される．電子密度の高い置換基ほど転位反応を起こしやすく，また転位基の立体化学は完全に保持される．なお，オキシムの幾何配置はプロトン酸性条件で異性化を起こすことがあり，この場合，非対称置換ケトン由来のオキシムの反応では，より転位能の高い置換基が優先して転位する．

$$R^1R^2C=N-OH \xrightarrow{H^+} [R^1R^2C=N^+-OH_2] \longrightarrow [R^1-N^+\equiv C-R^2] \xrightarrow{H_2O} R^1-NH-C(=O)-R^2$$

アルデヒドのオキシム（アルドキシム）の反応では，一般にはアルデヒド由来のプロトンの脱離によりニトリルが生成することも知られている．

合成への応用 工業的にはシクロヘキサノンオキシムの Beckmann 転位が，6-ナイロンの原料となる ε-カプロラクタムの合成に利用されている．またアルカロイド等の含窒素天然有機化合物の全合成に利用される例も多く，たとえば E. J. Corey らは (±)-ペルヒドロヒストリオニコトキシン (perhydrohistrionicotoxin) の全合成においてピペリジン環部分の合成に Beckmann 転位を利用している[1]．

[反応式: オキシム体 → TsCl, pyridine, benzene, 25 °C, 12 h → トシラート中間体 → ラクタム → (±)-perhydrohistrionicotoxin]

J. D. White らはプロトン酸条件に不安定な官能基を有するオキシムの Beckmann 転位をスルホナートを経由した方法により行い，(−)-イボガミン (ibogamine) の全合成に利用している[2]．

[反応式: オキシム体 → TsCl, Et$_3$N, cat. DMAP, CH$_2$Cl$_2$, rt, 3 h → トシラート中間体 → ラクタム → (−)-ibogamine]

文献 1) E. J. Corey, J. F. Arnett, G. N. Widiger, *J. Am. Chem. Soc.*, **97**, 430 (1975). 2) J. D. White, Y. Choi, *Org. Lett.*, **2**, 2373 (2000).

25. Claisen 転位

γ,δ-不飽和カルボニル化合物の合成

解 説 Claisen 転位とはアリルビニルエーテル系の[3,3]シグマトロピー転位の総称である．**炭素－酸素結合の開裂と炭素－炭素結合の形成を伴い進行し，各種のγ,δ-不飽和カルボニル化合物を与える反応**である．その反応は主として，いす形6員環遷移状態を経て進行し，生成物の二重結合および不斉中心に関して高い立体選択性が発現する．それゆえ，キラルな分子の不斉合成法として多用される．反応の進行には一般に加熱を必要とする[1]．

関連反応

Johnson-Claisen 転位　アリルアルコールに酸触媒共存下，オルト酢酸エステルを作用させ加熱するとケテンアセタールの生成とその[3,3]シグマトロピー転位が進行してγ,δ-不飽和エステルが得られる．基質調製，反応操作が簡便であることから有機合成に多用されている．

Ireland-Claisen 転位　アリルエステル由来のシリルケテンアセタール系 Claisen 転位の総称である．アリルエステルに低温下，塩基を作用させて調製したエノラートをシリル化剤で捕捉してシリルケテンアセタールとした後に昇温すると，[3,3]シグマトロピー転位が進行してγ,δ-不飽和カルボン酸が得られる．アリルビニルエーテル系の Claisen 転位に比べて低温で反応が進行すること，エノラートの立体化学（E もしくは Z）によって生成物の立体化学を制御できることなど利点が多いことから多用されている．

アリルフェニルエーテル系の Claisen 転位　アリルフェノール類の合成法として有用である．また Cope 転位と組合わせることでほかの位置異性体に誘導することもできる．

合成への応用 L. A. Paquette らは (−)-スクレロフィチン A (sclerophytin A) の合成において，ビニル基が置換した中員環ラクトンを Tebbe 反応によってアリルビニルエーテルに誘導し，その環拡大型 Claisen 転位によって9員環エーテル骨格を構築している[2]．

只野金一らは D-グルコース由来のアリルアルコールを基質とする Johnson-Claisen 転位によって，第四級不斉炭素を含む γ,δ-不飽和エステルを立体選択的に得ている．この化合物は (+)-アステルトキシン (asteltoxin) など複数の天然物の不斉合成素子として有用である[3]．

E. J. Corey らはアキラルなアリルエステルにキラルな臭化ホウ素反応剤とトリエチルアミンを組合わせて作用させることでエナンチオ選択的な Ireland-Claisen 転位を行い，転位体を高いエナンチオマー過剰率（>99% ee）で得ている．これを変換することで (+)-β-エレメン〔(+)-β-elemene〕および (+)-フスコール〔(+)-fuscol〕の合成がなされている[4]．

文献 1) Reviews: P. Wipf, 'Claisen rearrangements' in "Comprehensive Organic Synthesis", Vol. 7, ed. by B. M. Trost, I. Fleming, Chapter 7.2, p. 827, Pergamon, Oxford (1991); A. M. M. Castro, *Chem. Rev.*, **104**, 2939 (2004). 2) P. Bernardelli, O. M. Moradei, D. Friedrich, J. Yang, F. Gallou, B. P. Dyck, R. W. Doskotch, T. Lange, L. A. Paquette, *J. Am. Chem. Soc.*, **123**, 9021 (2001). 3) K. Tadano, H. Yamada, Y. Idogaki, S. Ogawa, T. Suami, *Tetrahedron Lett.*, **29**, 655 (1988). 4) E. J. Corey, B. E. Roberts, B. R. Dixon, *J. Am. Chem. Soc.*, **117**, 193 (1995).

転位反応

26. Cope 転位

1,5-ジエンの合成

解説 Cope 転位とは 1,5-ジエンを基質とする [3,3] シグマトロピー転位の総称である．**炭素—炭素結合の開裂と形成を伴って進行し，各種の 1,5-ジエンを与える反応である．**反応は基質-転位生成物間で平衡にあるために，転位が進行するためには転位生成物が基質よりも安定であることが必要となる．それゆえに，基質の歪み解消や，共役系形成による転位生成物の安定化などによって反応促進を図ることが多い．反応の進行には一般に加熱を要する．反応は主として，いす形遷移状態を経て進行するために，生成物の二重結合および不斉中心に関して高い立体選択性が発現する[1]．

合成への応用 1,5-ジエンの 3, 4 位に小員環を導入すると，その環歪み解消が駆動力となって Cope 転位が進行しやすくなり，7, 8 員環化合物の優れた合成法となる．伊藤久央，井口和男らは (±)-クラブビシクロン (clavubicyclone) の合成において，シクロプロパン環の開裂を伴う Cope 転位を用いてビシクロ [3.2.1] 骨格を構築している[2]．

Cope 転位は遷移金属触媒や酸触媒の添加によって促進される[3),4)]．友岡克彦らは面不斉を有する 9 員環ジアリルアミドに対して Pd[II] 触媒を作用させることで渡環型 Cope 転位生成物を立体特異的に得，それを利用して (−)-カイニン酸 (kainic acid) を合成している[5]．

文献 1) Review: R. K. Hill, 'Cope, oxy-Cope and anionic oxy-Cope rearrangements' in "Comprehensive Organic Synthesis", Vol. 7, ed. by B. M. Trost, I. Fleming, Chapter 7.1, p. 785, Pergamon, Oxford (1991). 2) H. Ito, S. Takeguchi, T. Kawagishi, K. Iguchi, *Org. Lett.*, **8**, 4883 (2006). 3) Review: R. P. Lutz, *Chem. Rev.* **84**, 205 (1984). 4) L. E. Overman, E. J. Jacpbsen, *J. Am. Chem. Soc.*, **104**, 7225 (1982). 5) K. Tomooka, T. Akiyama, P. Ma, M. Suzuki, *Tetrahedron Lett.*, **49**, 6327 (2008).

27. オキシ Cope 転位

δ,ε-不飽和カルボニル化合物の合成

解説 オキシ Cope 転位とは，Cope 転位の基質である 1,5-ジエンのアリル位にヒドロキシ基が導入された場合の [3,3] シグマトロピー転位の総称である．反応はエノールを与え，これがアルデヒドもしくはケトンとなるために平衡が生成系に偏る[1]．

関連反応

アニオン型オキシ Cope 転位 アニオン型オキシ Cope 転位とは，オキシ Cope 転位の基質に KH などの塩基を作用させてそのヒドロキシ基をアルコキシドとして行う [3,3] シグマトロピー転位であり，オキシ Cope 転位に比べて低温下，速やかに進行する（反応速度はオキシ Cope 転位の 10^{10}〜10^{17} 倍）[2]．またアニオン型オキシ Cope 転位はクラウンエーテルを添加することにより加速される．

oxy–Cope rearrangement： X = H
anionic–oxy–Cope rearrangement： X = K, Na, etc.

合成への応用 W. C. Still は (±)-ペリプラノン B (periplanone B) の合成において，アニオン型オキシ Cope 転位で環拡大を行い連続的に酸化反応を行うことで酸素官能基化された 10 員環骨格を構築している[3]．

L. A. Paquette らは (−)-スピノシン A (spinosyn A) の合成において，その 3 環性部分をアニオン型オキシ Cope 転位によって構築している[4]．

文献 1) Review: R. K. Hill, 'Cope, oxy–Cope and anionic oxy–Cope rearrangements' in "Comprehensive Organic Synthesis", Vol. 7, ed. by B. M. Trost, I. Fleming, Chapter 7.1, p. 785, Pergamon, Oxford (1991). 2) D. A. Evans, A. M. Golob, *J. Am. Chem. Soc.*, **97**, 4765 (1975). 3) W. C. Still, *J. Am. Chem. Soc.*, **101**, 2493 (1979). 4) L. A. Paquette, Z. Gao, Z. Ni, G. F. Smith, *J. Am. Chem. Soc.*, **120**, 2543 (1998).

転位反応

28. Wittig 転位

アルコールの合成

解説 Wittig 転位とは α-オキシカルボアニオンを基質とする転位の総称である．**炭素－酸素結合の開裂と炭素－炭素結合の形成を伴い進行し，各種アルコール類を与える反応**である[1]．アニオン部位を転位末端 (migration terminus)，転位するアルキル基やアリル基部位を転位基 (migrating group) と称する．転位末端にはアニオン生成を促進する置換基 (アリル基やアリール基など) を導入するのが一般的である．Wittig 転位は，結合の開裂・形成位置によって [1,2], [2,3], [1,4]Wittig 転位などに細別される．

[1,2]Wittig 転位 単純なエーテルやアセタール系のカルボアニオン [1,2] 転位であり，各種の第二級，第三級アルコール合成に利用されている．その反応は，ラジカル開裂，再結合機構で進行する．それゆえに，立体障害の大きな炭素－炭素結合の形成にも適している．転位生成物を収率よく得るためには，転位末端および転位基にラジカル安定化効果を有する置換基を導入するとともに，β 脱離などの副反応を抑止するような反応系設計が必要である．

[2,3]Wittig 転位 アリルエーテルやプロパルギルエーテル系のカルボアニオン [2,3] シグマトロピー転位である．アリル転位を伴い進行して，ホモアリルアルコールやアレニルアルコールなどを与える．その反応は一般に協奏的に進行する．それゆえ，ラジカル機構で進行する [1,2]Wittig 転位よりも低温下，速やかに進行する．生成物の二重結合および不斉中心に関して高い立体選択性が発現することが多く，その立体化学は 5 員環封筒形遷移状態モデルによって予想される．

[1,4]Wittig 転位 アリルアニオンを転位末端とする Wittig 転位では [1,4] 転位が進行してリチウムエノラートが生成する場合がある．多くの場合に [1,2]Wittig 転位などが併発する．

合成への応用 友岡克彦，中井武らはアセタール系[1,2]Wittig転位を開発し，これを応用してザラゴジン酸A（zaragozic acid A）の全合成を行っている[2]．

友岡克彦，中井武らはシクロペンテンメタノール由来の転位基を有する基質の[2,3]Wittig転位によって，（＋）-ブレフェルディンA（brefeldin A）の4,5位の不斉中心を立体選択的に構築している[3]．

アリルアミン系のWittig転位はアザWittig転位と称され，多官能基化されたアミン類の合成に有用である．J. C. Andersonらは不斉補助基として（−）-8-フェニルメントールを用いたアザ[2,3]Wittig転位によって，（−）-カイニン酸（kainic acid）の2,3位の不斉中心を立体選択的に構築している[4]．

文献 1) Review: K. Tomooka, 'Rearrangements of Organolithium Compounds' in "The Chemistry of Functional Groups volume 104: The Chemistry of Organic Lithium Compound"; ed. by Z. Rappoport, I. Marek, Chapter 12, p. 749, Wiley-VCH, Chichester, U. K., 2004.　2) K. Tomooka, M. Kikuchi, K. Igawa, M. Suzuki, P.-H. Keong, T. Nakai. *Angew. Chem. Int. Ed.*, **39**, 4502 (2000).　3) K. Tomooka, K. Ishikawa, T. Nakai, *Synlett*, 901 (1995).　4) J. C. Anderson, J. M. A. O'Loughlin, J. A. Tornos, *Org. Biomol. Chem.*, **3**, 2741 (2005).

> 転位反応

29. Curtius 転位

アミンの合成　R-C(=O)-N₃ →(Δ or hν) R-N=C=O + N₂

解説 Curtius 転位とはアシルアジドの窒素の放出を伴うイソシアナートへの変換反応である．本転位反応はプロトン酸および Lewis 酸によって触媒されることが知られている．アシルアジドは対応するカルボン酸から合成され，転位後のイソシアナートは水と反応すれば，アミンが得られる．したがって，合成的には，**カルボン酸から1炭素減炭しながらアミンを得る方法**である．種々の官能基を有するカルボン酸に適用可能であり，アミン合成法として天然物合成に広く用いられている．

アシルアジドは，カルボン酸から酸塩化物あるいは混合酸無水物と NaN_3 あるいは $TMSN_3$ との反応により合成できる．また，塩入孝之により開発されたジフェニルリン酸アジド（DPPA）反応剤は，カルボン酸と混ぜるだけで，アシルアジドを合成することができる．

転位後のイソシアナートは種々の求核剤と反応し，たとえばベンジルアルコール，t-ブチルアルコールと反応すると，Cbz, Boc で保護されたアミン誘導体として生成物が得られる．

R-COOH + (PhO)₂P(O)N₃ ⟶ R-C(=O)-N₃ →(BnOH or t-BuOH) RNHCbz or RNHBoc

加熱条件下の Curtius 転位は次式に示すように協奏的に進行していると考えられている．これに対し，光化学的な反応では，ナイトレンが生成し，場合によってはナイトレン由来の副生成物が得られることがある．

[R-C(=O)-N=N⁺=N⁻ ↔ R-C(=O)-N⁻-N⁺≡N] →(Δ, -N₂) R-N=C=O

合成への応用 林雄二郎らはオセルタミビルリン酸塩（oseltamivir phosphate, 商品名タミフル）の合成において，アシルアジドを酢酸，酢酸無水物に作用させることにより，ワンポットで Curtius 転位にひき続き，アミド生成反応が進行し，アミドを定量的に得ている[1]．

福山透らは立体的に混んでいるアミンを対応するカルボン酸の Curtius 転位により収率よく合成し，(−)-フペルジン A（huperzine A）の全合成を達成している[2]．

文献 1) H. Ishikawa, T. Suzuki, Y. Hayashi, *Angew. Chem. Int. Ed.*, **48**, 1304 (2009). 2) T. Koshiba, S. Yokoshima, T. Fukuyama, *Org. Lett.*, **11**, 5354 (2009).

縮合反応

30. Claisen 縮合

β-ケトエステルの合成

解説　Claisen 縮合とは分子内に二つの α 位プロトンを有するエステルが塩基性条件下，もう1分子のエステルと縮合し，β-ケトエステルへと変換される反応である．同じエステルどうしの反応を Claisen 縮合といい，異なる二つのエステル間での反応を交差 Claisen 縮合という．これら縮合反応では，アルコキシド，LDA，NaH などの強塩基を用いて反応を行う．反応生成物である β-ケトエステルの α 位プロトンの酸性度が高いため，塩基によって不可逆的に引抜かれ，アニオンを生じ，反応が完結する．このため，用いる塩基は等量以上必要となる．一方，2種類の異なる α 位プロトンを有するエステル間での交差 Claisen 縮合は自己縮合，交差型縮合が同時に進行し，理論上，計4種類の β-ケトエステルが生成するため，基質に制限がある．そのような問題を解決する方法として，近年，$TiCl_4$-Bu_3N-N-メチルイミダゾールを用いるエステルと酸塩化物間の交差 Claisen 縮合が開発されている[1]．

合成への応用　選択的セロトニン再取込み阻害剤（**1**）の合成において，メトキシ酢酸メチルとギ酸エチルを塩基性条件下，Claisen 縮合を行い，続いてホルムアミジンと縮合，環化反応を経て 4-クロロピリミジン体を得ている[2]．その後，ピペラジン誘導体との縮合により効率的に（**1**）の合成を行っている．

田辺陽らは天然物香料 *cis*-ジャスモン（*cis*-jasmone）の合成において独自に開発した交差 Claisen 縮合を用いている[1]．本反応において，基質として用いているレブリン酸エチルは α 位プロトンを有するケトンが分子内に存在するにもかかわらず，エステルが選択的に反応する．

文献　1) T. Misaki, R. Nagase, K. Matsumoto, Y. Tanabe, *J. Am. Chem. Soc.*, **127**, 2854 (2005).　2) N. G. Anderson, T. D. Ary, J. L. Berg, P. J. Bernot, Y. Y. Chan, C.-K. Chen, M. L. Davies, J. D. DiMarco, R. D. Dennis, R. P. Deshpande, H. D. Do, R. Droghini, W. A. Early, J. Z. Gougoutas, J. A. Grosso, J. C. Harris, O. W. Haas, P. A. Jass, D. H. Kim, G. A. Kodersha, A. S. Kotnis, J. LaJeunesse, D. A. Lust, G. D. Madding, S. P. Modi, J. L. Moniot, A. Nguyen, V. Palaniswamy, D. W. Phillipson, J. H. Simpson, D. Thorvaldal, D. A. Thurston, K. Tse, R. E. Polomski, D. L. Wedding, W. J. Winter, *Org Process Res. Dev.*, **1**, 300 (1997).

縮合反応

31. Dieckmann 縮合

環状 β-ケトエステルの合成

解説 Dieckmann 縮合とは**架橋された二つのエステルが，塩基性条件下，分子内 Claisen 縮合により環化し，環状 β-ケトエステルを与える反応**である．Claisen 縮合と同様に，アルコキシド，LDA，NaH などの強塩基を等量以上用いて反応を行う．また，Dieckmann 縮合においても最初に生じた β-ケトエステルが脱プロトン化を受けて反応が完結する．したがって，少なくとも一方のエステルには二つの α 位プロトンが必要である．一方で，近年，$MgCl_2$ や $TiCl_4$ などの Lewis 酸を用いた Dieckmann 縮合が開発されている[1),2)]．本縮合反応は一般的に 5～8 員環形成において高収率で進行する．

合成への応用 P. A. Holton らは抗腫瘍薬である（−）-パクリタキセル（paclitaxel，商品名タキソール）の全合成において，C 環部の構築に Dieckmann 縮合を用いている[3)]．本反応は−78 °C で進行し，高収率で β-ケトエステルの等価体である β-ヒドロキシアクリル酸エステルへと変換している．

田辺陽らは β-ラクタム系抗菌薬であるメロペネム（meropenem）の骨格構築法として脱水型 Ti-Dieckmann 縮合を開発している[2)]．本合成では通常の塩基性条件では脱離してしまうアルキルチオール部位を維持したまま環化反応が進行するため，メロペネムの直接的な合成法へ展開できる．

文献 1) S. Tamai, H. Ushiroguchi, S. Sano, Y. Nagao, *Chem. Lett.* 295 (1995). 2) Y. Tanabe, N. Manta, R. Nagase, T. Misaki, Y. Nishii, M. Sunagawa, A. Sasaki, *Adv. Synth. Catal.* **345**, 967 (2003). 3) R. A. Holton, H.-B. Kim, C. Somoza, F. Liang, R. J. Biediger, P. D. Boatman, M. Shindo, C. C. Smith, S. Kim, H. Nadizadeh, Y. Suzuki, C. Tao, P. Vu, S. Tang, P. Zhang, K. K. Murthi, L. N. Gentile, J. H. Liu, *J. Am. Chem. Soc.*, **116**, 1599 (1994).

縮合反応

32. Knoevenagel 反応

アルケンの合成

$$R^1COR^2 + \overset{EWG}{\underset{EWG}{\diagdown}}CH_2 \xrightarrow{\text{ピペリジン}} \overset{R^1}{\underset{R^2}{\diagdown}}C=C\overset{EWG}{\underset{EWG}{\diagup}}$$

解説 Knoevenagel 反応とはカルボニル化合物と活性メチレン化合物の縮合により置換アルケン〔おもに α,β-不飽和(ジ)カルボニル化合物〕を与える反応である．本反応は通常，ピペリジンのような第二級アミンなどを触媒として加えることで進行する．カルボニル化合物としてはアルデヒドもしくはケトンが主であり，アミンと反応してイミニウム塩を生じる．続いて活性メチレン化合物（EWG = 電子求引基：カルボニル基，シアノ基，ニトロ基など）との反応後，アミンの脱離を経て生成物が得られる．第三級アミンや無機化合物を触媒として用いた場合，イミニウム塩は生じず，カルボニル化合物は活性メチレン化合物と反応した後，続く脱水反応により生成物に変換される．反応は等量の水を生じる平衡反応であるため，モレキュラーシーブや共沸蒸留などで反応系から水を除くと平衡を生成系へ偏らせることができる．活性メチレン化合物の置換基が異なる場合，幾何異性体が生じるがその立体選択性は置換基の大きさおよびその電子的な要因によって決まり，熱力学的に安定な生成物が得られる．得られる生成物は電子不足アルケン〔おもに α,β-不飽和(ジ)カルボニル化合物〕であり，Michael 反応（No. 3 参照）や Diels-Alder 反応（No. 13 参照）と連続的に用いられる場合がある．

合成への応用 D. A. Conlon らはアルデヒドとオキサジアゾール誘導体との Knoevenagel 反応により，PDE4 阻害作用を示す(**1**)を 4.7 kg スケールで合成することに成功している[1]．生成物は望みの E 体〔E-(**1**)〕と Z 体〔Z-(**1**)〕が得られる可能性があるが，平衡反応であり，熱力学的に安定な E-(**1**)のみが得られる．

E-(**1**) 87% Z-(**1**)

アンギオテンシン II 受容体拮抗薬エポサルタン（eposartan）の合成にも Knoevenagel 反応は利用されている[2]．

R^1 = Et, R^2 = Me 40%
R^1 = R^2 = H eposartan

文献 1) D. A. Conlon, A. Drahus-Paone, G.-J. Ho, B. Pipik, R. Helmy, J. M. McNamara, Y.-J. Shi, J. M. Williams, D. Macdonald, D. Deschênes, M. Gallant, A. Mastracchio, B. Roy, J. Scheigetz, *Org Process Res. Dev.*, **10**, 36 (2006). 2) R. M. Keenan, J. Weinstock, J. A. Finkelstein, R. G. Franz, D. i E. Gaitanopoulos, G. R. Girard, D. T. Hill, T. M. Morgan, J. M. Samanen, *J. Med. Chem.*, **36**, 1880 (1993).

縮合反応

33. DCC 縮合，山口法，椎名法

エステル，アミドの合成

$$R^1CO_2R^2 \xleftarrow[-H_2O]{\text{coupling reagent} \atop R^2OH} R^1CO_2H \xrightarrow[-H_2O]{\text{coupling reagent} \atop R^3R^4NH} R^1CONR^3R^4$$

ester　　　　　carboxylic acid　　　　　amide

ラクトンの合成

seco acid $\xrightarrow[-H_2O]{\text{coupling reagent}}$ lactone + dimer

解説 DCC 縮合，山口法，椎名法とは，**縮合剤を用いて分子間脱水反応を行いカルボン酸とアルコールからカルボン酸エステル，カルボン酸とアミンからカルボン酸アミド等のカルボン酸誘導体を得る方法**である．これらの方法では縮合剤とカルボン酸の反応（カルボキシル基の活性化）を選択的に進行させ，一旦生じる中間体にアルコールやアミンが求核攻撃することにより目的とするエステルやアミドへの変換が行われる．**ヒドロキシカルボン酸（セコ酸）の分子内脱水縮合では対応する環状エステル（ラクトン）が得られる**．ラクトン化ではセコ酸に 1：1 の割合で含まれるカルボキシル基とヒドロキシ基を効率よく反応させる必要があり，さらにラクトンとラクトン二量体の生成比も制御しなければならないため，適切な縮合剤の選択と反応条件の設定が不可欠である．

DCC 縮合ではジシクロヘキシルカルボジイミド（DCC）に水が付加したジシクロヘキシル尿素（DCU）が反応の進行とともに生じる．この反応ではまずカルボン酸が DCC の集積二重結合部の炭素へ付加して O-アシルイソ尿素を与えるが，その後に O-アシルイソ尿素が直接アルコールと反応してカルボン酸エステルとなる反応経路（path a）と，O-アシルイソ尿素が未反応のカルボン酸と反応しカルボン酸無水物が一旦生じ，これとアルコールが反応してカルボン酸エステルとなる経路（path b）が拮抗して存在する．

中間体である O-アシルイソ尿素が転位すると N-アシル尿素となるが，この化合物は不活性で求核剤とは反応しないため，O-アシルイソ尿素に対する求核攻撃が遅いと収率が低下する．O-アシルイソ尿素の反応性を増すためにはジメチルアミノピリジン（DMAP）の添加が効果的である．DMAP は O-アシルイソ尿素に速やかに求核攻撃し系内で 1-アシルピリジニウム塩を与え，これとアルコールとの反応の活性化エネルギーが低減化されることによりエステル化の速度が加速する（path c）．求核剤としてアルコールにかわりアミンを用いれば，同様の反応機構で対応するカルボン酸アミドが得られる．また，DCC 縮合を行う際に，DMAP と DMAP の塩酸塩 DMAP・HCl をともに添加する方法が N-アシル

尿素副生の抑制に有効であることも見いだされている（Keck 法）[1]．

山口法は，2,4,6-トリクロロ安息香酸塩化物（TCBC）と第三級アミンを用いてカルボン酸から混合酸無水物を一旦調製し，これにアルコールと DMAP を作用させる方法であり，対応するカルボン酸エステルが高収率で得られる[2]．

椎名法は，2-メチル-6-ニトロ安息香酸無水物（MNBA）とカルボン酸のトランスアシル化を利用し，系内で平衡的に発生する混合酸無水物に速やかにアルコールを反応させることで目的とするカルボン酸エステルやラクトン単量体を高選択的に得る方法である[3]．

合成への応用 G. E. Keck らは分子内脱水縮合に Keck 法を適用し，(+)-コレトジオール（colletodiol）の全合成を達成している[1]．

山口勝らはセコ酸の環化反応に山口法がきわめて有効であることを見いだし，(+)-メチノライド（methynolide）の全合成を実現した[4]．

椎名法は一般に室温で進行するため不安定なラクトンの合成にも利用でき，単量体の生成比も高いことから，加藤正らの (−)-スピルコスタチン A（spiruchostatin A）の全合成等で有効に活用されている[5]．

文献 1) G. E. Keck, E. P. Boden, M. R. Wiley, *J. Org. Chem.*, **54**, 896 (1989). 2) J. Inanaga, K. Hirata, H. Saeki, T. Katsuki, M. Yamaguchi, *Bull. Chem. Soc. Jpn.*, **52**, 1989 (1979). 3) I. Shiina, M. Kubota, H. Oshiumi, M. Hashizume, *J. Org. Chem.*, **69**, 1822 (2004). 4) J. Inanaga, T. Katsuki, S. Takimoto, S. Ouchida, K. Inoue, A. Nakano, N. Okukado, M. Yamaguchi, *Chem. Lett.*, **1979**, 1021. 5) K. Narita, T. Kikuchi, K. Watanabe, T. Takizawa, T. Oguchi, K. Kudo, K. Matsuhara, H. Abe, T. Yamori, M. Yoshida, T. Katoh, *Chem. Eur. J.*, **15**, 11174 (2009).

炭素−ヘテロ原子結合反応

34. Williamson エーテル合成

エーテルの合成　R–X ＋ R'O⁻M⁺ ⟶ R–O–R'

解説　Williamson エーテル合成とは，ハロゲン化アルキルまたは擬ハロゲン化物に対するアルカリ金属アルコキシドの求核置換反応により対称あるいは非対称エーテルを与える反応である．1851 年の W. Williamson によるジエチルエーテル合成[1]以降，簡便なエーテル結合形成反応として広く用いられてきた．電子求引基で活性化された芳香族ハロゲン化物への芳香族求電子置換反応を用いるエーテル合成も合成化学的に有用であるが，反応機構的に本反応とは区別される．Williamson エーテル合成は，酸性条件下でのアルコールの脱水によるエーテル合成と比べると脱離や転位などの副反応が少なく，非対称エーテルの合成も可能といった特徴がある．また，クラウンエーテルやアンモニウム塩などを添加する改良法も報告されており，鋳型合成によるクラウンエーテルなどの機能性分子合成にも応用されている．

基質の金属アルコキシドの調製には，脂肪族アルコール類の場合は金属ナトリウムや水素化ナトリウムなどの強い塩基，芳香族アルコール類では水酸化ナトリウムあるいはアルカリ金属の炭酸塩などの弱い塩基が用いられることが多い．第二級アルキル基より嵩高い置換基の導入を試みようとすると，アルカリ金属アルコキシドが塩基として働き E2 反応が競合しアルケンが副生成物として得られることもある．通常は S_N2 機構で進行する場合が多いため，反応溶媒には DMF や DMSO などの非プロトン性極性溶媒がよく用いられる．

合成への応用　不整脈治療薬の (−)-ランジオロール塩酸塩 (landiolol hydrochloride) は，フェノール類を炭酸カリウムと反応させたアルコキシドを用いる Williamson エーテル合成 (トシルオキシ部位への求核置換反応) により得られている[2]．

岸義人らによるハリコンドリン B の全合成をもとにエーザイで開発された (−)-エリブリンメシル酸塩 (eribulin mesylate) は，2010〜2011 年にかけて日米欧で認可された日本発の抗腫瘍薬である．岸らはエリブリン合成研究において，効率のよい分子内 Williamson エーテル合成を鍵反応に用いている[3]．

文献　1) A. Williamson, *Justus Liebigs Ann. Chem.*, **77**, 37 (1851).　2) S. Iguchi, H. Iwamura, M. Nishizaki, A. Hayashi, K. Senokuchi, K. Kobayashi, K. Sakaki, K. Hachiya, Y. Ichioka, M. Kawamura, *Chem. Pharm. Bull.*, **40**, 1462 (1992).　3) W. Zheng, B. M. Seletsky, M. H. Palme, P. J. Lydon, L. A. Singer, C. E. Chase, C. A. Lemelin, Y. Shen, H. Davis, L. Tremblay, M. J. Towie, K. A. Salvato, B. F. Wels, K. K. Aalfs, Y. Kishi, B. A. Littlefield, M. J. Yu, *Bioorg. Med. Chem. Lett.*, **14**, 5551 (2004).

炭素−ヘテロ原子結合反応

35. 光延反応

エステル，アミドの合成

解説 光延反応とは，アゾジカルボン酸ジエステルとホスフィンを作用させることでアルコールを活性化し，カルボン酸などの求核反応剤と反応させることで縮合体を与える反応である．アゾジカルボン酸ジエステルのアゾ基にホスフィンが付加し生じた活性種において，酸素親和性の高いリン原子がヒドロキシ基と反応することで，アルコールが活性化される．これに対しカルボン酸アニオンが求核攻撃を行うとエステルが生成する．キラルな第二級アルコールを基質として用いた場合，反応は立体反転を伴って進行する．第三級アルコールでは立体障害のため，反応が進行しないことが多い．

ほぼ中性に近い穏和な条件で反応を行うことができるために，本反応は官能基共存性がきわめて高い．カルボン酸のかわりに，フェノールを用いるとフェニルエーテルを合成することができる．またカルボン酸やフェノールだけでなく，フタルイミドやスルホンアミド，アジ化水素などを用いることで，窒素原子の導入も行うことができる．

合成への応用 小林進らは（−)-カフレフンジン（khafrefungin）の合成の終盤において，合成した二つのユニットを光延反応で縮合し，全合成を達成している[1]．

福山透らは2-ニトロベンゼンスルホンアミドの光延反応を用いて，効率的にグリシンユニットの導入を行い，（−)-カイニン酸（kainic acid）の全合成を達成している[2]．

文献 1) S.-i. Shirokawa, M. Shinoyama, I. Ooi, S. Hosokawa, A. Nakazaki, S. Kobayashi, *Org. Lett.*, **9**, 849 (2007).
2) H. Sakaguchi, H. Tokuyama, T. Fukuyama, *Org. Lett.*, **10**, 1711 (2008).

炭素−ヘテロ原子結合反応

36. ヒドロホウ素化

有機ホウ素化合物の合成

R−CH=CH$_2$ + X$_2$BH ⟶ R−CH(H)−CH$_2$−BX$_2$ R−C≡CH + X$_2$BH ⟶ R−CH=CH−BX$_2$

解説 ヒドロホウ素化とは，ボランがアルケンやアルキンに付加し，有機ホウ素化合物を与える反応である．一般にヒドロホウ素化は常温，無触媒で位置および立体選択的に進行し，ホウ素原子は電子密度が高く立体障害の小さい炭素にシス付加する．ヒドロホウ素化剤としてはボラン BH$_3$・THF 溶液が代表的であるが，ボランジメチルスルフィド錯体，9-ボラビシクロ[3.3.1]ノナン（9-BBN），カテコールボラン，ピナコールボランや不斉ヒドロホウ素化剤としてジイソピノカンフェニルボランなどがある．カテコールボランやピナコールボランは反応性に乏しく，無触媒では反応が遅い．この場合，Rh などの遷移金属触媒により反応は著しく加速され，無触媒反応とは全く異なる位置，立体，および官能基選択性を示す．付加生成物である有機ホウ素化合物は合成中間体として重要であり，塩基性条件下過酸化水素で酸化するとアルコールやカルボニル化合物に変換できるほか，鈴木-宮浦反応のような触媒的炭素−炭素結合形成反応に用いられている．

合成への応用 岸義人らは鎖状化合物（**1**）および（**2**）におけるヒドロホウ素化が立体選択的に進行することを見いだし，抗生物質モネンシン（monensin）の鎖状立体制御に基づく全合成を達成した[1]．

中外製薬の研究陣により，角化症治療剤である活性型ビタミン D$_3$ 誘導体 (＋)-マキサカルシトール（maxacalcitol）の工業的製造法にジアステレオ選択的なヒドロホウ素化が利用されている[2]．

文献 1) G. Schmid, T. Fukuyama, K. Akasaka, Y. Kishi, *J. Am. Chem. Soc.*, **101**, 259 (1979). 2) H. Shimizu, K. Shimizu, N. Kubodera, T. Mikami, K. Tsuzaki, H. Suwa, K. Harada, A. Hiraide, M. Shimizu, K. Koyama, Y. Ichikawa, D. Hirasawa, Y. Kito, M. Kobayashi, M. Kigawa, M. Kato, T. Kozono, H. Tanaka, M. Tanabe, M. Iguchi, M. Yoshida, *Org. Process Res. Dev.*, **9**, 278 (2005).

37. オキシ水銀化

アルコールの合成

$$R\text{-CH=CH}_2 + HgX_2 \xrightarrow{H_2O} R\text{-CH(OH)-CH}_2\text{-HgX}$$

解説 オキシ水銀化とは，アルケンと水銀塩（酢酸塩，硝酸塩など）をプロトン性溶媒中で反応させることにより，β位にヒドロキシ基あるいはアセトキシ基などが導入されたアルキル水銀化合物を与える反応である．反応は HgX^+ の二重結合への求電子付加により始まり，3中心型のカチオン中間体を経てアンチ付加生成物を与える．生成物中の水銀部分は水素化ホウ素ナトリウムにより容易に還元できるので，この一連の反応はアルケンに対する水の Markovnikov 型付加反応とみなすことができる．類似の反応は，アルキンやシクロプロパン誘導体でも進行する．また，分子内にヒドロキシ基などが存在する場合には，分子内で反応し環化生成物を与える．

合成への応用 （+）-ゲルセミン（gelsemine）はスピロインドリノン骨格からなる特異なかご形構造を有するアルカロイドである．福山透らはゲルセミンの6員環エーテル部分を分子内オキシ水銀化－脱水銀化により構築し，最初のエナンチオ選択的全合成を達成し，その絶対配置を決定した[1]．

E. J. Corey らはダイズシスト線虫孵化促進物質グリシノエクレピン A（glycinoeclepin A）の全合成において，渡環エーテル構造を有する A 環部の構築に分子内オキシ水銀化を利用している[2]．

J. Cossy らはイオノホア抗生物質ジンコフォリン（zincophorin）の全合成において，シクロプロパンメタノールの分子内オキシ水銀化によりテトラヒドロピラン環部の立体選択的な構築に成功している[3]．

文献 1) S. Yokoshima, H. Tokuyama, T. Fukuyama, *Angew. Chem. Int. Ed.*, **39**, 4073 (2000). 2) E. J. Corey, I. N. Houpis, *J. Am. Chem. Soc.*, **112**, 8997 (1990). 3) M. Defosseux, N. Blanchard, C. Meyer, J. Cossy, *J. Org. Chem.*, **69**, 4626 (2004).

炭素−ヘテロ原子結合反応

38. Sandmeyer 反応

芳香族ハロゲン化物の合成

CuX = CuCl, CuBr, CuCN

解説 Sandmeyer 反応とは**芳香族ジアゾニウム塩に CuX（X = Cl, Br, CN）を作用させ，芳香族塩化物，臭化物あるいはシアン化物を与える反応**である．ジアゾニウム塩を銅塩とともに加熱すると，CuX がジアゾニウム塩に対して**一電子還元剤**として働き，窒素分子の放出とともに生じた芳香族ラジカルが，副生する CuX_2 と反応して生成物を与える．

芳香族ヨウ化物を得たい場合は，銅塩のかわりにヨウ化カリウム KI を用いればよい（Griess 反応）．また芳香族ジアゾニウム四フッ化ホウ酸塩を加熱することで芳香族フッ化物が得られる（Schiemann 反応）．芳香族ハロゲン化物は，さまざまなカップリング反応の基質としても用いることができるため，合成上の利用価値が高い．さらにジアゾニウム塩を酸性水溶液で処理するとフェノールが得られ，次亜リン酸 H_3PO_2 を作用させるとラジカル機構でジアゾニウム基が還元される．

合成への応用 T. Pittelkow らは Sandmeyer 反応を用いることで，抗精神病薬フルペンチキソール（flupentixol）の出発原料となる，2-クロロ-5-トリフルオロメチルベンゾニトリルを合成している[1]．

flupentixol

千田憲孝らは Sandmeyer 反応を用いてビフェニルの二臭化物を合成し，N-アリール化を行うことで一挙にカルバゾール骨格を構築し，ムラスチフォリン-A（murrastifoline-A）の全合成を達成している[2]．

murrastifoline-A

文献 1) M. A. Nielsen, M. K. Nielsen, T. Pittelkow, *Org. Process Res. Dev.*, **8**, 1059 (2004). 2) T. Kitawaki, Y. Hayashi, A. Ueno, N. Chida, *Tetrahedron*, **62**, 6792 (2006).

酸 化 反 応

39. PCC 酸化, PDC 酸化

ケトンの合成

$R^1R^2CHOH \xrightarrow{\text{PCC or PDC}} R^1C(O)R^2$

アルデヒド, カルボン酸の合成

$RCH_2OH \xrightarrow{\text{PCC or PDC}} R-CHO$

$[R-CO_2H \text{ (DMF 溶媒中で PDC 酸化を行った場合)}]$

解説 PCC (pyridinium chlorochromate) 酸化, PDC (pyridinium dichromate) 酸化は, いずれも六価のクロムを酸化剤として, 第一級アルコールと第二級アルコールをそれぞれアルデヒドとケトンに酸化する反応である. PDC は中性条件で反応を行うことができるが, PCC は弱酸性であるため酸に弱い官能基が存在するときは酢酸ナトリウムを緩衝剤として加えることもある. また, 反応の進行に伴い不溶性のタール状沈殿が生じ, 撹拌に支障をきたしたり生成物が取込まれて収率が低下する問題が生じることがあるが, モレキュラーシーブ (このものには反応を加速する作用もある) やセライト, シリカゲルなどを加えることである程度これを回避できる. また, 第一級アルコールの PDC 酸化を DMF 中で行うと, カルボン酸まで酸化されることが知られている. 本酸化反応は, 天然物合成において幅広く利用されてきたが, 毒性の高い六価クロムを用いるため, 近年では重金属を用いないほかの酸化方法にとってかわられてきている.

合成への応用 本反応で一般的な, アルデヒドやケトンへの酸化ではない応用例を次に示す. D. E. Minnikin らは (−)-ラクトバシル酸 (lactobacillic acid) 合成の最終段階において, 第一級アルコールのカルボン酸への酸化に PDC を用いている[1]. 磯部稔らは (−)-シガトキシン (ciguatoxin) 合成の初期段階で, グリカールのラクトンへの直接酸化に PCC を用いている[2]. 森謙治らは (+)-ヘルナンズルチン (hernandulcin) 合成において, 環状の第三級アリルアルコールを PCC 酸化し, 中間体のクロム酸エステルのシグマトロピー転位を伴った酸化によりエノン部分を構築している[3].

n-C₆H₁₃—[シクロプロパン]—(CH₂)₉—OH $\xrightarrow[\text{(1.5:1)}]{\text{PDC, DMF-CH}_2\text{Cl}_2}$ n-C₆H₁₃—[シクロプロパン]—(CH₂)₉—CO₂H

(−)-lactobacillic acid 76%

[TBDPSO, BnO, OBz 置換グリカール] $\xrightarrow[\text{80 °C}]{\text{PCC, (CH}_2\text{Cl)}_2}$ [TBDPSO, BnO, OBz 置換ラクトン] ⟶ (−)-ciguatoxin

51%

[ジヒドロキシシクロヘキセン誘導体] $\xrightarrow{\text{PCC, CH}_2\text{Cl}_2}$ [エノン生成物]

(+)-hernandulcin

文献 1) G. D. Coxon, J. R. Al-Dulayymi, M. S. Baird, S. Knobl, E. Roberts, D. E. Minnikin, *Tetrahedron: Asymmetry*, **14**, 1211 (2003). 2) T. Baba, G. Huang, M. Isobe, *Tetrahedron*, **59**, 6851 (2003). 3) K. Mori, M. Kato, *Tetrahedron*, **42**, 5895 (1986).

酸化反応

40. Swern 酸化, Corey-Kim 酸化, Moffatt 酸化

ケトンの合成

$$R^1R^2CHOH \xrightarrow[\text{base}]{\substack{Me_2SO-(COCl)_2 \\ or \\ Me_2S-NCS \\ or \\ Me_2SO-DCC-RCO_2H}} R^1COR^2$$

アルデヒドの合成

$$RCH_2OH \xrightarrow[\text{base}]{\substack{Me_2SO-(COCl)_2 \\ or \\ Me_2S-NCS \\ or \\ Me_2SO-DCC-RCO_2H}} R-CHO$$

解説 Swern 酸化, Corey-Kim 酸化, Moffatt 酸化は, ジメチルスルホキシド, あるいはジメチルスルフィドを酸化して得られる化合物を酸化剤として, 第一級アルコールと第二級アルコールをそれぞれアルデヒドとケトンに**酸化する反応**である. いずれも中間体としてアルコキシスルホニウム塩が生成する点で共通しており, 塩基による脱プロトン化でジメチルスルフィドが脱離し, カルボニル基を生じる. Swern 酸化と Moffatt 酸化ではジメチルスルホキシドを用い, それぞれ塩化オキサリルもしくは Brønsted 酸共存下での DCC 処理によりジメチルスルホキシドを活性化することでアルコールと反応する活性種 (下式中の $Me_2S^+X\ Y^-$) を調製するのに対して, Corey-Kim 酸化ではジメチルスルフィドを NCS で酸化することで調製する. さまざまな変法が報告されているが, 金属酸化物を用いないアルコールの酸化としては, 最も用いられてきた反応の一つである.

Swern: $X = Y = Cl$
Corey-Kim: $X = $ -N(スクシンイミド), $Y = Cl$
Moffatt: $X = $ -O-C(=NC_6H_{11})(NHC_6H_{11}), $Y = RCO_2$

合成への応用 特に Swern 酸化では低温にてまずアルコキシスルホニウム塩を形成し, その後に塩基による脱離ができるため, 複数のヒドロキシ基を同時に効率よく酸化することができる. たとえば J.-Y. Lallemand らは, (±)-ポリゴジアール (polygodial) 合成の最終段階でジオールの酸化に用いている[1]. この反応をクロム酸系の酸化剤等で行うと, 二つのヒドロキシ基のうちアリルアルコールが先に酸化を受け, 生じたヘミアセタール性ヒドロキシ基がさらに酸化されたラクトンが生成してしまうことが知られているが, Swern 酸化ではこの問題点を回避できる.

(±)-polygodial 75%

J. M. Cook らは Corey-Kim 酸化をインドールアルカロイドの合成に利用している. 16-エピベロシミ

ン (16-epi-vellosimine) は，その前駆体のアルコールの酸化によって得られるが，Swern 酸化や Dess-Martin 酸化，IBX 酸化では分解あるいは生成したアルデヒドの α 位の異性化が起こったのに対し，Corey-Kim 酸化は高収率で穏和に進行し，異性化もみられない[2]．

16-epi-vellosimine
90%

J. Du Bois らの (+)-サキシトキシン (saxitoxin) 合成においても，最終段階の β-サキシトキシノール (β-saxitoxinol) の酸化に Moffatt 酸化が利用されている[3]．(ただしこの場合は生成物はケトンではなく，生じたケトンの水和物である.)

β-saxitoxinol → (+)-saxitoxin 70%

近年では，マイクロリアクターに DMSO 酸化反応を適用した例も報告されている．吉田潤一らは，Swern 型の酸化反応を下の概念図のようなマイクロリアクターで行っている[4]．通常の Swern 酸化では，中間体のアルコキシスルホニウム塩等が不安定であり，Pummerer 転位が競合して起こるのを避けるために反応温度を −50 ℃ 以下に保つ必要がある．しかし本反応装置を用いると，−20〜20 ℃ の温度範囲で第一級アルコールをアルデヒドに収率よく酸化することができる．

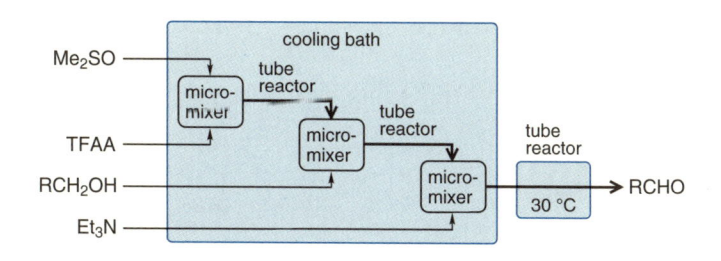

文献 1) M. Jallali-Naini, G. Boussac, P. Lemaitre, M. Larcheveque, D. Guillerm, J.-Y. Lallemand, *Tetrahedron Lett.* **22**, 2995 (1981). 2) W. Yin, M. S. Kabir, Z. Wang, S. K. Rallapalli, J. Ma, J. M. Cook, *J. Org. Chem.*, **75**, 3339 (2010). 3) J. J. Fleming, J. Du Bois, *J. Am. Chem. Soc.*, **128**, 3926 (2006). 4) T. Kawaguchi, H. Miyata, K. Ataka, K. Mae, J. Yoshida, *Angew. Chem. Int. Ed.*, **44**, 2413 (2005).

酸化反応

41. TEMPO 酸化

アルデヒド，ケトン，カルボン酸の合成

$$\underset{R'}{\overset{R}{>}}CH-OH \xrightarrow[\text{bulk oxidant}]{\text{cat. TEMPO}} \underset{R'}{\overset{R}{>}}C=O$$

解説 TEMPO 酸化とは**超安定ニトロキシルラジカル**[1]の一種である **TEMPO** (2,2,6,6-tetramethylpiperidine 1-oxyl) を触媒としてアルコールを酸化する反応である．アルコール酸化の活性本体は TEMPO の一電子酸化によって生成するオキソアンモニウムイオンである．オキソアンモニウムイオンにアルコールが付加し，これよりオキシ Cope 型の脱離が進行してカルボニル化合物とヒドロキシルアミンが生成する．このものが酸化されて触媒サイクルが形成される[2]．

TEMPO 酸化は，NaOCl 水溶液や PhI(OAc)$_2$, Oxone®, NaIO$_4$ 等，さまざまな共酸化剤を用いて穏和な反応条件（氷冷程度）で簡便に実施でき，経済性にも優れていることから工業プロセス等でも用いられる[3]．反応機構から推察されるように，触媒活性中心は四つのメチル基に取囲まれているため（注：ラジカル安定性に必須），立体障害の小さなアルコールは速やかに酸化できるが，立体的に混み入ったアルコールの酸化はしばしば困難となる．この特性を利用して，第一級アルコールと第二級アルコールが共存する基質で第一級アルコールを選択的に酸化することもできる．一方，**AZADO**（2-azaadamantane *N*-oxyl）のようなコンパクトな構造をもつ超安定ニトロキシルラジカルを用いると，TEMPO 触媒では酸化できなかったようなアルコールの酸化を高効率で実現できる（**AZADO 酸化**）[4]．

合成への応用 Novartis（ノバルティス）社の S. J. Mickel らは，抗腫瘍薬として期待された海洋天然物ジスコデルモライド（discodermolide）のバルクプロセス合成において，ジオール（782 g, 1.31 mol）の TEMPO 酸化によって第一級アルコール部を選択的に酸化してアルデヒドを良好な収率で得ている[5]．

文献 1) L. Tebben, A. Studer, *Angew. Chem. Int. Ed.*, **50**, 5034 (2011). 2) A. E. J. de Nooy, A. C. Besemer, H. van Bekkum, *Synthesis*, 1153 (1996). 3) S. Caron, R. W. Dugger, S. G. Ruggeri, J. A. Ragan, D. H. B. Ripin, *Chem. Rev.*, **106**, 2943 (2006). 4) M. Shibuya, M. Tomizawa, I. Suzuki, Y. Iwabuchi, *J. Am. Chem. Soc.*, **128**, 8412 (2006). 5) S. J. Mickel, G. H. Sedelmeier, D. Niederer, F. Schuerch, M. Seger, K. Schreiner, R. Daeffler, A. Osmani, D. Bixel, O. Loiseleur, J. Cercus, H. Stettler, K. Schaer, R. Gamboni, A. Bach, G.-P. Chen, W. Chen, P. Geng, G. T. Lee, E. Loeser, J. McKenna, F. R. Kinder, Jr., K. Konigsberger, K. Prasad, T. M. Ramsey, N. Reel, O. Repič, L. Rogers, W.-C. Shieh, R.-M. Wang, L. Waykole, S. Xue, G. Florence, I. Paterson, *Org. Process Res. Dev.*, **8**, 113 (2004).

酸化反応

42. $OsO_4/NaIO_4$ 酸化

カルボニル化合物の合成

解説 $OsO_4/NaIO_4$ 酸化（Lemieux–Johnson 酸化）とは炭素−炭素二重結合の切断を伴う**アルケンの酸化分解反応**である．OsO_4 は，アルケンを 1,2-ジオールに酸化する作用があり，$NaIO_4$ は含水溶媒中で 1,2-ジオールを酸化開裂して，2 分子のカルボニル化合物に変換する．このため，両者を合わせて用いることで，**アルケンから 2 分子のカルボニル化合物を与える方法**として広く用いられている．OsO_4 は，毒性が強く，かつ高価な点が問題となるが，$NaIO_4$ が 6 価オスミウムの再酸化剤としても働くため，OsO_4 は触媒量用いるだけでよい．

同様の変換に用いられるオゾン酸化では，電子豊富アルケンが反応しやすく，複数のアルキル基が結合した多置換アルケンの方が末端アルケンよりも速やかに酸化される．一方，$OsO_4/NaIO_4$ 酸化は立体障害に敏感であり，末端アルケンを選択的に切断することが可能である．

合成への応用 加藤正らは (−)-カンデラリド B（candelalide B）の全合成において，側鎖上の末端アルケンを選択的に酸化切断し，対応するアルデヒドを高収率で得ている[1]．なお，2,6-ルチジンを共存させる反応条件は，$OsO_4/NaIO_4$ 酸化の収率向上のための改良法として報告されたものである[2]．

アリルアルコールを $OsO_4/NaIO_4$ 酸化すると，1,2,3-トリオールを経由して酸化開裂が起こるため，中央の炭素原子が失われた生成物を与える．市原耿民らは (±)-ナナオマイシン A（nanaomycin A）の全合成において，環状アリルアルコールを $OsO_4/NaIO_4$ 酸化し，1,5-ジアルデヒド等価体に変換している[3]．

文献 1) T. Oguchi, K. Watanabe, K. Ohkubo, H. Abe, T. Katoh, *Chem. Eur. J.*, **15**, 2826 (2009). 2) W. Yu, Y. Mei, Y. Kang, Z. Hua, Z. Ji, *Org. Lett.*, **6**, 3217 (2004). 3) A. Ichihara, M. Ubukata, H. Oikawa, K. Murakami, S. Sakamura, *Tetrahedron Lett.*, **21**, 4469 (1980).

酸化反応
43. オゾン酸化

カルボニル化合物の合成

$$\underset{R^2 \ \ R^3}{\overset{R^1 \ \ R^4}{\diagdown\!\!\!\diagup}} \xrightarrow[\text{2) Me}_2\text{S}]{\text{1) O}_3,\ \text{MeOH}} \underset{R^1}{\overset{O}{\|}}\!\!\!-\!\!R^2 + \underset{R^3}{\overset{O}{\|}}\!\!\!-\!\!R^4$$

解説 オゾン酸化とは**炭素-炭素二重結合の切断を伴うアルケンの酸化分解反応**である．オゾンはアルケンの二重結合に1,3双極子付加するが，生じた5員環過酸化物は自発的に開裂してカルボニル化合物とカルボニルオキシドを生じる．両者は再結合してオゾニドを与えるが，反応をメタノール中で行った場合には，カルボニルオキシドにメタノールが付加してヘミアセタール型の過酸化物が生成する．オゾニドはMe_2Sでは還元されにくく，より強い亜鉛等で処理するとカルボニル化合物に変換できる．なお，アルコール性溶媒中で得られる過酸化物はMe_2SやPh_3Pなどで処理することにより，対応するカルボニル化合物に変換される．したがって，合成的にはオゾン酸化は，**アルケンから2分子のカルボニル化合物を与える方法**として広く用いられている．

オゾンは，独特の悪臭を有する有毒な気体であり，酸素中で無声放電を行うと生成する．実験室では，専用のオゾン発生器に酸素ガスを通じることで酸素との混合ガスとして得られ，これをアルケン基質の溶液に通じることで反応を行う．このため，反応系に導入されるオゾンの物質量を細かく制御することは困難であり，薄層クロマトグラフィーなどの分析手段を用いて，反応液中の基質の消失を確認することが多い．オゾンのメタノール溶液は淡青色を呈するため，酸化反応が十分速やかに進行する場合には，溶液が青色となった時点で反応の終点を知ることができる．

オゾン酸化の後処理において，ジメチルスルフィドのかわりに水素化ホウ素ナトリウムを用いると，アルコールを得ることができる．これとは逆に，過酸化水素水を加える酸化的処理により，カルボン酸に変換する方法も知られている．

オゾンは，電子豊富アルケンに付加しやすいため，末端アルケンよりも複数のアルキル基が結合した多置換アルケンの方が速やかに酸化される．同じ理由により，エノールエーテルは酸化されやすく，電子求引基が結合したアルケンのオゾン酸化は遅い．ただし，アルケンのπ電子が一方の炭素に偏っている場合や骨格に歪みがかかった場合には，エポキシドを与える異常反応が優先することがあり，注意

が必要である[1]．

合成への応用　宮下正昭，谷野圭持らは（−）-ノルゾアンタミン（norzoanthamine）の全合成において，シトロネラールから6工程で合成したアリルアルコールをオゾン酸化することにより，対応するアルデヒドを高収率で得ている[2),3)]．メタノール中でオゾン酸化を行うと，ジメチルアセタールが副生することがあるが，$NaHCO_3$ 等の塩基を少量添加することにより，そのような副反応を抑えることができる．

オゾン酸化と Wittig 反応などを組合わせると，アルケンを別の置換基を有するアルケンに変換することができる．小林雄一らは（+）-ホスラクトマイシン B（phoslactomycin B）の全合成において，ケトンとビニル Grignard 反応剤の付加反応により第三級アルコールを立体選択的に合成した後，オゾン酸化と Horner–Wadsworth–Emmons 反応（No. 10 参照）を経て不飽和エステルを得ている[4)]．この反応例にみられるように，三重結合はオゾン酸化を受けにくく，二重結合を選択的に切断することが可能である．

シクロアルケン誘導体をオゾン酸化すると，ジカルボニル化合物が合成できる．大船泰史らは，（−）-ドーモイ酸（domoic acid）の全合成において，Diels–Alder 反応（No. 13 参照）により6員環を構築した後にオゾン酸化を行うことで，末端に官能基を有する二つの側鎖を立体選択的に導入している[5)]．

宍戸宏造らは，（−）-ヘリアンヌオール D（heliannuol D）の全合成において，溝呂木–Heck 反応により合成した環状エノールエーテルをオゾン酸化により開裂し，1,3-ジオールを短工程で得ている[6)]．

文献　1) V. Dimitrov, G. H. Rentsch, A. Linden, M. Hesse, *Helv. Chim. Acta*, **86**, 106 (2003).　2) M. Miyashita, M. Sasaki, I. Hattori, M. Sakai, K. Tanino, *Science*, **305**, 495 (2004).　3) F. Yoshimura, M. Sasaki, I. Hattori, K. Komatsu, M. Sakai, K. Tanino, M. Miyashita, *Chem. Eur. J.*, **15**, 6626 (2009).　4) Y.-G. Wang, R. Takeyama, Y. Kobayashi, *Angew. Chem. Int. Ed.*, **45**, 3320 (2006).　5) Y. Ohfune, M. Tomita, *J. Am. Chem. Soc.*, **104**, 3511 (1982).　6) K. Takabatake, I. Nishi, M. Shindo, K. Shishido, *J. Chem. Soc., Perkin Trans. 1*, 1807 (2000).

酸化反応

44. Wacker 酸化

ケトン, アルデヒドの合成 $H_2C=CH_2$ + H_2O + $PdCl_2$ ⟶ CH_3CHO + 2 HCl + Pd^0

解説 Wacker 酸化とは**塩化パラジウムと水の存在下，アルケンからカルボニル基を得る反応**である．銅塩やベンゾキノン，酸素のような共酸化剤の添加により触媒量のパラジウムでも反応は進行する．本反応は，末端アルケンの変換に有効であり，官能基許容性が高い．基質の構造や反応条件の相違により，ケトン，アルデヒドやアセタールなどの異なる生成物を与えるため，それらの選択は重要である．

合成への応用 末端アルケンのメチルケトンへの変換は信頼性が高い．T. Bach らのセスキテルペンである（±）-プンクタポロニン C（punctaporonin C）の合成では，複数の酸素官能基と 4 員環を含むアルケンの化学選択的なメチルケトンへの変換に利用されている[1]．

柴﨑正勝らは，高度に縮環した多環式天然物である（±）-ガルスベリン A（garsubellin A）の合成過程において，Wacker 型酸化を利用することで共役エノンとアルコールの環化反応を達成している[2]．

V. H. Rawal らの強力な抗腫瘍活性を示す（+）-マイカラミド A（mycalamide A）の合成では，Wacker 型酸化と Heck 反応（No. 19 参照）の連続反応により，ジエンのピラン環への変換に成功している[3]．

文献 1) M. Fleck, T. Bach, *Chem. Eur. J.*, **16**, 6015 (2010). 2) A. Kuramochi, H. Usuda, K. Yamatsugu, M. Kanai, M. Shibasaki, *J. Am. Chem. Soc.*, **127**, 14200 (2005). 3) J.-H. Sohn, N. Waizumi, H. M. Zhong, V. H. Rawal, *J. Am. Chem. Soc.*, **127**, 7290 (2005).

酸化反応

45. 香月-Sharpless 不斉エポキシ化

光学活性エポキシドの合成

解説 香月-Sharpless 不斉エポキシ化とは，Ti(O-i-Pr)$_4$-酒石酸エステル錯体を触媒，t-BuOOH を共酸化剤として，アリルアルコールから光学活性なエポキシドを得る反応である．モレキュラーシーブを添加すれば，触媒量のチタン-酒石酸エステル錯体を用いて反応を実施することができる．エポキシドは，各種の求核剤と位置選択的かつ立体特異的に反応して開環体を与えるため，有用なキラル合成素子である．必要な反応剤はすべて市販品として安価に入手可能であり，さまざまな置換基をもつアリルアルコールも簡単に調製できることから，本反応は広く不斉全合成研究や創薬研究に利用されている．この反応のもう一つの利点は，生成するエポキシドの絶対配置がほとんど例外なく上図で予測できることである．基質としてラセミ体の第二級アリルアルコールを用いると，同様な条件下で速度論的分割が可能である．すなわち，反応は高ジアステレオ・エナンチオ選択的にアンチ体のエポキシアルコールを主生成物として与え，ヒドロキシ基の絶対配置が逆のアリルアルコールが未反応のまま回収される．この場合，一般に，DIPT のように嵩高い酒石酸エステルを用いた方が好結果が得られる．

合成への応用 K. B. Sharpless らは，シス体のアリルアルコールを D-(−)-DET を用いて不斉エポキシ化を行い，得られた光学活性なエポキシアルコールから昆虫性フェロモンの一種である (＋)-ディスパルーレ（disparlure）の全合成を達成している[1]．

正宗悟と K. B. Sharpless らは，不斉エポキシ化と 2 炭素増炭反応を駆使して，非天然型の六炭糖（L-ヘキソース）8 種類すべての不斉合成を達成している[2]．

文献 1) B. E. Rossiter, T. Katsuki, K. B. Sharpless, *J. Am. Chem. Soc.*, **103**, 464 (1981). 2) S. Y. Ko, A. W. M. Lee, S. Masamune, L. A. Reed III, K. B. Sharpless, F. J. Walker, *Science*, **220**, 949 (1983).

酸化反応

46. Sharpless 不斉ジヒドロキシル化

光学活性ジオールの合成

解説 Sharpless 不斉ジヒドロキシル化は，ジヒドロキニン（DHQ）またはジヒドロキニジン（DHQD）誘導体と四酸化オスミウムの錯体を触媒として，アルケンから光学活性な 1,2-*syn*-ジオールを与える反応である．毒性の強い四酸化オスミウムを直接使うことなく，オスミン酸カリウム二水和物 $K_2OsO_4 \cdot 2H_2O$ を前駆体（触媒）として用い，フェリシアン化カリウム $K_3Fe(CN)_6$ で酸化する方法が簡便である．DHQ と DHQD を使い分けることによりシンジオールの両鏡像異性体のつくり分けが可能である．また，基質の置換様式に応じて配位子の置換基 R を選ぶことにより，一置換から四置換の各種アルケンから高エナンチオ選択的にシンジオールを合成することができる．最も汎用性の高い $(DHQ)_2PHAL$ や $(DHQD)_2PHAL$ を始めとして，各種の不斉配位子が市販品として入手可能である．

合成への応用 K. B. Sharpless らは，ケイ皮酸メチルの不斉ジヒドロキシル化を 1 mol スケールで実施し，この反応を鍵として（−）-パクリタキセル（paclitaxel，商品名タキソール）の側鎖部分にあたる *N*-ベンゾイル-(2*R*,3*S*)-3-フェニルイソセリンの効率的な不斉合成を達成している[1]．この例では，エナンチオ選択性は若干低下するものの，より高濃度で反応が行える *N*-メチルモルホリン *N*-オキシド（NMO）が酸化剤として使われている．

E. J. Corey らは，種々のアリルアルコールの *p*-メトキシベンゾイルエステルの不斉ジヒドロキシル化が高エナンチオ選択的に進行することを明らかにしている[2]．この反応を利用して，血管新生阻害薬である（−）-オバリシン（ovalicin）の鍵合成中間体の不斉合成を達成している．

文献 1) Z.-M. Wang, H. C. Kolb, K. B. Sharpless, *J. Org. Chem.*, **59**, 5104 (1994). 2) E. J. Corey, A. Guzman-Perez, M. C. Noe, *J. Am. Chem. Soc.*, **116**, 12109 (1994).

還元反応

47. Birch 還元

シクロヘキサジエンの合成

解説　Birch 還元とは，アルカリ金属（Li, Na, K）またはアルカリ土類金属（Mg, Ca）が液体 NH_3 に溶解して生じる溶媒和電子により，α,β-不飽和カルボニル化合物，共役ジエン，アルキンや芳香族化合物をアルコール共存下に還元する反応である．通常のアルケンは Birch 還元条件下では還元されない．ベンゼン誘導体の Birch 還元は 1,4-シクロヘキサジエン類を生成物として与え，置換基が電子求引性の場合は速く，電子供与基の場合は遅い．生成物はアミドイオン $^-NH_2$ によって熱力学的に安定な 1,3-シクロヘキサジエンに異性化するが，アルコールを添加すると $^-NH_2$ がプロトン化されるため，異性化を防げる．Birch 還元により生じたアニオンはアルキル化剤（RX: X = Cl, Br, I）と反応するので，還元にひき続いてワンポットでアルキル化を行うことができ，不斉補助基を用いた不斉アルキル化も報告されている．Birch 還元はヒドロキシ基やアミノ基のベンジル系保護基の脱保護にも利用される．液体 NH_3 のかわりに低級アルキルアミンを使うと，アミンがプロトン源となるためアルコールを加える必要はなく，より高温で反応を行えるので，還元力も強くなる（Benkeser 還元）．

$M \longrightarrow M^+ + e^-$

Z = $-CO_2H, -CO_2R, -C(O)NH_2, -Aryl$　　X = $-OH, -OR, -NR_2, -SR, -PR_2, -Alkyl, -CH_2OH, -CH_2OR$

合成への応用　中田雅久らは，(**1**) の Birch 還元-メチル化から出発して (**2**) を合成し，そのパン酵母還元により光学的にほぼ純粋な (**3**) を合成した．これを利用し κ-オピオイド受容体（κ-opioid receptor）の選択的アゴニスト (−)-エリナシン E（erinacine E）の全合成を達成している[1]．

福山透らは，安息香酸 (**4**) の Birch 還元，続くメチルエステル化，二重結合の異性化，ブロモヒドリン化により (**5**) を合成した後，リパーゼ-酢酸ビニルを用いた速度論的光学分割により (**6**) を合成した．これを合成中間体として利用し，(−)-ストリキニーネ（strychnine）の全合成を達成している[2]．

文献　1) H. Watanabe, M. Nakada, *J. Am. Chem. Soc.*, **130**, 1150 (2008).　2) Y. Kaburagi, H. Tokuyama, T. Fukuyama, *J. Am. Chem. Soc.*, **126**, 10246 (2004).

還元反応

48. 接触還元

アルカンの合成 $R^1{-}{\equiv}{-}R^2 \xrightarrow{H_2, \text{cat.}} \left[\begin{array}{c} R^1 \\ \end{array} \!\!\!\!\! \begin{array}{c} H \\ = \\ R^2 \end{array} \!\!\!\!\! \begin{array}{c} H \\ \end{array} \right]_Z \longrightarrow R^1{\frown}R^2$

解説 接触還元は，**金属触媒存在下，水素を付加させる還元反応**である．本反応により，**アルキン，アルケンを始め，シアノ基，ニトロ基，アジド基などのヘテロ原子を含む多重結合が還元**され，さらにハロゲン化アルキルやスルフィドは，脱ハロゲン化あるいは脱硫され，それぞれ対応する炭化水素を与える．また，ベンジルエーテル，ベンジルエステル，ベンジルカルバマートといった保護基も加水素分解により脱保護される．

接触還元は，不均一系と均一系に大別され，不均一系触媒には，Pd/C や Raney ニッケル，PtO_2 などが用いられる．不均一系触媒は取扱いやすく，反応完結後，沪過するだけで触媒を除去でき反応操作が容易である．触媒は，回収再利用することも可能である．しかし，硫黄やアミン，リンなどが触媒毒となり活性が低下するため，触媒の保存や反応基質の純度には注意が必要である．一方，意図的に触媒活性を制御し，アルキンの部分還元や官能基選択性をもたせた触媒が開発されており，その代表例に Lindlar 触媒がある．本反応は，アルコール溶媒を用いた場合に最も反応性が高く，酢酸エチルやジクロロメタン溶媒では反応性が順次低下する．高圧雰囲気下では反応が加速する．本反応は，立体的影響を大きく受け，同じ官能基の場合，立体障害の少ない方が先に還元される．水素は，立体障害の小さな面からシン付加し，これを利用した官能基および立体選択的な還元が広く行われている．

一方，Wilkinson 触媒に代表される均一系反応は，不均一系触媒に比べ反応操作が煩雑であるが，選択的な還元に適しており，不斉水素化触媒開発が盛んに行われている．代表的な不斉水素化触媒に 2001 年ノーベル賞を受賞した野依良治の Ru-BINAP 錯体，W. S. Knowles の Rh-DIPAMP 錯体などが挙げられる．本手法は，アミノ酸類を始めさまざまな光学活性物質の合成に利用されている．

合成への応用 北原武らは，Adams 触媒を用いた接触還元反応により，高ジアステレオ選択的に高度に置換されたテトラヒドロピランを合成し，(−)-FR901464 の全合成を達成している[1]．

福山透らは，抗腫瘍薬である (−)-エクチナサイジン-743 (ecteinascidin-743) の全合成において，Rh-(S,S)-DuPHOS 触媒存在下，デヒドロアミノ酸に対して接触還元を行い，高収率かつ高エナンチオ選択的に (S)-アミノ酸へ誘導した[2]．

文献 1) M. Horigome, H. Motoyoshi, H. Watanabe, T. Kitahara, *Tetrahedron Lett.*, **42**, 8207 (2001). 2) A. Endo, A. Yanagisawa, M. Abe, S. Tohma, T. Kan, T. Fukuyama, *J. Am. Chem. Soc.*, **124**, 6552 (2002).

還元反応

49. Lindlar 還元

アルケンの合成   R¹—≡—R² $\xrightarrow[\text{Lindlar cat.}]{H_2}$ R¹〜R²

解説 Lindlar 還元とは，**接触水素化によるアルキンからアルケンへの変換反応**である．アルキンは接触水素化によりアルケンを経由してアルカンへ還元されるが，反応の第1段階が第2段階よりも発熱的であるため，活性を低下させた Lindlar 触媒を用いるとアルキンの水素化をアルケンの段階で止めることができる．Lindlar 触媒は細かい粉末状の金属パラジウムを炭酸カルシウム上に沈着させ，酢酸鉛で処理し不活性化したものである．炭酸カルシウムのかわりに炭酸バリウムも使われる．キノリン共存下で Lindlar 還元を行うと，キノリンはパラジウムの触媒活性を下げるため，アルケンが収率よく高純度で得られる．水素化はシンの立体化学で起こり，官能基選択性も高いため，Lindlar 還元は**二置換アルキンから二置換シスアルケンを高選択的に得る方法として合成的に有用**であり，実験室レベルの合成研究のみならず工業的規模でも使われている．Lindlar 還元の際にシスアルケンから熱力学的により安定なトランスアルケンへ異性化が起こることもある．実際，室温で Lindlar 還元を行うと生成物にはトランスアルケンが 1〜3% 含まれる．しかし反応を −10〜−30℃ で行うと異性化が抑えられる．従来の Lindlar 触媒に対して，触媒担体，塩基および溶媒の検討・改良も報告されている．硫酸バリウムに金属パラジウムを沈着させ酢酸鉛で処理せずに調製した触媒は調製法が簡単であり，キノリン共存下に用いると反応の再現性がよく，Lindlar 触媒より優れているとされている．Lindlar 触媒は鉛を触媒毒として用いるため，鉛の毒性による環境負荷が高く，また，一置換アルキンはアルカンまで還元されやすいという欠点があった．この問題を解決するために，窒素性塩基を多く含むポリエチレンイミン (PEI) をパラジウムの担体とした触媒が研究されている[1]．Lindlar 触媒は活性が低いが，Pd/C と同様に使用の際には自然発火の危険があるので注意が必要である．

合成への応用 鈴木敏夫，萩原久大らは，化合物 (**1**) の Lindlar 還元により (**2**) を合成し，その後の変換により (+)-ラウレアチン (laureatin) の全合成を達成している[2]．

吉岡明，山田俊郎らは，アジピン酸の Dieckmann 縮合 (No. 31 参照)-アルキル化，Pd 触媒を用いた β 水素脱離を伴う脱炭酸により化合物 (**3**) を合成している．続いて (**3**) の Lindlar 還元により (**4**) を合成し，マロン酸ジメチルの Michael 反応，脱炭酸を行い，(±)-ジャスモン酸メチル (methyl jasmonate) を合成している[3]．この合成法は (±)-ジャスモン酸メチルの工業的製造法となっている．

文献 1) S. Mori, T. Ohkubo, T. Ikawa, A. Kume, T. Maegawa, Y. Monguchi, H. Sajiki, *J. Mol. Cat. A*, **307**, 77 (2009). 2) M. Sugimoto, T. Suzuki, H. Hagiwara, T. Hoshi, *Tetrahedron Lett.*, **48**, 1109 (2007). 3) 吉岡明，山田俊郎，有機合成化学協会誌，**48**, 58 (1990).

還元反応

50. NaBH₄, LiAlH₄, DIBAL を用いる反応

アルコールの合成 $R^1\underset{\|}{\overset{O}{C}}R^2 \xrightarrow{H^-} R^1\underset{H}{\overset{HO}{C}}R^2$

解説 NaBH₄, LiAlH₄, DIBAL は，カルボニル基を還元する際に用いるヒドリド還元剤である．還元剤によりその用途，効果は異なる．水素は一般的には正の電荷をもった化学種（プロトン）として振舞うことが多いが，水素原子よりも電気陰性度の小さな原子（アルミニウム，ホウ素等）と結合した水素は負の電荷をもった化学種（ヒドリド）として働く．しかし，ヒドリド自体は必ずしも求核性が高いわけではないので酸性度の高い化合物に対してはプロトンとの反応が先行する．そのため NaH はもっぱら塩基として利用される．一方，金属水素化物と Lewis 酸のアート錯体（NaBH₄ 等）はヒドリドの求核性が高いことからヒドリド還元に利用できる．また Lewis 酸性を有するボラン（BH₃）やアラン（AlH₃），その誘導体（DIBAL）は Lewis 酸として働き，カルボニル基等へ配位することで官能基を活性化させるとともにヒドリドの求核性を増すことで還元反応が進行するため同様に利用できる．

NaBH₄ 代表的な還元剤である NaBH₄ は安価かつ安全な還元剤として広く利用されている．一般的にはアルコール溶媒中で用い，この条件下ではケトンやアルデヒドはアルコールに還元されるがエステルやアミドは還元されない．その際 NaBH₄ はアルコールとも反応し徐々に分解する．しかし NaBH₄ の還元力は溶媒や添加剤によりコントロールでき，THF 中で反応を行うとエステルが還元され，BF₃·OEt₂ を共存させ還元を行うとカルボン酸が還元される．また α,β-不飽和ケトンあるいはアルデヒドとの反応ではヒドリドによる 1,4 還元が先行し不飽和部分が還元された後に，カルボニル基が還元され飽和アルコールのみが得られる．1,2 還元によりアリルアルコールに還元するには NaBH₄ に CeCl₃ を加えて反応を行うことが一般的である（**Luche 還元**）．

LiAlH₄ NaBH₄ と並んで古くからよく用いられてきた還元剤であり，その還元力は強くほとんどの官能基を還元することができるが官能基選択性に欠ける．たとえば，エステル，ラクトン，ケトン，アルデヒドなどはアルコールに，アミドやニトリルはアミンに，ラクタムはアミノアルコールに，ハロゲン化合物やスルホニル化合物はヒドリド置換体に変換される．エポキシドの還元では一般に立体障害の小さい側の炭素を攻撃してアルコールを与え，アルキンはトランスアルケンに還元される．α,β-不飽和ケトンのアリルアルコールへの還元にも利用でき，1,4 還元を目的とする場合には CuI 等のハロゲン化銅を用いることで達成される．LiAlH₄ は湿気，酸素と反応するため不活性ガス中，湿気を遮って反応を行う必要があり，用いる溶媒はエーテル系溶媒が適している．

DIBAL (i-Bu)₂AlH の略称として用いられる還元剤であり，一般に溶液で市販されている．上記の二つとは異なり DIBAL は Lewis 酸性をもつことから化学選択性や立体選択性に大きな違いがみられる．たとえば還元力は LiAlH₄ とほぼ同等であるがラクトンをラクトールに，ニトリルをアルデヒドに還元できる．アセタールはエーテルへと変換でき，ベンジリデンアセタールを DIBAL で処理すると立体的に混んでいる部位がベンジルエーテル化された生成物が得られる．また低温で反応を行うことでエステルをアルデヒドに還元できることもあるが，アルコールに還元した後に酸化するか，ワインレブアミドを経由する方が確実である．アルキンに対してはシス付加しビニルアランを生じる．これを水で処理すればシスアルケンが得られ，ハロゲンで処理すればハロゲン化アルケニルが得られる．α,β-不飽和ケトンは 1,2 還元を受けアリルアルコールを与え，α-アルコキシケトンの場合にはアルミニウムがカルボニル基とヒドロキシ基の両方に配位するためにキレーションコントロールによる立体選択的な還元が行える．LiAlH₄ と同様に湿気，酸素と反応するため不活性ガス中，湿気を遮って反応を行う必要がある．

合成への応用 竜田邦明らは（−）-BE-54238B の全合成において NaBH$_4$ を用いた立体選択的なケトンの還元を行うことで収率よくアルコールへと変換している[1].

伊藤久央らは LiAlH$_4$ を用いてラクトンの還元を行いジオールとした後に酸化し側鎖の伸長を行うことで（＋）-トリシクロクラブロン（tricycloclavulone）の全合成を達成している[2].

只野金一らは DIBAL を用いてラクトンを還元し，α-アノマー体を単一の生成物としたラクトールを得ることで（−）-ペスタロチオプシン A（pestalotiopsin A）の全合成を達成している[3].

文献 1) K. Tatsuta, T. Hirabayashi, M. Kojima, Y. Suzuki, T. Ogura, *J. Antibiot.*, **57**, 291(2004). 2) H. Ito, M. Hasegawa, Y. Takenaka, T. Kobayashi, K. Iguchi, *J. Am. Chem. Soc.*, **126**, 4520(2004). 3) K. Takao, N. Hayakawa, R. Yamada, T. Yamaguchi, U. Morita, S. Kawasaki, K. Tadano, *Angew. Chem. Int. Ed.*, **47**, 3426(2008).

還元反応

51. Clemmensen 還元

アルカンの合成　$R^1\text{COR}^2 \xrightarrow[\text{HCl, organic solvent}]{\text{Zn(Hg) or Zn}} R^1\text{CH}_2 R^2$

解説　Clemmensen 還元とは，亜鉛アマルガム（あるいは活性化した亜鉛末）と濃塩酸によるカルボニル基からメチレン基への変換反応である．水に溶けにくい基質は極性溶媒（酢酸，エタノール，ジオキサン等）を加え反応させる．トルエンを用い二層系で反応を行うと亜鉛アマルガムの表面に樹脂状の副生成物が付着するのを防げる．強酸存在下で加熱するため，酸に不安定な化合物，官能基を多く含む化合物の還元には不向きだが，無水の塩化水素または臭化水素で飽和した有機溶媒（THF, Et_2O, Ac_2O, ベンゼン等）と活性化した亜鉛末を用いると低温で反応が進行するので，酸や熱に不安定な化合物にも適用できる[1]．亜鉛と同様の還元力をもつ他の金属では反応が起こらないこと，単純な脂肪族アルコールは Clemmensen 還元を受けないため中間体ではないことなどから，カルボアニオン中間体を経由する機構，カルベノイド中間体を経由する機構が提唱されている．

合成への応用　A. Afonso らは，テストステロン（testosterone）から誘導した（**1**）の Clemmensen 還元により（**2**）を合成し，数工程を経て（−）-サンダラコピマル酸（sandaracopimaric acid）を合成している[2]．

伊與田正彦らは，（**3**）の Clemmensen 還元により合成した（**4**）からニッケル触媒による分子内カップリングを利用し，細胞毒性を示すリカルジン B（riccardin B）を合成している[3]．

有本博一らは，アルコール存在下，Zn と TMSCl を用いる Clemmensen 還元を開発し，（**5**）から（**6**）を合成している．（**6**）はピンナ酸（pinnaic acid）の不斉全合成における合成中間体である[4]．

文献　1) M. Toda, M. Hayashi, Y. Hirata, S. Yamamura, *Bull. Chem. Soc. Jpn.*, **45**, 264 (1972).　2) A. Afonso, *J. Org. Chem.*, **35**, 1949 (1970).　3) M. Iyoda, M. Sakaitani, H. Otsuka, M. Oda, *Tetrahedron Lett.*, **26**, 4777 (1985).　4) S. Xu, T. Toyama, J. Nakamura, H. Arimoto, *Tetrahedron Lett.*, **51**, 4534 (2010).

還元反応

52. Wolff-Kishner 還元

アルカンの合成

$$R^1\text{-CO-}R^2 \xrightarrow[-H_2O]{H_2NNH_2} [R^1\text{-C(=NNH}_2\text{)-}R^2] \xrightarrow[\Delta, -N_2]{KOH} R^1\text{-CH}_2\text{-}R^2$$

解説 Wolff-Kishner 還元とは，アルデヒドまたはケトンを塩基（通常 KOH または NaOH）の存在下にヒドラジンと加熱し，カルボニル基をメチレン基に変換する反応である．アルデヒドまたはケトンのセミカルバゾンもヒドラゾンのかわりに用いられる．Wolff-Kishner 還元は塩基性条件下の反応であるため，酸性条件下の反応である Clemmensen 還元と相補的な関係にある．Wolff-Kishner 還元の改良法として，より反応条件が穏和で収率の高い反応条件の報告がいくつかある．Huang-Minlon 改良法では，水と過剰のヒドラジンを蒸留により除き，反応温度の低下を防ぐことで反応時間を短縮している．この方法においては過剰の反応剤と溶媒は不要であり，水溶性塩基と安価なヒドラジン水和物の利用が可能である．Cram 改良法では，調製したヒドラゾンをカリウム t-ブトキシド，t-ブタノールを含む DMSO にゆっくり加え還元を行う．この場合，反応は室温付近で進行する．Henbest 改良法ではトルエン還流下，ヒドラゾンをカリウム t-ブトキシドと反応させる．また，トシルヒドラゾンのヒドリド還元も対応するアルカンを与える（Caglioti 反応）．

Wolff-Kishner 還元は，ヒドラゾンの弱酸性 N–H の塩基による引抜きから始まる．生じたヒドラゾンアニオンの炭素上でプロトン化が起こり，生成したジイミドの酸性 N–H が塩基により引抜かれ，窒素の脱離が起こることによりカルボアニオンが生じ，これがプロトン化され生成物となる．

hydrazone → → → → diimide → → alkane

合成への応用 竜田邦明らは，化合物 (**1**) の PDC 酸化に続く Wolff-Kishner 還元により (**2**) を合成し，その後の変換により (±)-テルペスタシン (terpestacin) の全合成を達成している[1]．

(**1**) → [1) PDC; 2) $H_2NNH_2\cdot H_2O$, NaOH, TEG, 190 °C] → 65% (2 steps) (**2**) → (±)-terpestacin

A. G. Myers らは，アルデヒド，ケトンを N-TBS-ヒドラゾンに変換後，DMSO 中，カリウム t-ブトキシド，t-ブタノールで処理する改良法を開発した．このワンポット 2 段階反応により，ナロキソン塩酸塩一水和物（naloxone hydrochloride dihydrate）から (**3**) が合成されている[2]．

naloxone hydrochloride dihydrate → [TBSHNNHTBS, Sc(OTf)$_3$ (0.01 mol%), neat, 0〜23 °C; KO-t-Bu, HO-t-Bu, DMSO, n-hexane, 23 °C] → 81% (**3**)

文献 1) K. Tatsuta, N. Masuda, *J. Antibiot.*, **51**, 602 (1998). 2) M. E. Furrow, A. G. Myers, *J. Am. Chem. Soc.*, **126**, 5436 (2004).

還元反応

53. Raney ニッケルによる還元

アルカンの合成

解説 Raney ニッケルによる還元とは，脱硫反応，ベンジル位の脱酸素反応，N–O 結合や N–N 結合の切断，ニトロ基や炭素－炭素多重結合を還元する反応である．Raney ニッケルは購入することも可能であるが，以下の反応で調製することが多い．調製法の違いにより，反応性の差異があり，名称上 W-1〜W-7 が存在する[1])．

$$NiAl_2 + 6\,NaOH \xrightarrow{H_2O} \text{W-2 Raney Ni（沈殿）} + 2\,Na_3AlO_3 + 3\,H_2$$

この際，ニッケル沈殿は水溶液が中性を示すまで脱イオン水にて洗浄し，最後にエタノールで置換して，可能な限り空気に触れない状態にすることで長期保存が可能である．また，Raney ニッケル調製中に金属表面に水素が吸着しているため，脱硫反応の場合には水素を必要としない．しかし，乾燥状態では発火の危険性があるため，注意を必要とする．特に，後処理では乾燥しないように注意する．

合成への応用 M. Rubiralta らのアスピドスペルマアルカロイド（aspidosperma alkaloid）の合成では，ジチアンのアニオンを利用してインドールとピペリジンユニットを連結した後，Raney ニッケルにより脱硫を達成している[2])．

早川勇夫らは，ニトロ基の還元と引続く還元的アミノ化を，水素存在下 Raney ニッケルにより 1 段階で行っている．この第二級アミンへのエナミドとのアルキル化とピリドンへ環化反応を経てニューキノロン系合成抗菌薬であるオフロキサシン（ofloxacin）の合成に成功している[3])．

J. W. Blacklock らは，アンギオテンシン変換酵素阻害薬（+)-エナラプリル（enalapril）の合成の際に，ケトエステルとジペプチドの混合物に Raney ニッケルによる還元的アミノ化を行い高い選択性で，アミノエステル中間体を得ている[4])．

文献 1) "酸化と還元 II（新実験化学講座 15)"，日本化学会編，p. 396，丸善(1977)．2) Y. Troin, A. Diez, J. L. Bettiol, M. Rubiralta, D. S. Grierson, H.-P. Husson, *Heterocycles*, **32**, 663(1991). 3) I. Hayakawa, T. Hiramitsu, Y. Tanaka, U. S. Patent, 4,382,892(1983). 4) T. J. Blacklock, R. F. Shuman, J. W. Butcher, W. E. Shearin Jr., J. Budavari, V. J. Grenda, *J. Org. Chem.*, **53**, 836(1988).

複素環合成

54. ピロール環合成 1

Knorr 合成

Paal-Knorr 合成

解説
Knorr 合成とは，α-アミノケトンと活性化されたケトン（一般に 3-ケトエステル）の脱水縮合によってピロール環を構築する方法である．Paal-Knorr 合成とは，エノール化が可能な 1,4-ジカルボニル化合物と第一級アミン（またはアンモニア）を酸性条件下に脱水縮合させてピロール環を構築する方法である．C. Paal と L. Knorr が独自に同時期に見いだした．

合成への応用
Pfizer（ファイザー）社で見いだされたチロシンキナーゼ型受容体阻害にもとづく抗腫瘍薬スニチニブ（sunitinib）は Knorr 合成によって得られる．α-アミノケトンは，オキシムの in situ 還元によって合成され，アセト酢酸エチルとの縮合に用いられている[1]．

世界の医薬品売上げ統計（2010 年）第 1 位の脂質異常症治療薬アトルバスタチン（atorvastatin，商品名リピトール）のピロール環は Paal-Knorr 合成によって得られる[2]．

文献
1) D. Lednicer, 'Indolones', in "*The Organic Chemistry of Drug Synthesis*", Vol. 7, p. 148. Wiley, New Jersey (2008). 2) D. E. Bulter, T. V. Le, A. Millar, T. N. Nanninga, U. S. Patent 5,155,251, Oct, 13, 1992.

複素環合成

55. ピロール環合成 2

Münchenone 1,3 双極子付加環化

解説

N-アシル化された第二級 α-アミノ酸を無水酢酸または DCC 等の脱水縮合剤で処理すると，分子内で環化縮合が進行して mesoionic dipole（正および負電荷が同一分子内で共鳴安定化して存在する複素環化合物）の一種である Münchenone が生成する（ドイツの都市 München で合成されたことが命名の由来）[1]．1,3 双極子の性質をもつ Münchenone はアセチレン化合物と速やかに付加環化を起こし，さらに付加体から脱炭酸反応が進行して，一挙に多置換ピロールが得られる．

合成への応用

Warner–Lambert 社の B. D. Roth らは，HMG-CoA 還元酵素阻害薬の探索合成において，N-アシルアミノ酸誘導体と無水酢酸から生成する Münchenone とアセチレンの付加環化と脱炭酸反応を用いて，アトルバスタチン（atorvastatin）の重要中間体である五置換ピロールを合成した[2]．

文献

1) R. Huisgen, H. Gotthardt, H. O. Bayer, F. C. Schaefer, *Chem. Ber.*, **103**, 2611(1970). 2) B. D. Roth, C. J. Blankley, A. W. Chucholowski, E. Ferguson, M. L. Hoefle, D. F. Ortwine, R. S. Newton, C. S. Sekerke, D. R. Sliskovic, C. D. Stratton, M. W. Wilson, *J. Med. Chem.*, **34**, 357(1991).

複素環合成

56. イミダゾール環合成

解 説 NH型イミダゾールには互変異性が存在する．それゆえ，イミダゾール環のC–N結合形成とC=N結合形成の合成戦略には自由度があり，**カルボン酸アミド，ニトリル，イミダート，アミジン，オルトエステルを合成ブロックとして用い，縮合や置換反応を鍵反応として窒素–炭素結合を形成する**，多様な合成法が開発されてきた．

合成への応用 血圧降下薬ロサルタン（losartan）のイミダゾール部分は，アミジンと1,3-ジヒドロキシケトンの脱水縮合によって合成される．一般にアミジンとα位に脱離基をもつケトンを加熱するとSchiff塩基の形成に続いて閉環反応が進行して多置換イミダゾールが得られる[1]．

N-アミジルグリシンをDMF中でPOCl$_3$と処理して，イミダゾール環の形成とVilsmeier型反応を一挙に行うロサルタンの効率的合成法が開発された[2]．

ロサルタンに類似した血圧降下薬オルメサルタン（olmesartan）のイミダゾール部分は，ジアミノマレオニトリルとブタン酸オルトエステルの縮合によって合成された[3]．

文 献 1) Y.-J. Shi, L. F. Frey, D. M. Tschaen, T. R. Verhoeven, *Synth. Commun.*, **23**, 2623 (1993). 2) G. J. Griffiths, M. B. Hauck, R. Imwinkelride, J. Kohr, C. A. Roten, G. C. Stucky, J. Gosteli, *J. Org. Chem.*, **64**, 8084 (1999). 3) H. Yanagisawa, Y. Amemiya, T. Kanazaki, Y. Shimoji, K. Fujimoto, Y. Kitahara, T. Sada, M. Mizuno, M. Ikeda, S. Miyamoto, Y. Furukawa, H. Koike, *J. Med. Chem.*, **39**, 323 (1996).

複素環合成

57. ベンゾイミダゾール環合成

解説 ベンゾイミダゾール環は, N-アシル-1,2-フェニレンジアミンの分子内脱水縮合反応によって得られる.

合成への応用 血圧降下薬テルミサルタン (telmisartan) は, 二度のベンゾイミダゾール環構築を経てたくみに合成された. 一つ目のベンゾイミダゾール環は, 2-アミノ-N-ブチロイルアニリンの分子内環化により, 穏和な条件下で効率的に形成されている. 一方, 二つ目のイミダゾール環形成はアニリン N-メチル基の立体障害のため, 厳しい条件が適用されている. ベンゾイミダゾールのビアリールメチルブロミドによるアルキル化は, 立体障害の少ない窒素上で進行している[1].

プロトンポンプ阻害薬エソメプラゾール (esomeprazole) のファーマコフォアを構成する 2-メルカプトベンゾイミダゾール部分は, 4-メトキシ-1,2-フェニレンジアミンとエチルキサントゲン酸カリウムの縮合によって合成されている[2].

文献 1) U. J. Ries, G. Mihm, B. Narr, K. M. Hasselbach, H. Wittneben, M. Entzeroth, J. C. A. van Meel, W. Wienen, N. H. Hauel, *J. Med. Chem.*, **36**, 4040 (1993). 2) H. Cotton, A. Kronström, A. Mattson, E. Möller, PCT Int. Appl. W. O. 98/54171, 1998.

複素環合成

58. トリアゾール環合成

1,2,3-triazole

1,2,4-triazole

解説 トリアゾール環には 1,2,3 型および 1,2,4 型の異性体が存在する．1,2,3-トリアゾール環の合成には，アジドと分極したアセチレン（またはその等価体）の熱的[3+2]付加環化（Huisgen 反応）が汎用される．一方，1,2,4-トリアゾール環は，ヒドラジンと 2 分子のホルムアミド単位の縮合反応によって得られる．

合成への応用 抗てんかん薬ルフィナミド（rufinamide）の合成では，アセチレン等価体として 2-クロロアクリロニトリルが用いられた[1]．3-メトキシアクリル酸メチルを用いる，より効率のよい方法も報告された．

非ステロイド性アロマターゼ阻害薬アナストロゾール（anastrozole，ホルモン拮抗作用，閉経後乳がんの治療に適応）は，トリアジンをアミノメチレン供与体として用い，ヒドラジン塩酸塩から一挙に合成できる[2]．

同様の方法で，セロトニン 5-HT$_1$ 受容体拮抗薬リザトリプタン（rizatriptan，偏頭痛薬）のトリアゾール部も合成できる[3]．検討の途上，トリアジンにかわるアミノメチレン供与体としてホルムアミジニウム塩の有効性が見いだされた．

文献 1) R. Portmann, C. Hofmeier, A. Burkhard, W. Scherrer, M. Szelagiewicz, U. S. Patent 6,740,669 B1, May, 25, 2004. 2) A. Gaitonde, C. Vaidaya, S. R. Pawar, W. O. Patent 2006/000836, Jan 5, 2006. 3) P. Martin, U. Berens, A. Boudier, O. Dosenbach, W. O. Patent 2005/075422, Aug 18, 2005.

複素環合成

59. テトラゾール環合成

解説 テトラゾールは，そのN–H結合が弱酸性を示すとともに適度な代謝安定性を有することから，カルボキシル基の生物学的等価体 (bioisostere) としてメディシナルケミストリーで重用される複素環である．以下に立体障害の大きなテトラゾール誘導体の合成に有効な方法を二つ示す．

(1) Me_3SnN_3 とニトリルを熱的[3+2]付加環化させた後，スズアミド部分を加水分解してテトラゾール環を得ることができる[1]．

(2) *N*-(2-シアノエチル)アミドと Ph_3P，DEAD，$TMSN_3$ の反応により *N*-(2-シアノエチル)テトラゾールを形成した後，逆 Michael 反応によって 2-シアノエチル基を脱保護してテトラゾールを得ることができる．

合成への応用 DuPont(デュポン)社の D. J. Carini らは，上記 (1) の方法を用いてビフェニルテトラゾールを合成し，これより，非ペプチド性アンギオテンシンII受容体拮抗薬ロサルタン (losartan) を合成した．このビフェニルテトラゾールは，AGR-II拮抗薬の重要ファーマコフォアとなっている[2]．

文献 1) J. V. Duncia, M. E. Pierce, J. B. Santella III, *J. Org. Chem.*, **56**, 2395 (1991). 2) D. J. Carini, J. V. Duncia, P. E. Aldrich, A. T. Chiu, A. L. Johnson, M. E. Pierce, W. A. Price, J. B. Santella III, G. J. Wells, R. R. Wexler, P. C. Wong, S.-E. Yoo, P. B. M. W. M. Timmermans, *J. Med. Chem.*, **34**, 2525 (1991).

複素環合成

60. チオフェン環合成

Paal-Knorr チオフェン合成

解説 チオフェンはピロールやフランの合成と同様に 1,4-ジカルボニル化合物を用いる Paal-Knorr 合成によって構築される。硫黄原子の導入に P_2S_5 あるいは Lawesson 反応剤が広く用いられる。

合成への応用 クロピドグレル（clopidogrel）やチクロピジン等の抗血小板薬のファーマコフォアとして重要な 4,5,6,7-テトラヒドロチエノ[3,2-c]ピリジン（THTP）も Paal-Knorr 合成で得られる[1]。

ケトンと Vilsmeier 反応剤の反応により β-クロロ-α,β-不飽和アルデヒドに変換後、チオグリコール酸エチルの Michael 反応（No. 6 参照）に続く分子内アルドール縮合によって THTP 環を構築する方法も開発された[2]。

統合失調症治療薬オランザピン（olanzapine）を構成するアミノチオフェンは、α活性メチレンをもつニトリルとアルデヒド、そして分子状硫黄 S_8 の塩基性条件での反応で一挙合成される（Gewald アミノチオフェン合成）[3]。ユニークな硫黄原子導入法であるが、C–S 結合を形成して閉環する点で Paal-Knorr 合成に類似している。

文献 1) A. Warm, *Heterocycles*, **34**, 2263 (1992). 2) C. Kikuchi, T. Hiranuma, M. Koyama, *Bioorg. Med. Chem. Lett.*, **12**, 2549 (2002). 3) J. K. Chakrabati, T. M. Hotten, D. E. Tupper, U. S. Patent 5,229,382 July 20, 1993.

복素環合成

61. ピリジン環合成

Chichibabin 合成

Hantzsch 合成

解説 Chichibabin 合成とは，アルデヒドとアンモニアから生成するイミン（エナミン）がアルドール反応（No. 2 参照）を経て逐次連結後，環化芳香化してピリジン環を構築する方法である．Hantzsch 合成とは，2 当量の β-ジカルボニル化合物と 1 当量のアルデヒドおよびアンモニアの一挙縮合による 1,4-ジヒドロピリジンを構築する方法である．

合成への応用 糖尿病治療薬ピオグリタゾン（pioglitazone）を構成するピリジン環は，Chichibabin 合成で得られる 2-メチル-5-エチルピリジン[1]の酸性度の高いピリジン α 位メチル基とホルムアルデヒド間の交差アルドール反応によって合成されている．

プロトンポンプ阻害薬エソメプラゾールを構成する四置換ピリジンは，プロピオンアルデヒド，アセトアルデヒド，アンモニアを用いた Chichibabin 合成の生成物である 2,3,5-コリジンから合成されている[2]．

第 3 世代カルシウム拮抗薬（血圧降下薬）アムロジピン（amlodipine）の 1,4-ジヒドロピリジン環は Hantzsch 合成の変法により合成されている[3]．

文献 1) R. L. Flank, F. J. Pilgrim, E. F. Riener, *Org. Syn.*, *Coll.*, **4**, 451 (1963). 2) S. Miyazawa, M. Shinoda, T. Kawahara, N. Watanabe, H. Harada, D. Iida, H. Terauchi, J. Nakagawa, H. Fujisaki, A. Kubota, M. Ueda, U. S. Patent 2007/10542 (2007). 3) J. E. Arrowsmith, S. F. Campbell, P. E. Cross, J. K. Stubbs, R. A. Burges, D. G. Gardiner, K. J. Blackburn, *J. Med. Chem.*, **29**, 1696 (1986).

複素環合成

62. ピリミジン環合成

Pinner ピリミジン合成

解説 Pinner ピリミジン合成とは，1,3-ジカルボニル化合物（等価体）とアミジン（グアニジン，尿素，チオ尿素）の縮合によってピリミジン誘導体を合成する方法である．

合成への応用 慢性骨髄性白血病治療薬イマチニブ（imatinib）のピリミジン環は，エナミノンと N-アリールグアニジンの縮合によって構築された[1]．

エンドセリン受容体拮抗作用にもとづく肺高血圧治療薬ボセンタン（bosentan）を構成する二つのピリミジン環は，2 回の Pinner ピリミジン合成を経て効果的に構築されている[2]．

抗真菌薬ボリコナゾール（voriconazol）の合成にみられるように，Pinner ピリミジン合成は含フッ素基質も受容する[3]．

文献 1) J. Zimmermann, E. Buchdunger, H. Mett, T. Meyer, N. B. Lydon, P. Traxler, *Bioorg. Med. Chem. Lett.*, **6**, 1221 (1996). 2) M. H. Bolli, C. Boss, M. Clozel, W. Fischli, P. Hess, T. Weller, *Bioorg. Med. Chem. Lett.*, **13**, 955 (2003). 3) R. P. Dickinson, A. S. Bell, C. A. Hitchcock, S. Narayanaswami, S. J. Ray, K. Richardson, P. F. Troke, *Bioorg. Med. Chem. Lett.*, **6**, 2031 (1996).

複素環合成

63. ピペリジン環合成，ピペラジン環合成

解説 含窒素飽和6員環化合物ピペリジンとピペラジンは，生物活性を示す多くのアルカロイド，医薬品あるいは農薬の部分構造として含まれ，構造活性相関や体内動態改善など探索的合成において活用される．その合成戦略は，アミン合成を基盤とする (1) C–N 結合形成によるもの，(2) C–C 結合形成により環構築を行うもの，そして (3) 複素芳香環の還元に大別される．

(1) C–N 結合形成による合成

(2) C–C 結合形成による合成

(3) π電子欠乏型芳香環は一般に還元を受けやすい．**ピリジン，ピラジンの還元反応**はピペリジン，ピペラジン類の有用な合成法である．

合成への応用 選択的セロトニン再取込み阻害にもとづく抗うつ薬パロキセチン (paroxetine) を構成する二置換ピペリジンの合成は，ケイ皮酸エステルへのシアノ酢酸メチルの Michael 反応 (No. 6 参

照）と，ニトリル部の選択的還元に続くδ-ラクタム化を基盤としている．塩基性条件下での熱力学的に安定なトランス体へと異性化後，還元によってラセミ体のピペリジンが得られた．キラルなカルボン酸を用いた光学分割の後，セサモールと連結してパロキセチンが合成された[1]．

アルツハイマー型認知症治療薬ドネペジル（donepezil, アセチルコリンエステラーゼ阻害薬）を構成するピペリジン環は，γ-ピコリンカルボン酸のピリジン環部の還元によって得られた．続くエステル化，N-ベンジル化，エステル部の部分還元[2a]を経てアルデヒドへと変換後，ケトンとのアルドール縮合（No. 2 参照），水素付加（No. 48 参照）を経て，ドネペジルが得られる[2b]．

V 型ホスホジエステラーゼ選択的阻害にもとづく新規勃起不全治療薬タダラフィル（tadalafil）の骨格は，トリプトファンメチルエステルと芳香族アルデヒドの Pictet-Spengler 反応と，続く α-クロロ酢酸アミド化，アミノリシスと分子内 S_N2 反応によって迅速に合成される[3]．

セロトニン 5-HT_{1A} 受容体部分作動薬および 5-HT_{2A} 受容体拮抗薬活性にもとづく統合失調症治療薬アリピプラゾール（aripiprazole）は，ピペラジン環の構築と N-アルキル化によって効果的に合成される[4]．

文献 1) K. Sugi, N. Itaya, T. Katsura, M. Igi, S. Yamazaki, T. Ishibashi, T. Yamaoka, Y. Kawada, Y. Tagami, M. Otsuki, T. Ohshima, *Chem. Pharm. Bull.*, **48**, 529 (2000). 2) a) T. Abe, T. Haga, S. Negi, Y. Morita, K. Takayanagi, K. Hamamura, *Tetrahedron*, **57**, 2701 (2001); b) H. Sugimoto, Y. Iimura, Y. Yamanishi, K. Yamatsu, *J. Med. Chem.*, **38**, 4821 (1995). 3) A. Daugan, P. Grondin, C. Ruault, A.-C.-L. M. Gouville, H. Coste, J. M. Linget, J. Kirilovsky, F. Hyafil, R. Labaudiniere, *J. Med. Chem.*, **46**, 4533 (2003). 4) Y. Oshiro, S. Sato, N. Kurahashi, T. Tanaka, T. Kikuchi, K. Tottori, Y. Uwahodo, T. Nishi, *J. Med. Chem.*, **41**, 658 (1998).

複素環合成

64. インドール環合成

Fischer インドール合成

解説 Fischer インドール合成とは，フェニルヒドラジンとアルデヒド（ケトン，およびその等価体）の縮合によって得られるフェニルヒドラゾンの [3,3]シグマトロピー転位と，続くイミン部の縮合によってインドール環を構築する方法である．

合成への応用 偏頭痛薬リザトリプタン（rizatriptan）の改良合成において，インドール環の構築が最終工程で行われた．ジアゾニウム塩を亜硫酸ナトリウムと塩酸の作用下で還元して得られたヒドラジンスルホナートを用いて穏和な条件でインドール環が合成された[1]．

セロトニン 5-HT$_3$ 受容体拮抗薬オンダンセトロン（ondansetron）の合成では，ケトン供与体として 3-メトキシシクロヘキセノンが用いられ，インドール環形成の位置が制御されている[2]．

文献 1) J. P. Koilpillai, M. Subramanian, U. Mallela, V. B. Boddu, R. Dandala, S. Meenakshisunderama, W. O. Patent 2008/075163, June 26, 2008. 2) A. W. Oxford, C. D. Eldred, I. H. Coates, J. A. Bell, D. C. Humber, G. B. Ewan, U. S. Patent 4,739,072, April 19, 1988.

65. キノリン環合成

Skraup 合成, Doebner-von Miller 合成　　Gould-Jacobs 合成

解　説　厳密には, Skraup 合成はアニリンとグリセロールを濃硫酸で加熱してキノリンを合成する方法, Doebner-von Miller 合成はアニリンと α,β-不飽和カルボニル化合物の縮合反応によりキノリンを合成する方法と定義される. しかし, 最も古くから知られる Skraup 合成において, グリセロールの酸処理によって生じるアクリルアルデヒドが実際の反応剤となることから, しばしば Doebner-Miller 合成と同様の反応として総称される. Gould-Jacobs 合成とは, アニリンとエトキシメチレンマロン酸ジエチルの縮合によって 3-エトキシカルボニル-4-キノリノンを合成する方法であり, ニューキノロン系抗菌薬の母核合成法として重要である.

合成への応用　ロイコトリエン受容体拮抗薬モンテルカスト (montelukast) の骨格は, Doebner-von Miller 合成と, キノリン環 α 位に置換するメチル基が示す高い酸性度 (π 電子欠乏型複素環に特有の性質) を利用した縮合反応によって効果的に合成されている[1].

ニューキノロン系合成抗菌薬ナジフロキサシン (nadifloxacin) は, Doebner-von Miller 合成と Gould-Jacobs 合成による二度のキノリン環構築によって合成される[2].

文　献　1) M. Labelle, M. Belley, Y. Gareau, J. Y. Gauthier, D. Guay, R. Gordon, S. G. Grossman, T. R. Jones, Y. Leblanc, M. McAuliffe, C. McFarlane, P. Masson, K. M. Metters, N. Ouimet, D. H. Patrick, H. Piechuta, C. Rochette, N. Sawyer, Y. B. Xiang, C. B. Pickett, A. W. Ford-Hutchinson, R. J. Zamboni, R. N. Young, *Bioorg. Med. Chem. Lett.*, **5**, 283 (1995). 2) H. Ishikawa, F. Tabusa, H. Miyamoto, M. Kano, H. Ueda, H. Tamaoka, K. Nakagawa, *Chem. Pharm. Bull.*, **37**, 2103 (1989).

複素環合成

66. イソキノリン環合成

Bischler–Napieralski 反応

Pictet–Spengler 反応

解説 Bischler–Napieralski 反応とは，フェネチルアミンとカルボン酸の縮合で得られるアミドをオキシ塩化リン（脱水剤）処理することにより，芳香環への分子内求電子攻撃が起こってジヒドロキノリンが得られる反応である．Pictet–Spengler 反応とはフェネチルアミンとアルデヒドの縮合（イミン形成）に続く芳香環への求電子攻撃を起点とする Mannich 型環化によってテトラヒドロイソキノリン環が得られる反応である．イソキノリン環の還元段階は，縮合するカルボニル化合物の酸化段階を反映する．

合成への応用 膀胱平滑筋収縮を抑制するムスカリン M_3 受容体拮抗薬ソリフェナシン（solifenacin）のテトラヒドロイソキノリン骨格は，Bischler–Napieralski 反応によるジヒドロイソキノリンのイミン部の還元によって形成されている．その後，光学活性なキヌクリジノールとの連結，再結晶を経てソリフェナシンに導かれた[1]．

Bischler–Napieralski 反応ではニトリリウムイオンが求電子種となる一方，Pictet–Spengler 反応では穏和な反応性を示すイミニウムイオンが求電子種となることから，電子豊富な芳香環をもつ基質への適用あるいは，求電子性を高めたアシルイミニウム種を用いる方法が多数開発されている[2]．

文献 1) R. Naito, Y. Yonetoku, Y. Okamoto, A. Toyoshima, K. Ikeda, M. Takeuchi, *J. Med. Chem.*, **48**, 6597 (2005).
2) Z. Czarnocki, A. Siwicka, J. Szawkalo, *Curr. Org. Syn.*, **2**, 301 (2005).

索 引

あ

Ireland–Claisen 転位　144
亜鉛アマルガム　176
亜鉛エノラート　120
アカルボース　41, 45
アジド化　109
アシルアジド　150
アシルアニオン等価体　136
アステルトキシン　145
アスピドスペルマアルカロイド　178
アスピリン　3, 4, 25
アセチルコリン　48, 65, 75
　——受容体　48, 75
アセチルコリンエステラーゼ　65
アゾジカルボン酸ジエステル　157
Adams 触媒　172
アデニル酸シクラーゼ　21
アート型錯体　68
アトルバスタチン　179, 180
アドレナリン　78
　——受容体　78
　——α_1 受容体拮抗薬　74
　——β_2 受容体作動薬　53
アナストロゾール　183
アブシキマブ　26
アポトーシス　82
アミド
　——の合成　143, 150, 154, 157
β-アミノアルコール　119
アミノ化　45, 178
β-アミノカルボニル化合物
　——の合成　118
7-アミノセファロスポラン酸　102
6-アミノペニシラン酸　101
アミロイド仮説　65
アミン
　——の合成　150
アムロジピン　14, 15, 17〜19
　——の合成　18, 186
アモスラロール塩酸塩　79
アラキドン酸カスケード　23, 54
アリスキレンフマル酸塩　12
アリピプラゾール　6, 68
　——の合成法　70, 189
アリルビニルエーテル　144

アリルフェニルエーテル　144
アルカン
　——の合成　140, 172, 176, 177
アルキリデン錯体　128
アルキル化　137
アルキル水銀化合物　159
アルケン　124, 126〜128, 138〜140, 153, 173
　——の酸化分解反応　165, 166
アルケンメタセシス → オレフィン
　　　　　　　　　　　メタセシス
アルコール
　——の合成　115, 148, 159, 174
アルツハイマー型認知症治療薬　60, 189
アルデヒド　136
　——の合成　161, 162, 164, 168
アルドール
　——の合成　116
アルドール縮合　67, 116, 189
アルドール反応　64, 116
　Evans——　117
　不斉——　117
　向山——　116, 117
　レトロ——　64
Arbuzov 反応　126
アルプロスタジル　23
アログリプチン安息香酸塩　42
アロマターゼ阻害薬　183
アンギオテンシンⅡ受容体拮抗薬
　　　　　11, 140, 153, 184
アンギオテンシン変換酵素阻害薬
　　　　　11, 178
アンピシリン　101

い

イオノホア抗生物質　159
イオンチャネル型受容体　75
イコサペント酸エチル　26, 27
胃食道逆流症治療薬　52
異性化　64
イソインドリノン　66
イソキノリン環
　——の合成　192
イソシアナート　150

一電子還元剤　160
イブジラスト　56
イブプロフェン　116
イボガミン　143
イマチニブ　89, 187
　——の合成法　90
　——の作用メカニズム　89
イミダゾリウム塩　136
イミダゾール環
　——の合成　181
イミニウム塩　153
イミペネム　104, 105
イリド　124
イリノテカン　5, 6, 86
　——の合成法　88
イロプロスト　24
インクレチン関連薬　41
インスリン　40
　——抵抗性改善薬　41
　——分泌促進薬　41
インダノン　66
インテグリン拮抗薬　126
インデノロール塩酸塩　79
インドール環
　——の合成　190

う

Wittig 転位　148, 149
Wittig 反応　28, 37, 38, 66, 107, 124
　Schlosser の改良——　124, 125
　トリフェニルホスホニウムイリド
　　　の——　126
Wittig–Horner 型反応　110
Williamson エーテル合成　17, 29, 156
Wilkinson 触媒　172
Wolff–Kishner 還元　177
Wolff 転位　132
うつ病　71
ウラピジル　80

え

エクセナチド　42

193

エクチナサイジン-743 172
Eschweiler-Clarke 条件 72
SSRI → セロトニン再取込み阻害薬
SNRI → セロトニン-ノルアドレナリン再取込み阻害薬
SDA → セロトニン-ドパミン拮抗薬
エステル
　──の合成 123, 142, 154, 157
エゼチミブ 39
エソメプラゾール 182, 186
HMG-CoA 還元酵素 35
HMG-CoA 還元酵素阻害薬 34, 36, 180
エーテル
　──の合成 156
エナミン 116
エナラプリル 178
エナンチオ選択的 159, 170
エノラートイオン 116
エノール 147
エノールトリフラート 140
エノールホスファート 140
エノール誘導体
　──の合成 122
Evans アルドール反応 117
16-エピベロシミン 162, 163
エプチフィバチド 26, 27
エポキシアルコール 169
エポキシ化
　不斉── 169
エポキシド 116, 169
　──の合成 169
エポサルタン 153
エポチロン 490 128
エポプロステノールナトリウム 24
MNBA → 2-メチル-6-ニトロ安息香酸無水物
エリナシン 171
エリブリンメシル酸塩 156
β-エレメン 145
エンインメタセシス 128
塩化オキサリル 162
塩化パラジウム 168
エングレリン A 142
塩酸シプロフロキサシン → シプロフロキサシン
塩酸チロフィバン → チロフィバン
塩酸ファスジル水和物 27, 28, 32
　──の作用メカニズム 27
　──の製造法 33
塩酸ベンラファキシン 71
　──の合成法 72

お

オキサセフェム 101, 102
オキサセフェム系抗菌薬 104
オキサホスフェタン 124
オキシ Cope 転位 147
オキシ水銀化 159
オキシブチニン塩酸塩 76
オキシム 143

オキセタノシン 132
オザグレル塩酸塩水和物 56, 57
オザグレルナトリウム 25, 31, 32, 56, 57
　──の製造法 31
オセルタミビルリン酸塩 121, 130, 150
オゾニド 166
オゾン酸化 165〜167
オバリシン 170
オピエート 72
オフロキサシン 93〜95, 178
　──の合成法 96, 97
オメプラゾール 50, 51
オランザピン 185
オルメサルタン 181
オルメサルタンメドキソミル 6, 13, 14
オレフィンメタセシス 128
オンダンセトロン 190

か

開環メタセシス 129
カイニン酸 146, 149, 157
過活動膀胱 75
角化症治療剤 158
カシアロイン 137
ガストリン 48
香月-Sharpless 不斉エポキシ化 169
活性メチレン化合物 123, 153
カテコール 64
カテコールアミン 62
　──の生合成経路 63
カテコールボラン 158
カプトプリル 11, 12
カプネレン 138
カフレフンジン 157
ε-カプロラクタム 143
ガムフェキシン 72
カルシウム拮抗薬 11, 14, 186
カルシウムチャネル 14
ガルスベリン A 115, 168
カルバゾール 160
カルバペネム 101
カルバペネム系抗菌薬 105
カルベニシリン 101
カルベン錯体 132
カルボニルイリド
　──の不斉付加環化 133
カルボニル化合物
　──の求核付加 115
　──の合成 136, 165, 166
　──の 1,2 付加 119
カルボニル基 174
カルボマイシン 126
カルボン酸
　──の合成 161, 164
カルモナム 104, 105
ガレノキサシン → メシル酸ガレノキサシン水和物
がん 82, 83

環化
　[2+2]── 110
　[3+2]── 109
還元 174
　カルボニル基の── 174
　ニトロ基の── 178
　Raney ニッケルによる── 178
還元的アミノ化 45, 178
環状ウレイド骨格 61
環状 β-ケトエステル
　──の合成 152
カンデサルタンシレキセチル 5, 6, 13〜16
　──の合成法 15
カンデラリド B 165
官能基選択性 173
ガンビエロール 140
カンプトテシン 86

き

気管支拡張作用 53
気管支喘息治療薬 53, 56
キノリン環
　──の合成 191
キノロン系合成抗菌薬 92
　──の作用機作 95
　──の標的酵素 95
ギムノシン A 140
求核攻撃 157
求核剤 136
求核置換 156
求核付加 115
求電子剤 140
　炭素── 136
求電子付加 159
鏡像異性体 116
共役付加 121, 122
極性転換 136
金属アルコキシド 156
金属触媒 158, 172
金属-ハロゲン交換反応 115

く

Knoevenagel 反応 37, 43, 153
Knorr 合成 179
クプラート 122
Claisen 縮合
　交差── 151
　分子内── 152
Claisen 転位 144, 145
　Ireland-── 144
　アリルフェニルエーテル系の── 144
　環拡大型── 145
　Johnson-── 144, 145
クラウンエーテル 156
Grubbs 触媒 128
クラブビシクロン 146

クラブラン酸　107, 109
クラリスロマイシン　6
グリシノエクレピンA　159
グリシン　64
Griess 反応　160
グリニド系薬　40, 41
Grignard 反応　115
グリベンクラミド　41
α-グルコシダーゼ阻害薬　40, 41
Gould-Jacobs 合成　191
Curtius 転位　16, 99, 150
Clemmensen 還元　176
クロスカップリング反応　139, 140
クロスメタセシス　129
クロピドグレル　26, 32, 185
クロロキン　92

け

血圧降下薬　11, 181, 182, 186
血液-脳関門　63
血管拡張薬　11
血管新生阻害薬　170
血管内皮細胞　20
Keck 法　155
血小板凝集　20, 22
ケテンシリルアセタール　116
β-ケトエステル
　　——の合成　151
ケトン
　　——の合成　136, 141, 161〜164, 168
ゲルセミン　159

こ

抗うつ薬　60, 71, 188
　　三環系——　61
　　四環系——　71
光学活性エポキシド
　　——の合成　169
光学活性ジオール
　　——の合成　170
光学分割　64, 72
抗痙攣薬 → 抗てんかん薬
抗血小板薬　23〜26, 185
　　チエノピリジン系——　26
抗原特異的免疫グロブリンE抗体　54
抗コリン作用　71
高コレステロール血症治療薬　36
交差 Claisen 縮合　151
抗腫瘍薬　82, 127, 156, 172, 179
抗真菌薬　187
抗生物質　101, 158, 159
抗てんかん薬　60, 183
抗パーキンソン病薬　60
コハク酸ソリフェナシン → ソリフェナシン
Cope 転位　146
　　アニオン型オキシ——　147
　　オキシ——　147

Corey-Kim 酸化　162
Corey ラクトン　28
コリン　65
コリンアセチル転移酵素　115
コリン仮説　65, 66
コレステロール　34, 35
　　——の生合成経路　36
コレトジオール　155

さ

ザイリュートン　55
サキシトキシン　163
ザフィルルカスト　56
ザラゴジン酸A　149
サルポグレラート塩酸塩　26, 27
サルメテロールキシナホ酸塩　53
酸化開裂　165
酸化分解反応
　　アルケンの——　165, 166
三環系抗うつ薬　71
Sandmeyer 反応　160

し

ジアステレオ選択的　158
ジアゾ酢酸エステル
　　——の不斉付加環化　133
ジアゾニウム塩　160
ジアルキルホスホン酸　126
ジイソピノカンフェニルボラン　158
椎名法　154, 155
ジエノフィル　130
ジエン　130
1,5-ジエン
　　——の合成　146
ジオール
　　——の合成　170
1,2-——　141, 165, 170
1,3-——　167
シガトキシン　161
シグマトロピー転位　161
[3,3]——　144, 146, 147, 190
シクロオキシゲナーゼ　21
シクロブタン
　　——の合成　132
シクロプロパン
　　——の合成　134
シクロプロパン化　99
シクロヘキサジエン
　　——の合成　171
シクロヘキセン
　　——の合成　130
四酸化オスミウム　170
ジシクロヘキシルカルボジイミド　154
ジシクロヘキシル尿素　154
脂質異常症治療薬　34, 179
ジスコデルモライド　117, 164
シタグリプチンリン酸塩水和物　42

シタフロキサシン水和物　94, 95, 98
　　——の合成法　99, 100
　　——の分子設計　98
Gタンパク質共役型受容体　12, 21, 75
ジチアン　178
1,3-——　136
Schiff 塩基　64
シトトリエニンA　117
シナプス　65
ジヒドロキシル化　170
ジヒドロキニジン　170
ジヒドロキニン　170
ジピリダモール　25
シプロフロキサシン　93, 94
Schiemann 反応　160
ジメチルアミノピリジン　154
Simmons-Smith 反応　134
cis-ジャスモン　151
ジャスモン酸メチル　173
Sharpless-香月不斉エポキシ化 →
　　香月-Sharpless 不斉エポキシ化
Sharpless 不斉ジヒドロキシル化　170
縮合反応　118
Julia-Kocienski 反応　127
Julia 反応　127
Schlosser の改良 Wittig 反応　124, 125
循環改善薬　20, 23
小核試験　98
消化性潰瘍治療薬　48
小腸コレステロールトランスポーター
　　阻害　39
Johnson-Claisen 転位　144, 145
シラスタチンナトリウム　105
シラマドール　72
シリルエノールエーテル　116
ジルチアゼム塩酸塩　5, 6, 14, 16
　　——の製造法　16, 17
シロスタゾール　25
　　——の製造法　31
シロドシン　80
ジンコフォリン　159
シン脱離　124

す

水銀塩　159
水　素　172
水素化ジイソブチルアルミニウム　67
水素化ナトリウムビス(2-メトキシエトキシ)アルミニウム　68
水素化ホウ素ナトリウム　166
Skraup 合成　191
スクレロフィチンA　145
鈴木-宮浦反応　140
スタチン剤　35
Stille カップリング　139
Stetter 反応　136
ステモアミド　128
ストリキニーネ　121, 171
ストレプトマイシン　4
スニチニブ　179
スピノシンA　147

スピルコスタチン A　155
スピロインドリノン骨格　159
スピロトリプロスタチン B　127
スルバクタム　107, 109
スルホニル尿素薬　40, 41
Swern 酸化　162

せ

生物学的等価性　42, 61, 184
製薬企業　8～10
セコ酸　154
接触還元　172
セファゾリン　102, 103
セファマイシン　101
　　──C　102, 104
セファマイシン系抗菌薬　104
セファマンドール　102, 103
セファログリシン　102, 103
セファロスポリン　101
セファロスポリン系抗菌薬　103
セファロチン　102, 103
セファロリジン　102, 103
セフェム　101
セフォキシチン　102, 104
セフォゾプラン　102, 103
セフォタキシム　102, 103
セフォチアムヘキセチル　102, 103
セフォペラゾン　102, 103
セフジニル　102, 103, 107
　　──の製造法　108
セフメタゾール　102, 104
セフロキシム　102, 103
セラガキノン A　133, 141
セラトロダスト　57, 59
　　──の合成法　59
セロトニン　71
セロトニン再取込み阻害薬　71
セロトニン受容体拮抗薬　20
セロトニン 5-HT$_1$ 受容体拮抗薬　183
セロトニン 5-HT$_3$ 受容体拮抗薬　190
セロトニン-ドパミン拮抗薬　69
セロトニン-ノルアドレナリン
　　　　　　　再取込み阻害薬　71
喘息発作　55

そ

1,3 双極子　133, 166
1,3 双極子付加環化　133
　　Münchenone──　180
速度論的分割　169
ゾニサミド　60
　　──の合成法　62
ソリフェナシン　75, 76, 192
　　──の合成法　77

た

ダイズシスト線虫孵化促進物質　159

ダイネマイシン　139
タキソール® → パクリタキセル
タクロリムス水和物　6, 8
タゾバクタムナトリウム　101, 105, 108
　　──の製造法　109
タダラフィル　189
脱酸素反応
　　ベンジル位の──　178
脱水縮合　154
　　分子内──　182
脱炭酸　123
脱離反応　127
脱硫反応　178
タミバロテン　84
　　──の作用メカニズム　85
タミフル® → オセルタミビルリン酸塩
タムスロシン塩酸塩　6, 79
　　──の合成　80, 81
タモキシフェンクエン酸塩　115
Darzens 反応　16, 116
炭素求核剤　136
炭素求電子剤　136

ち, つ

チアゾリウム塩　136
チエナマイシン　104, 123
チエノピリジン系抗血小板薬　26
チオフェン環
　　──の合成　185
置換ベンゼン
　　──の合成　135
チクロピジン塩酸塩　26
チタン-酒石酸エステル錯体　169
Chichibabin 合成　186
中枢神経系用薬　60
中性脂肪　34
L-チロシン　63
チロシンキナーゼ阻害薬　82
チロシンリン酸化酵素　89
チロフィバン　26, 27

ツベラクトマイシン A　130

て

DSS → ドパミン・システム・スタビライザー
DHQ → ジヒドロキニン
DHQD → ジヒドロキニジン
DNA ジャイレース　94, 95
DMAP → ジメチルアミノピリジン
Dieckmann 縮合　152, 173
DCC → ジシクロヘキシルカルボジイミド
DCC 縮合　154
TCBC → 2,4,6-トリクロロ安息香酸塩化物

DCU → ジシクロヘキシル尿素
ディスパルーレ　169
DPP-Ⅳ 阻害薬　42, 118
Diels-Alder 反応　130, 153, 167
　　逆電子要請型──　130
　　逆電子要請型ヘテロ──　131
　　分子内──　130
　　ヘテロ──　130
デオキシアモスラロール　79
テガフール・ウラシル　6
テトラゾール環
　　──の合成　184
テトラヒドロピラン　159
デヒドロペプチダーゼ-Ⅰ　111
Doebner-von Miller 合成　58, 191
テプレノン　7
テルペスタシン　177
テルミサルタン　182
1,2 転位　141～143
てんかん　60
TEMPO 酸化　37, 164

と

統合失調症　68
統合失調症治療薬　60, 185, 189
糖質コルチコイド受容体作動薬　53
糖尿病治療薬　40, 186
ドネペジル　5, 7, 65, 189
　　──塩酸塩の合成法　67
　　──塩酸塩の作用機序　66
ドパミン　62, 68
ドパミン仮説　68
ドパミン・システム・スタビライザー　70
ドパミン D$_2$ 受容体遮断作用　69
トポイソメラーゼⅠ　87
トポイソメラーゼⅠ阻害薬　82
トポイソメラーゼⅣ　94, 95
ドーモイ酸　167
トランスペプチダーゼ　106
トランスポーター　71
トリアゾール環　109
　　──の合成　183
2,4,6-トリクロロ安息香酸塩化物　155
トリシクロクラブロン　175
トリフェニルホスホニウムイリド
　　──の Wittig 反応　126
ドロキシドパ　62
　　──の合成法　64
トログリタゾン　7
トロンボキサン A$_2$ 合成酵素　21, 54
トロンボキサン A$_2$ 受容体拮抗薬　53
トロンボキサン A$_2$ 受容体阻害薬　20

な 行

ナイトレン　150
ナカドマリン A　130
ナジフロキサシン　191

ナテグリニド　40, 41
ナナオマイシン A　165
ナフトピジル　80
ナリジクス酸　92

ニカルジピン塩酸塩　14, 15, 17
ニコチン受容体　75
ニトリルオキシド　133
β-ニトロアルコール
　──の合成　119
ニトロアルドール反応　119
ニトロ基
　──の還元　178
2-ニトロベンゼンスルホンアミド　157
ニフェジピン　15, 17
ニューキノロン系合成抗菌薬　92, 178, 191
　次世代──　98
ニンガリン D　131

ネオペルトリド　129
Nef 反応　119

ノルアドレナリン　63, 71, 78
ノルエピネフリン → ノルアドレナリン
ノルゾアンタミン　167
ノルフロキサシン　92

は

肺高血圧治療薬　187
排尿困難　78
排尿障害治療薬　74
Baeyer-Villiger 反応　142
パーキンソン病　61, 62
Perkin 反応　31
パクリタキセル　120, 134, 152, 170
Birch 還元　171
バッカチン III　137
パニペネム　104, 105
ハプロフィチン　118, 135
ハーボキシジエン　127
バラグリタゾン　44
パラジウム触媒　138～140, 173
Parikh-Doering 酸化　29
Paal-Knorr 合成　179, 185
Paal-Knorr チオフェン合成　185
バルサルタン　13, 14
ハレナキノン　137
パロキセチン　188
Hantzsch 合成　17, 19, 186

ひ

PRSP → ペニシリン耐性肺炎球菌
ピオグリタゾン　5, 7, 41, 42, 186
　──のエピマー化　43
　──の合成法　44
Pictet-Spengler 反応　189, 192

PK/PD 理論　98
ピコタミド　57
Bcr-Abl チロシンリン酸化酵素　89
PCC 酸化　161
Bischler-Napieralski 反応　77, 192
ヒスタミン　48
ヒスタミン H_2 受容体　48
ヒスタミン H_2 受容体拮抗薬　5, 48, 49
ヒストンアセチル化酵素　85
ヒストン脱アセチル化酵素　85
ビタミン A　84
ビタミン D_3　158
PDE3 阻害薬　25
PDC 酸化　161, 177
ヒドリド還元　174
β-ヒドロキシエステル
　──の合成　120
3-ヒドロキシメチルカルバセファロスポリン　126
ヒドロホウ素化　158
ピナコール転位　141
ピナコール-ピナコロン転位 → ピナコール転位
ピナコールボラン　158
Pinner 反応　50
Pinner ピリミジン合成　37, 90, 187
PPI → プロトンポンプ阻害薬
PPARγ → ペルオキシソーム増殖剤応答性受容体
PPARγ 作動薬　40
9-BBN → 9-ボラジシクロ[3.3.1]ノナン
ピペミド酸　92
ピペラシリン　102
ピペラジン環　66
　──の合成　188
ピペリジン環　66
　──の合成　188
Huisgen 反応　183
ピラン環　168
ピリジン環
　──の合成　186
ピリミジン環
　──の合成　187
Vilsmeier 型反応　181
Vilsmeier 反応剤　185
ピロール環
　──の合成　179, 180
P2Y12 受容体阻害薬　26
ビンナ酸　176
頻尿治療薬　74, 76

ふ

ファスジル水和物 → 塩酸ファスジル水和物
ファスティギアチン　118
ファーマコフォア　37, 184, 185
ファモチジン　7, 49
　──の合成法　50
ファロペネム　104
ファロペネムナトリウム　105, 110

Fischer インドール合成　190
フィブラート剤　35
フェニルテトラゾールスルホン　127
ブエルゲリニン G　117
フォルスコリン　122
付　加　127
　Markovnikov 型──　159
1, 2 付加
　カルボニル化合物の──　119
付加環化
　[2+2]──　132
　[3+2]──　16, 32, 183, 184
　1, 3 双極子──　133
複素 5 員環
　──の合成　133
フスコール　145
不斉アルドール反応　117
不斉エポキシ化　169
不斉合成　118, 119, 135, 170
不斉ジヒドロキシル化　170
不斉触媒反応　118, 119
不斉水素化触媒　172
不斉反応　121
不斉ヒドロホウ素化剤　158
不整脈治療薬　156
ブチリルコリンエステラーゼ　66
部分アゴニスト　69
フベルジン A　150
α, β-不飽和エステル　126
α, β-不飽和カルボニル化合物　122
γ, δ-不飽和カルボニル化合物　144
δ, ε-不飽和カルボニル化合物　147
プラスグレル　26
プラゾシン塩酸塩　79
プラテンシマイシン　121
プラバスタチンナトリウム　5, 7, 36
プランルカスト水和物　56
Friedel-Crafts アシル化　67, 135
Friedel-Crafts アルキル化　135
Friedel-Crafts 反応　59, 86, 135
　分子内──　32
Prins 反応　29
フルストラミン B　135
フルチカゾンプロピオン酸エステル　53
フルペンチキソール　160
ブレフェルジン A　149
ブレベナール　140
プロゲステロン　125
プロスタグランジン　122, 125
　──E_1 誘導体　20
　──D_2 受容体　135
プロスタサイクリン誘導体　20
ブロックバスター　5
プロドラッグ　15, 51
プロトン性溶媒　159
プロトンポンプ　48
プロトンポンプ阻害薬　48, 51, 182, 186
　持続作用型──　52
プロピベリン塩酸塩　76
プロプラノロール塩酸塩　79
フロモキセフ　102, 104
プロリン　116, 118, 121

フロンティア軌道論　130
プンクタポロニンC　168
分子内 Claisen 縮合　152

へ

閉環メタセシス　128, 129
ベスタロチオプシンA　175
β-サンタロール　131
β-ヒドロキシカルボニル化合物
　　——の合成　116
ベタミプロン　105
β-ラクタマーゼ　107
β-ラクタマーゼ阻害剤　101, 104, 105
β-ラクタム系抗菌薬　101
Heck 反応　58, 138, 168
Beckmann 転位　143
ヘテロアリールスルホン　127
ペニシリン　101
　　——K　101
　　——G　3, 4, 101
ペニシリン系抗菌薬　102
ペニシリン結合タンパク質　106
ペニシリン耐性肺炎球菌　110
ペプチドグリカン　106
ベラパミル塩酸塩　14
ベラプロストナトリウム　24, 29
　　——の製造法　29, 30
ヘリアンヌオールD　167
ペリプラノンB　147
ペルオキシソーム増殖剤応答性受容体
　　　　43
ヘルナンズルチン　161
ペルヒドロヒストリオニコトキシン
　　　　143
Benkeser 還元　171
ベンズイソキサゾール　61
偏頭痛薬　190
ベンゾイミダゾール環　182
　　——の合成　182
ベンゾイン縮合　136, 137
ペンタシクロアナモキシック酸　132
ベンラファキシン → 塩酸ベンラファキシン
Henry 反応　119

ほ

芳香族 L-アミノ酸脱炭酸酵素　63
芳香族化合物　171
芳香族ハロゲン化物
　　——の合成　160
ボグリボース　41, 44, 45
　　——の合成法　46
　　——の作用メカニズム　46
ホストリエシン　139
ホスファート　140
ホスホジエステラーゼ3　21
ホスホジエステラーゼ阻害作用　56
ホスホジエステラーゼ3阻害薬　20

ホスホニウムイリド　124
ホスホリパーゼA$_2$　21
ホスホン酸エステル　126
ホスラクトマイシンB　167
ボセンタン　187
勃起不全治療薬　189
Horner-Wadsworth-Emmons 反応
　　　　29, 30, 125, 126, 167
分子内——　121
9-ボラジシクロ[3.3.1]ノナン　158
ボランジメチルスルフィド錯体　158
ポリオキシンJ　142
ポリゴジアール　162
ボリコナゾール　187
ホルミルアニオン等価体　136
Polonovski 転位　51

ま 行

マイカラミドA　168
マイクロリアクター　163
Michael 反応　121, 153, 173, 185, 188
　　逆——　184
マキサカルシトール　158
マレイン酸ロシグリタゾン　41
マロン酸エステル　123
マンザシジンA　133
慢性骨髄性白血病治療薬　187
Mannich 反応　118
ミオシン軽鎖キナーゼ　27
右田-小杉-Stille カップリング →
　　　　Stille カップリング
ミグリトール　41, 45
ミチグリニドカルシウム水和物　40, 41
光延反応　127, 157
溝呂木-Heck 反応 → Heck 反応
Münchenone　180
向山アルドール反応　116, 117
ムスカリン受容体　75
ムスカリン受容体拮抗薬　74, 192
ムラスチフォリン-A　160
メシル酸ガレノキサシン水和物　94
メタクロロ過安息香酸　142
メタセシス　128, 129
α-メタルスルホン　127
メチノライド　155
2-メチル-6-ニトロ安息香酸無水物　155
メトホルミン塩酸塩　41
メバスタチン　35
Meldrum 酸　19, 123
メロペネム　103, 105, 111, 152
　　——三水和物の製造法　111
モキサラクタム → ラタモキセフ
モキシフロキサシン塩酸塩　93, 94
モネンシン　158
モノアミン仮説　71

モノバクタム　101, 104
Moffatt 酸化　30, 162
Morin 反応　109
モルヒネ　138
モレキュラーシーブ　161
モンテルカスト　53, 56～58, 191
　　——ナトリウムの製造法　57, 58

や 行

山口法　154, 155

有機触媒　116, 118
有機スズ化合物　139
有機銅反応剤　122
有機ホウ素化合物　140, 158
　　——の合成　158
有機マグネシウム化合物　115

四環系抗うつ薬　71

ら 行, わ

ラウレアチン　173
ラクトバシル酸　161
ラクトン　154
　　——の合成　142, 154
ラジカル　160
ラタモキセフ　102, 104
Raney ニッケル　80, 172, 178
ラベプラゾールナトリウム　7
ラマトロバン　57
ランジオロール塩酸塩　156
ランソプラゾール　7, 50～52
　　——の合成法　52
リカルジンB　176
リザトリプタン　183, 190
立体反転　157
Lipinski の法則　88
リボグリタゾン塩酸塩　44
リポタンパク質　34
リマプロスト　23, 28, 29
　　——の製造法　28
硫酸クロピドグレル　20, 26, 32
　　——の合成法　32
リュープロレリン酢酸塩　5, 7
リラグルチド　42
リン脂質　34
Lindlar 還元　173
Lindlar 触媒　172, 173
Lewis 酸　130, 132
Luche 還元　174
ルフィナミド　183

レチノイン酸　84
レチノイン酸型治療薬　82
レトロアルドール反応　64
レニン阻害薬　11, 12
レパグリニド　40
Reformatsky 反応　112, 120

レボフロキサシン水和物　7, 93～97
　　──の分子設計　97

ロイコトリエン受容体拮抗薬　53, 191
Rho キナーゼ阻害薬　27

六炭糖　169
ロサルタン　140, 181, 184
ロサルタンカリウム　13
ロスバスタチンカルシウム　7, 36, 37
　　──の合成法　38, 39

Robinson 環化　121
ロンギホレン　141

Wacker 酸化　168

第1版第1刷　2012年2月20日発行
　　　第2刷　2016年3月20日発行

トップドラッグから学ぶ 創薬化学

Ⓒ 2012

編　集	公益社団法人 有機合成化学協会
発 行 者	小　澤　美　奈　子
発　　行	株式会社 東京化学同人

東京都文京区千石3丁目36-7(〒112-0011)
電話 (03)3946-5311・FAX (03)3946-5317
URL: http://www.tkd-pbl.com

印刷・製本　株式会社 シ ナ ノ

ISBN978-4-8079-0776-2　　Printed in Japan

無断転載および複製物（コピー，電子
データなど）の配布，配信を禁じます．